イラスト
生化学入門 -栄養素の旅-

第4版

相原 英孝　大森 正英　尾庭きよ子
竹中 晃子　田村　明　長村　洋一
野澤 義則　著

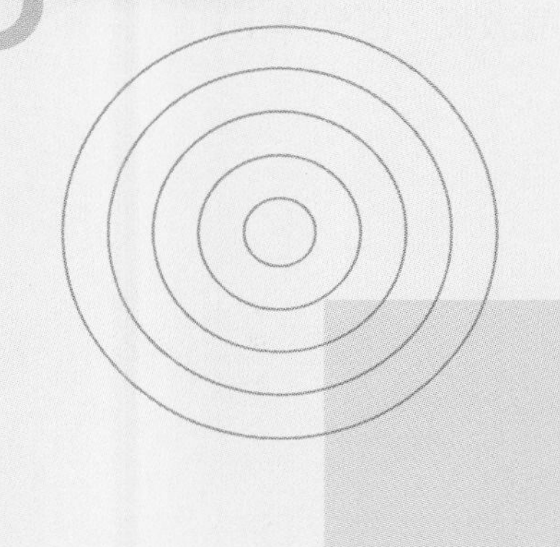

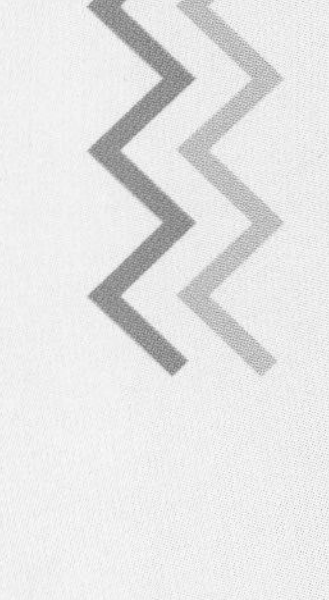

東京教学社

著者紹介（五十音順）

相原　英孝　（愛知学泉大学教授・農学博士）

大森　正英　（中部学院大学教授・医学博士・保健学博士）

尾庭 きよ子（元愛知文教女子短期大学教授・農学博士）

竹中　晃子　（名古屋文理大学名誉教授・理学博士）

田村　 明　 （修文大学教授・名古屋学芸大学名誉教授・薬学博士）

長村　洋一　（元藤田保健衛生大学教授・薬学博士）

野澤　義則　（岐阜大学名誉教授・東海学院大学名誉教授・医学博士）

イラスト：梅本　昇

表紙デザイン：Othello

『あなたが食べたご飯は体の中でどのように変化し，どのような役割を果たし，そしてどこから排泄されますか？』というような問題を，化学的に説明しようとするのが生化学である．私たち自身の体の仕組みを解き明かす学問であるがゆえに，いろいろな分野の人に興味をもって学んでほしいが，特に栄養士や看護師など医療に関連する職業を志す人には，どうしても理解してもらわねばならない学問である．

化学的に生体を解明するために聞き慣れない用語が次々に現われたり，化学構造式が頻繁に現われたり，さらに化学という言葉のみで食べず嫌いになってしまうことなどから，生化学は難しい学問であると敬遠されてきた．

そこで本書は，

① 本文はできるだけ平易な言葉で簡潔にし，図を眺めて理解できるように工夫した．

② 各章で学ぶ概要を把握しやすくするために，その章の初めにイラストと短文で内容を紹介した．

③ 本文は理解しやすいように記述したが，各栄養素や体成分の詳しい代謝，化学構造式などは付表にまとめて記した．

なお本書では，『学術用語集—化学編』にしたがって，蛋白質や燐酸あるいは葡萄糖などを，タンパク質，リン酸あるいはブドウ糖のように片仮名で表現した．これらの化学用語は外来語ではないが，日本生化学会で通常用いられている表現である．

私たちの体の仕組みはとても巧妙である．知れば知るほどその巧妙さに感心する．本書によって生体を化学的に理解し，興味をもって学んでくれることができれば，筆者らの望外の喜びである．

各章の初めのイラストの原案は南谷昌弘氏によるものである．ご助力に対し深謝申し上げます．また，本書の企画，出版に際し多大なご助力をいただいた東京教学社社長鳥飼好男氏に心から感謝を申し上げる次第である．

1993年　夏　　著者一同

CONTENTS

第1章 人体の仕組み

第2章 タンパク質の構造とはたらき

第3章 糖質の構造とはたらき

第4章 脂質の構造とはたらき

第5章 核酸の構造とはたらき

第6章 酵素の性質とはたらき

第7章 ビタミンの種類とはたらき

第8章 水・無機質のはたらき

第9章 栄養素の消化・吸収

CONTENTS

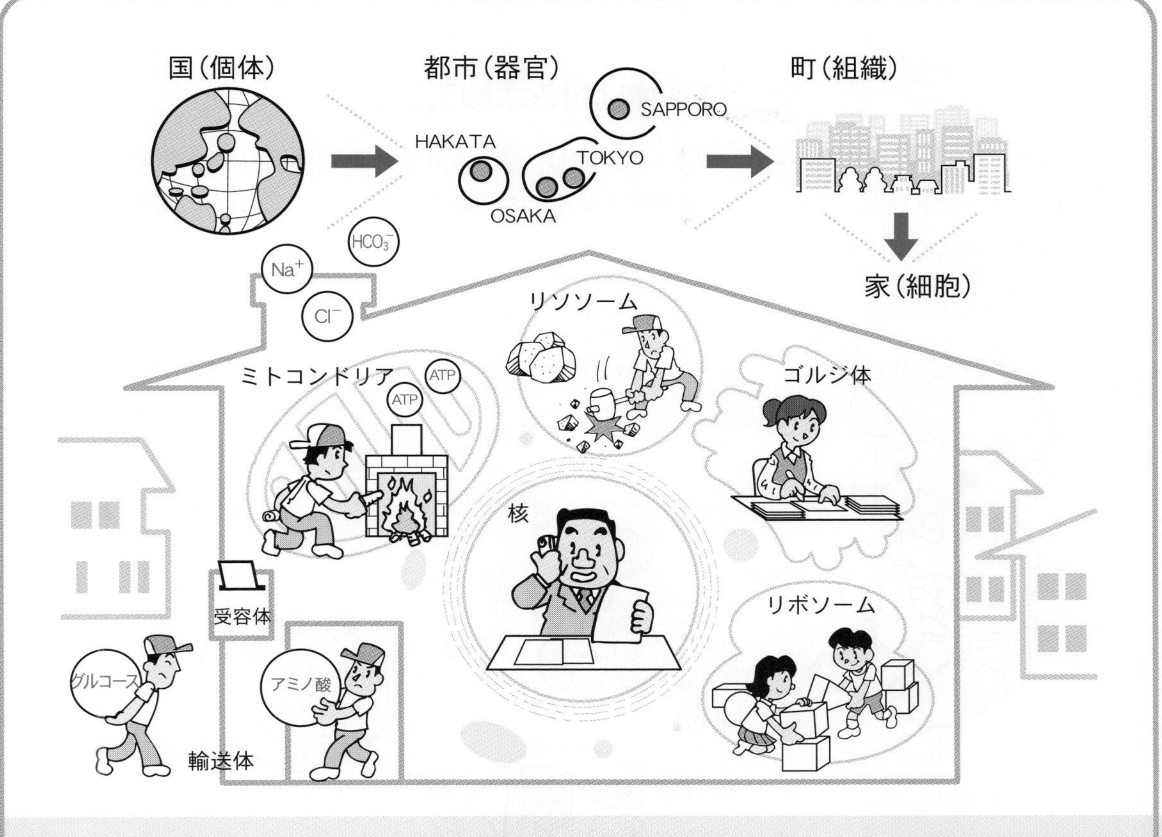

第1章
人体の仕組み

この世の中に存在するすべての物質は元素（水素，酸素，炭素など）で構成されています．その元素がいくつか集まって低分子化合物になります．たとえば，水は水素2個と酸素1個（H_2O）から，ブドウ糖は炭素6個，水素12個，酸素6個（$C_6H_{12}O_6$）からできています．さらにこの低分子化合物が多数集まって高分子化合物，たとえばブドウ糖からグリコーゲンが，アミノ酸からタンパク質がつくられます．このような高分子や低分子化合物が整然と寄せ集まり，互いに協調して私たちの体の最小構成単位である細胞を形成します．

細胞の中にはいろいろなはたらきをする小器官があります．たとえば，細胞を1軒の家に例えると次のようになります．家の中と外を区切る壁（細胞膜）で囲まれた家には，人が出入りする玄関（輸送体）や郵便物を受け取るポスト（受容体），そして屋根には煙突（イオンが出入りする通路）があります．一方，家の中（細胞内）には，積み木（タンパク質）遊びをする子供部屋（リボソーム）や手紙に宛名書きする書斎（ゴルジ装置），あれこれ指示を出す主人（DNA）がいる部屋（核）あるいは薪（糖質や脂質）を燃やしてエネルギー（ATP）をつくり出す暖炉のある部屋（ミトコンドリア）もありますね．

このような最低限の生活ができる家（細胞）が多数集まって1つの町（組織）をつくり，その町がいくつか集まって1つの都市（心臓や肝臓などの器官）ができ，さらに都市が集まって国（個体）をつくります．各々の都市（器官）は電話（神経）や手紙（ホルモン）を介して互いに密接に連絡しあい，全体としてうまく協調しています．各都市の機能が異なるように，各臓器の役割やその臓器を構成する細胞の機能も，異なります．しかし，体のすべての細胞のもとは，1個の受精卵ですので，各細胞の基本的な性質は共通です．

この章では，人体を構成する代表的な臓器とはたらき，およびその臓器をつくっている基本構成単位の細胞，さらに細胞を構成する元素までを簡単に学びます．

では，さっそく始めることにしましょう．

1 ▷ 体は積み木細工

たった1個の受精卵からスタートした細胞は，数えきれないほどの細胞分裂と増殖および分化を繰り返し，成人では60兆個以上に達するといわれている．すなわち，私たちの体は，細胞の寄せ集まりである．

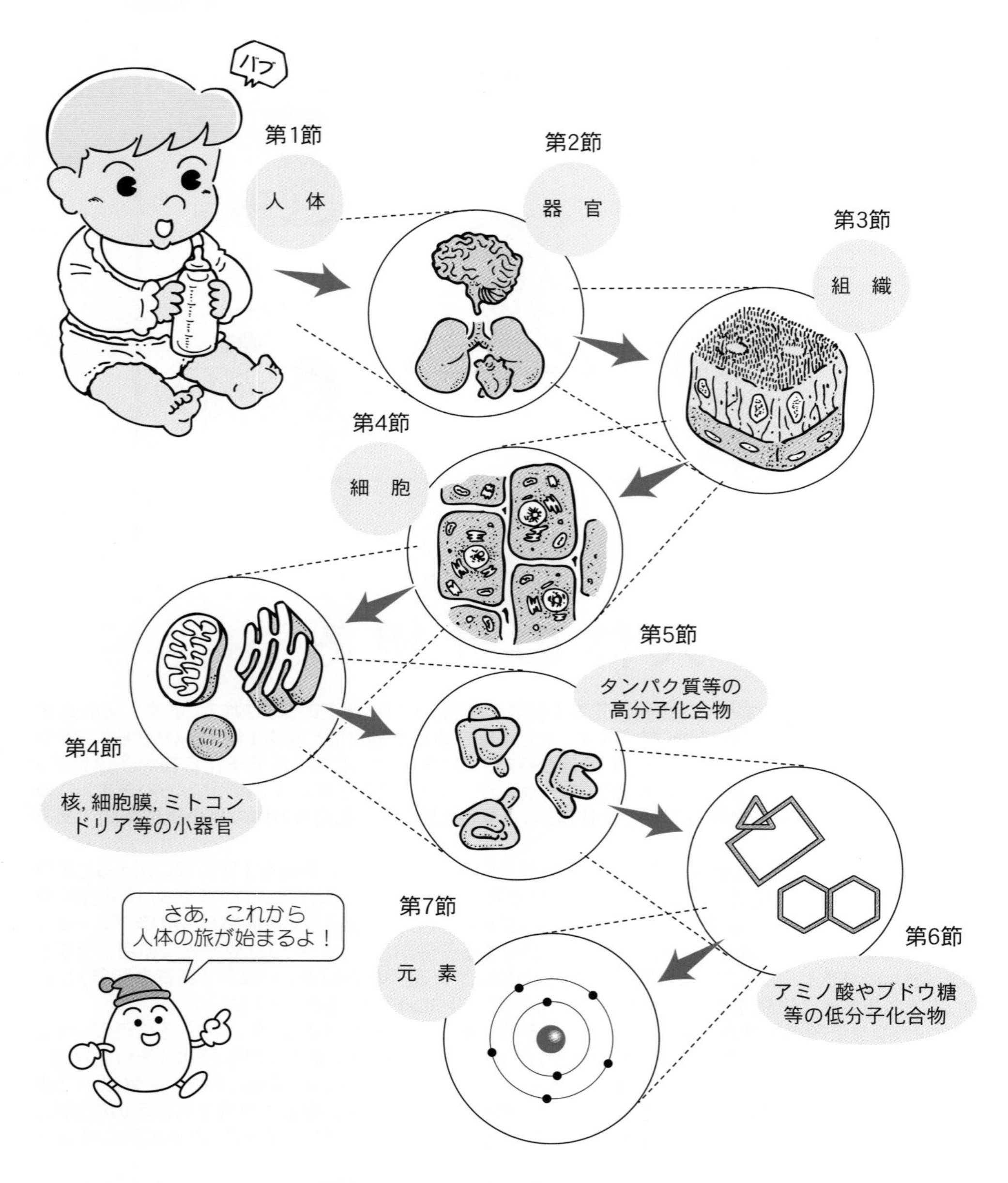

図1-1 人体の構成（個体から元素まで）

2▷ 心臓は1日に7000リットルもの血液を送り出す

同じようなはたらきを示す器官（臓器を含む）をまとめて器官系と呼ぶ．人体には表1-1に示すようなはたらきをする器官系がある．器官系に含まれる主な器官や組織の特徴とはたらきを表1-2に示す．

表1-1 器官の種類と機能

主なはたらき	器官系	主な器官
食物の消化と吸収	消化器系	口腔，胃，小腸，大腸，肝臓，膵臓
酸素と二酸化炭素の交換	呼吸器系	肺臓
血液とリンパ液の循環	循環器系	心臓，血管，リンパ管
水と老廃物の排泄	泌尿器系	腎臓，膀胱，尿道
種族保存のための生殖	生殖器系	生殖器，輸精管，輸卵管，子宮
ホルモンの合成と分泌	内分泌系	脳下垂体，甲状腺，副腎，膵臓，性腺
刺激の伝達と調節	神経系	脳，延髄，脊髄，自律神経，体性神経
刺激の受容	感覚器系	目，耳，鼻，舌，皮膚
体支持，運動，造血	筋骨格系	筋肉，骨格，関節

表1-2 主な器官とそのはたらき

器官	主なはたらきと特徴
肝臓	重さ1200～1400 gで人体最大の臓器．糖質，タンパク質，脂質の合成・分解・貯蔵や，アンモニアなどの有害物質の無毒化など人体の大化学工場．胆汁を作り，十二指腸へ分泌．半分切除してももとにもどる再生力を備えている．
肺臓	酸素と二酸化炭素のガス交換を行なう．空気の通る気管支はガス交換を行なう肺胞まで平均16回の2分岐を繰り返す．肺胞数は両肺で約6億，その表面積は約60 m^2 にのぼり，この肺胞を毛細血管が網のようにおおっている．
心臓	握りこぶし大の大きさで，酸素や栄養素，ホルモンなどの運搬に必要な血液を，規則正しい収縮と弛緩により全身に送り出す．身長160 cm 体重50 kgの場合，1回に約70 mL，1日に約7000 Lの血液を送り出す．
腎臓	握りこぶし大で，ソラマメのような形をした一対の器官．血液中の老廃物を濾過し，尿をつくる排水処理工場．原尿は1日に180 Lつくられるが，尿細管で必要な栄養素や水を再吸収し，1日に約1.5 Lを排泄する．
膵臓	タンパク質，脂質，糖質を分解する各種消化酵素を製造し，炭酸イオンを含む膵液とともに十二指腸へ分泌する（外分泌）．また，血糖量を調節するインスリンやグルカゴンを合成し，分泌する（内分泌）．

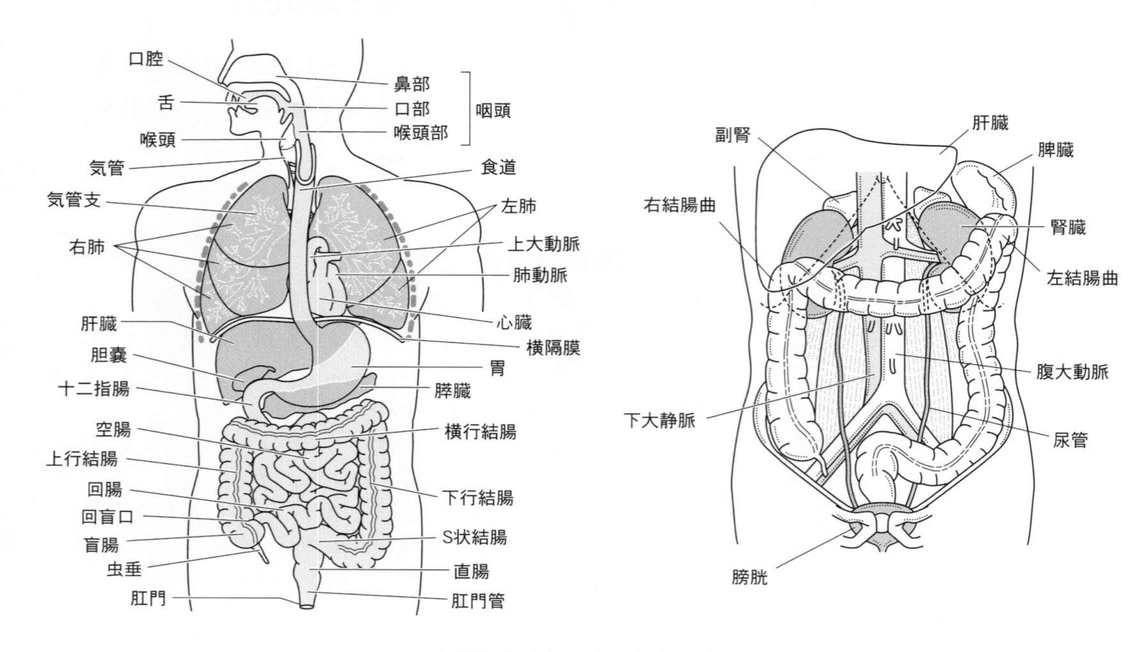

図1-2 主な器官の体内分布

3 ▷ 人の体にはどんな組織があるか

組織 ＝ 同じはたらきを示す細胞の集団

表1-3 いろいろな組織とはたらき

組織	分布とはたらき
上皮組織	体の外表面や消化器などの内表面をおおう細胞集団．細胞が密に接着し，細胞間のすきまが少ない．体表の保護，分泌，吸収，感覚などの機能を有する．
支持組織	
結合組織	組織や器官の間にあって，それらを連結させたり，隔離したりする．細胞間のすきまが多く，そこに多量の水分や塩分を保持．
軟骨組織	結合組織と同様に細胞間のすきまが多く，そこには繊維性タンパク質のコラーゲンとカルシウムを多く含み，外圧に対してすぐれた抵抗力を示す．
骨組織	細胞間のすきまにはコラーゲンの他，カルシウムと親和性が高いタンパク質とともにリン酸カルシウムを多く含み，骨格系の主体をなす．
筋組織	細長い筋細胞からなる組織で，収縮能力をもつ．繊維性タンパク質のアクチン，ミオシンを含む．
神経組織	神経系を構成し，興奮を伝える性質が発達した組織．神経細胞は核を含む神経細胞体と神経突起よりなり，まとめてニューロンと呼ぶ．

4▷体の基本 ―細胞―

細胞は人体の最小構成単位である．特殊な細胞（たとえば血液細胞の一種である赤血球）を除くほとんどの細胞は，呼吸をしながらエネルギーをつくり，必要なタンパク質や脂質を合成し，かつ自分自身と同じ細胞を増やすための分裂と増殖の機能をもっている．

1 細胞は何からできているか

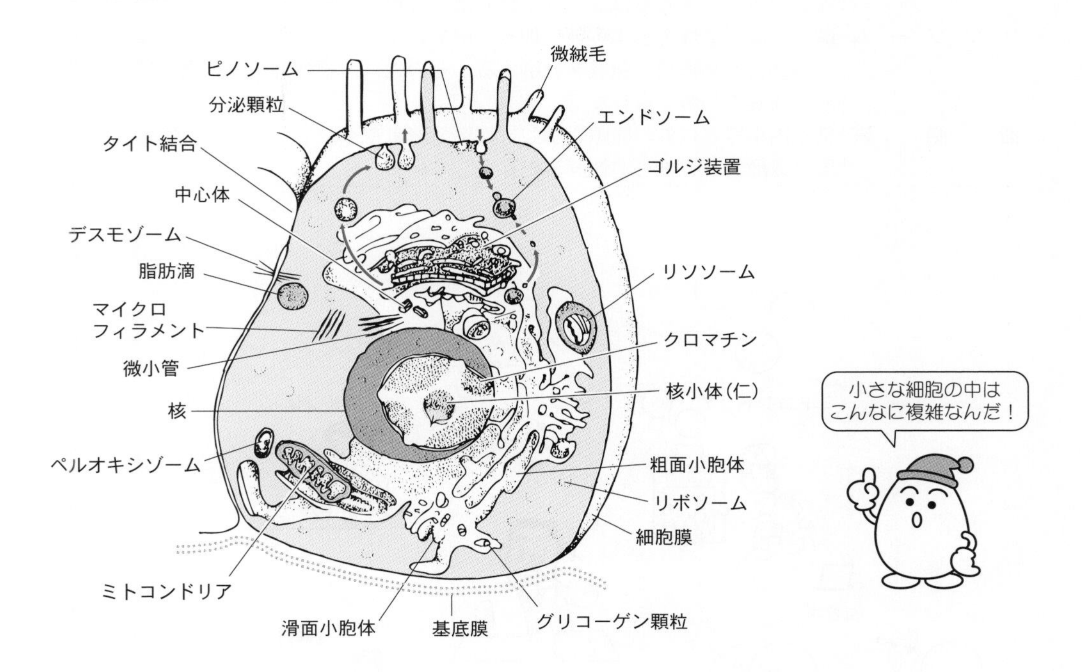

図1-3 細胞の構造
（A. B. Novikoff & E. Holtzman, ed ., *Cells and Organelles*, 1970 より）

2 細胞内小器官の役割分担

細胞内には，膜で囲まれた多数の小部屋（小器官）が存在し，各々の小器官は異なったはたらきを担っている．

表1-4 細胞内小器官の種類とそのはたらき

小　器　官	は　た　ら　き
核	染色体（塩基性タンパク質と結合したDNA）を含み，遺伝情報を保存すると同時に，タンパク質合成に必要な3種類のRNAを合成する．
ミトコンドリア	内膜と外膜の2層の膜よりなる小器官．酸素呼吸に伴うエネルギー産生系（クエン酸回路）と脂肪酸酸化系，およびそれに伴う電子伝達系と酸化的リン酸化系があり，細胞に必要なほとんどのエネルギー（ATP）を産生する．

小　胞　体	扁平胞状または管状の構造で，リボソームの付着した粗面小胞体と付着していない滑面小胞体がある．分泌性タンパク質などの輸送路のほか，脂質合成，グルクロン酸抱合などを行なう．
リボソーム	大小2個よりなる小顆粒で，RNAとタンパク質で構成．核からの情報（mRNA）にしたがってタンパク質合成を行なう．小胞体に結合したリボソームは細胞外へ分泌するタンパク質の合成を行なう．
ゴルジ装置	扁平な袋が数枚平行に重ねられた構造をしている．糖を結合させる酵素が多数存在し，リボソームで合成された分泌性タンパク質に糖鎖を結合させ，分泌物の行方をきめるほか，分泌物の濃縮も行なう．
リソソーム	酸性で高い活性を示す各種の加水分解酵素を含み，細胞内で不要になったタンパク質や多糖類，脂質を分解する．その他に，細胞外から細胞内に取り込んだ物質の分解をも行なう．
細　胞　質	細胞内小器官以外の間隙を示し，解糖系酵素やグリコーゲン合成酵素，脂肪酸合成酵素などの可溶性酵素が存在している．

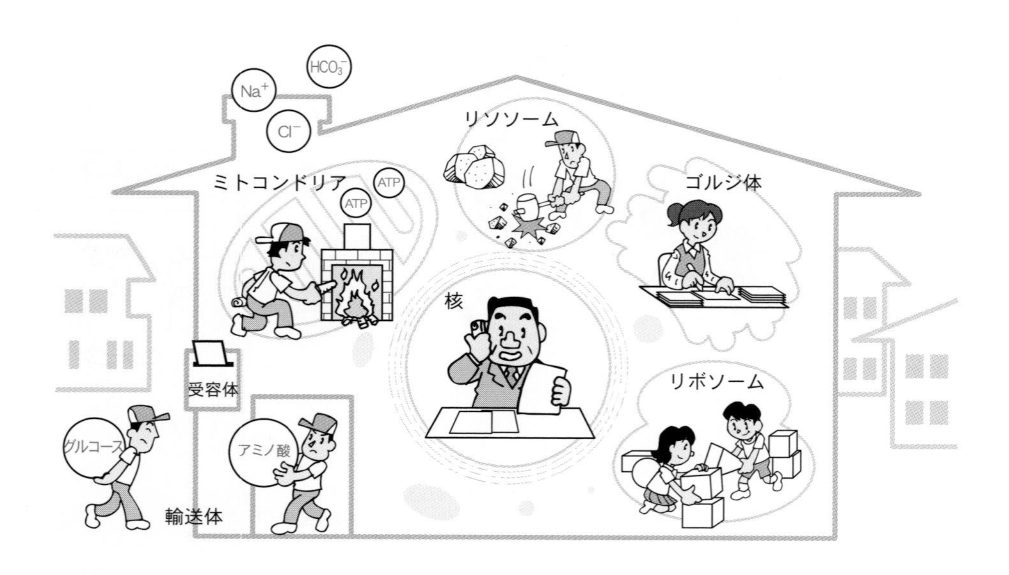

図1-4 細胞内小器官のはたらき

3 厚さ0.00001 mmの細胞膜は何でつくられているか

細胞膜は，水を嫌う疎水性領域と水に親しむ親水性領域の両方の性質を合わせもつリン脂質，コレステロールおよびタンパク質より構成される．膜の中央が油層であるため，水溶性物質は細胞内外を自由に拡散することができない．したがって，細胞は，外部環境と異なる独自の環境を細胞内部につくることができる．

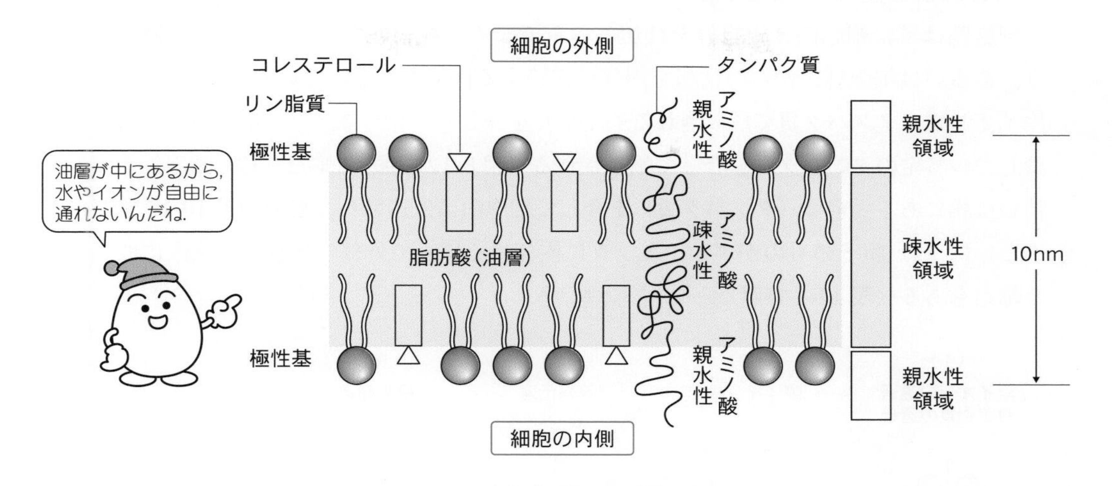

図1-5 細胞膜の基本構造

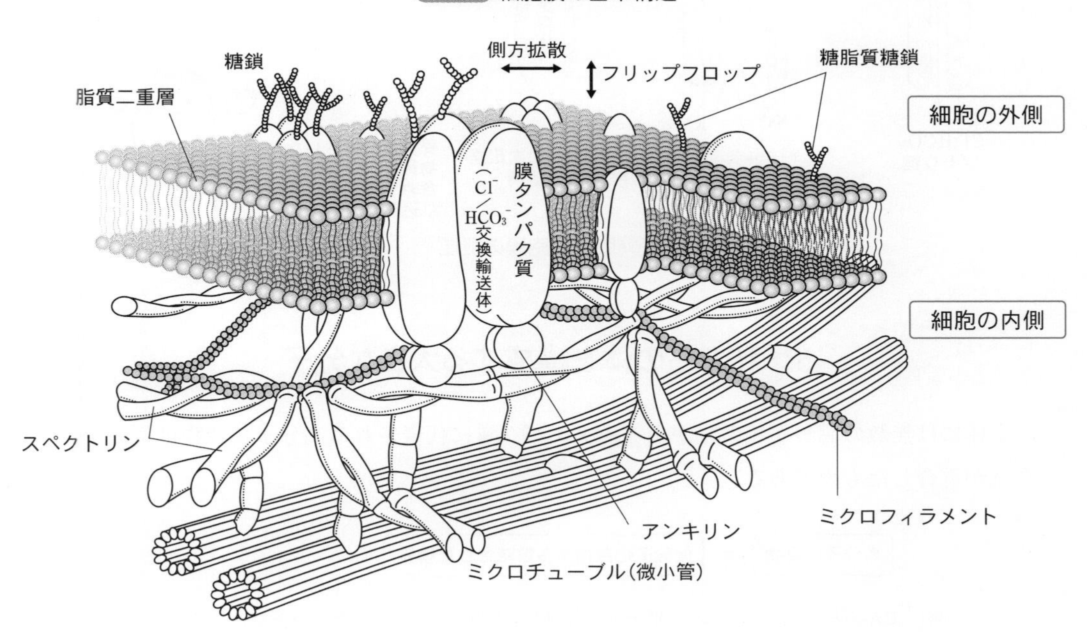

図1-6 細胞膜の構造

脂質二重層の内側（細胞内部）には，ミクロフィラメントやミクロチューブルなどよりなる細胞骨格系タンパク質が，洋服の裏生地のように張りめぐらし，膜を安定化させている．また，脂質層内部にも糖鎖を結合したタンパク質が埋め込まれ，細胞外と内を連絡させている．脂質二重層の脂質は，横方向（側方拡散）には動けるが，外側の脂質が内側へ移動したり，その逆の移動（フリップフロップ）はほとんど起こらない．（石川春律：生体膜とイオン輸送の知識（星猛編 1985 年，メディカルトリビューン社）より改変）

4 細胞膜の重要なはたらき

細胞膜は単に細胞内と細胞外を仕切るのみでなく，特定の物質を選択的に透過させたり，あるいは細胞外部からの情報を内部に伝達する機能をももっている．たとえば，(1) 陰イオン類はタンパク質で構成されるチャネルを介して，(2) 陽イオンはエネルギーを消費しつつ特定のタンパク質を介して輸送される（図 8-12 参照）．また，(3) 細胞外からの情報は膜にある受容体（タンパク質）を介して細胞内に伝達され（図 10-11, 10-12 参照），あるいは (4) 膜そのものがダイナミックに内側にくぼんで外部の物質を細胞内に取り込む輸送もある（表 12-1 参照）．

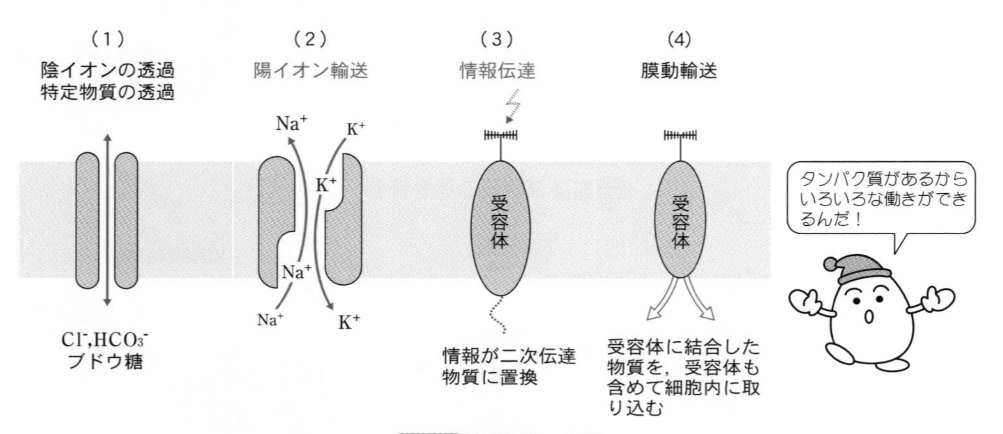

図 1-7 細胞膜の機能

5 ▷ 私たちの体を構成する大きな分子

生体には無数の高分子化合物がある．タンパク質に代表される高分子化合物は低分子化合物が重合したものである．

高分子化合物 ＝ 低分子化合物が多数結合した物質

例1 でんぷん（グリコーゲン）＝低分子化合物のブドウ糖が数万から数百万個結合している．

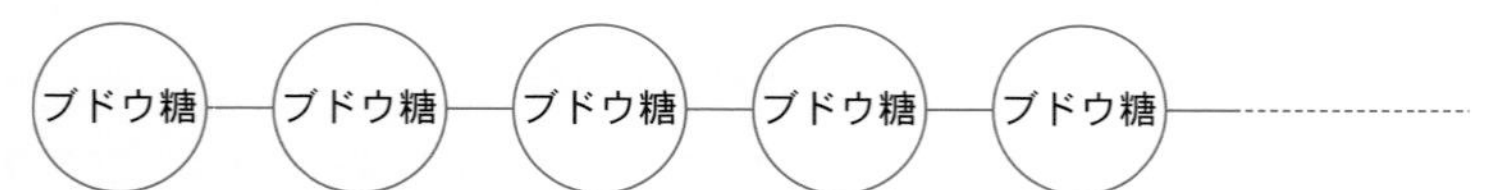

例2 タンパク質＝低分子化合物のアミノ酸（20種類）が数十から数百個結合している．

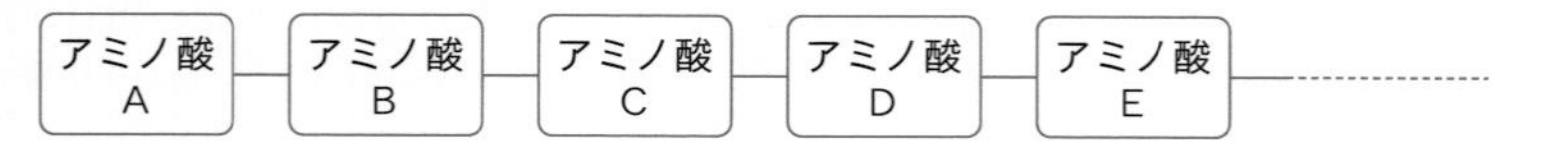

例3 核酸＝低分子化合物のヌクレオチドが数千万から数億個結合している．

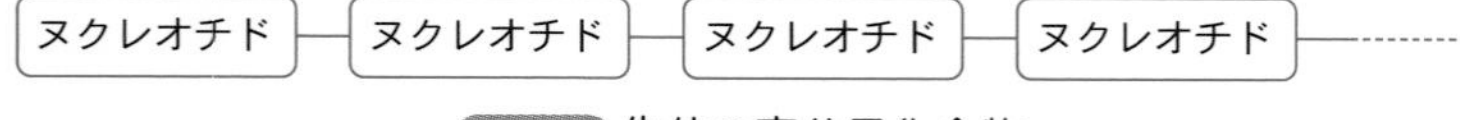

図 1-8 生体の高分子化合物

6▷ 私たちの体を構成する小さな分子

低分子化合物 ＝ 数種類の元素が結合した物質

例1　水　H_2O

例2　ブドウ糖　$C_6H_{12}O_6$

例3　アラニン（アミノ酸の一種）　$C_3H_7O_2N$

図1-9 生体の低分子化合物

7▷ 人体を元素にするとこんなに単純

私たちの体を構成する元素は20数種類あるが，酸素，炭素，水素，窒素，カルシウムおよびリンで99%を占める．

表1-5 人体の構成元素

元素名	記号	含有量	元素名	記号	含有量
酸素	O	65 %	鉄	Fe	0.004 %
炭素	C	18	銅	Cu	0.00015
水素	H	10	マンガン	Mn	0.00013
窒素	N	3	ヨウ素	I	0.00004
カルシウム	Ca	2	コバルト	Co	微量
リン	P	1.1	亜鉛	Zn	微量
カリウム	K	0.35	セレン	Se	微量
硫黄	S	0.25	クロム	Cr	微量
ナトリウム	Na	0.15	モリブデン	Mo	微量
塩素	Cl	0.15	ニッケル	Ni	微量
マグネシウム	Mg	0.05	フッ素	F	微量

表1-6 主な元素の生体内でのはたらき

は た ら き	元 素 の 種 類
タンパク質・脂質・糖質・核酸・水の構成元素で，生体の主要元素	炭素（C），酸素（O），水素（H），窒素（N），リン（P）
骨として，体を支持し，堅さを保つはたらきのある元素	カルシウム（Ca），リン（P），マグネシウム（Mg）
水溶液中でイオンとなって浸透圧を維持したり，また神経の活動電位を発生させる原因となる元素	ナトリウム（Na），カリウム（K），カルシウム（Ca），塩素（Cl），マグネシウム（Mg）
酵素のはたらきを助けたり，甲状腺ホルモンの成分など，生体のはたらきを調節する元素	カルシウム（Ca），ヨウ素（I），鉄（Fe），銅（Cu），マグネシウム（Mg）

表1-7 主な元素の原子価

原子価 ＝ 各々の元素がもつ結合の手の数

元 素	原子価	元 素	原子価
水素（H）	1	炭素（C）	4
酸素（O）	2	リン（P）	5
窒素（N）	3		

8 ▷ 摂取した栄養素の体内での変化

摂取された各種栄養素は，生体内で酵素反応による種々同化反応と異化反応を繰り返し生命維持に利用される．同化反応と異化反応をまとめて代謝という．

同化 ＝ 生体に取り入れた物質を素材にして，体の構成成分をつくり出すはたらき
アミノ酸 → タンパク質
アミノ酸，糖質，リン酸 → 核酸

異化 ＝ 同化して得た物質の一部を分解・消費するはたらき
グリコーゲン → ブドウ糖 → 二酸化炭素 ＋ 水
タンパク質 → アミノ酸 → 二酸化炭素 ＋ 尿素

代謝 ＝ 生命維持のため，同化と異化を繰り返し，生体物質を変化させること

エネルギー代謝 ＝ 物質の変化に伴ってエネルギーの出入りが生じる代謝

図1-10 生体における代謝のあらまし

練習問題

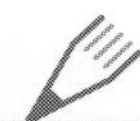

❶ 人体の構成を，積み木細工にたとえて説明しなさい．
❷ 人体を構成する器官系の種類と主なはたらきを述べなさい．
❸ 人体を構成する組織の種類と特徴を述べなさい．
❹ 細胞とは何か．
❺ 細胞内小器官の種類とはたらきを説明しなさい．
❻ 細胞膜の構造を説明しなさい．
❼ 細胞膜の主なはたらきを説明しなさい．
❽ 人体を構成する高分子化合物とは何か．いくつかの例をあげて説明しなさい．
❾ 人体を構成する主な元素と，そのはたらきを述べなさい．
❿ 摂取した栄養素の体内での同化，異化反応とはどのような反応か．例をあげて説明しなさい．

生体時計と時差ボケ

秒針もなければカチカチ音もしないが，私たちの体はとても精巧な時計を持っている．

たとえば，この時計によって刻まれるリズムに女性の性周期がある．普通は 28 日周期であるが，自分の意志とは無関係に月経が始まる．これは，生体時計がホルモン分泌量を調節しているからにほかならない．また，短い周期では 1 日単位の概日リズムがある．誰でも夜になれば眠くなるし，明るくなればひとりでに目覚める．体温は夕方が高く，明け方は低い．概日リズムがどのようにしてつくられたのかはまだ明らかではないが，どうやら地球の自転によって生ずる太陽の動きと関係がありそうだといわれている．

ところで，体の概日リズムが対応できないくらいに早く東西移動したときに，時差ボケが生じる．特にジェット機での旅行が増え，時差が 12 時間もある欧米へ 10 時間程度で移動できるようになった．この際生じる時差ボケは，日本から太平洋を横断しアメリカに移動する東行きの方が，西行きよりもひどいらしく，時差ボケ解消により時間がかかるともいわれている．移動した現地での時差ボケ解消には，できるだけ太陽の光にあたることと，眠くとも昼間眠らないのがポイントであるとか．

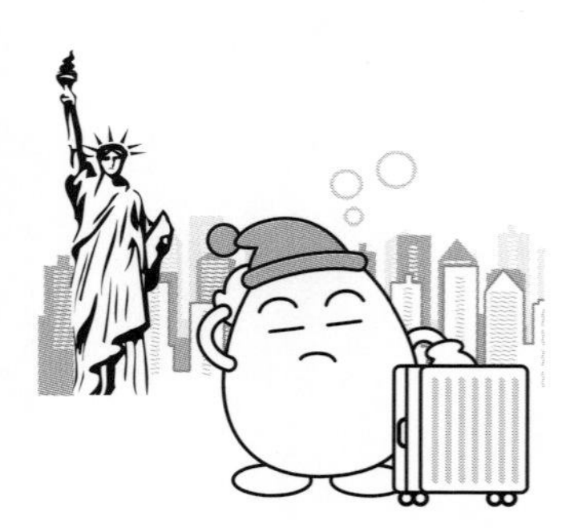

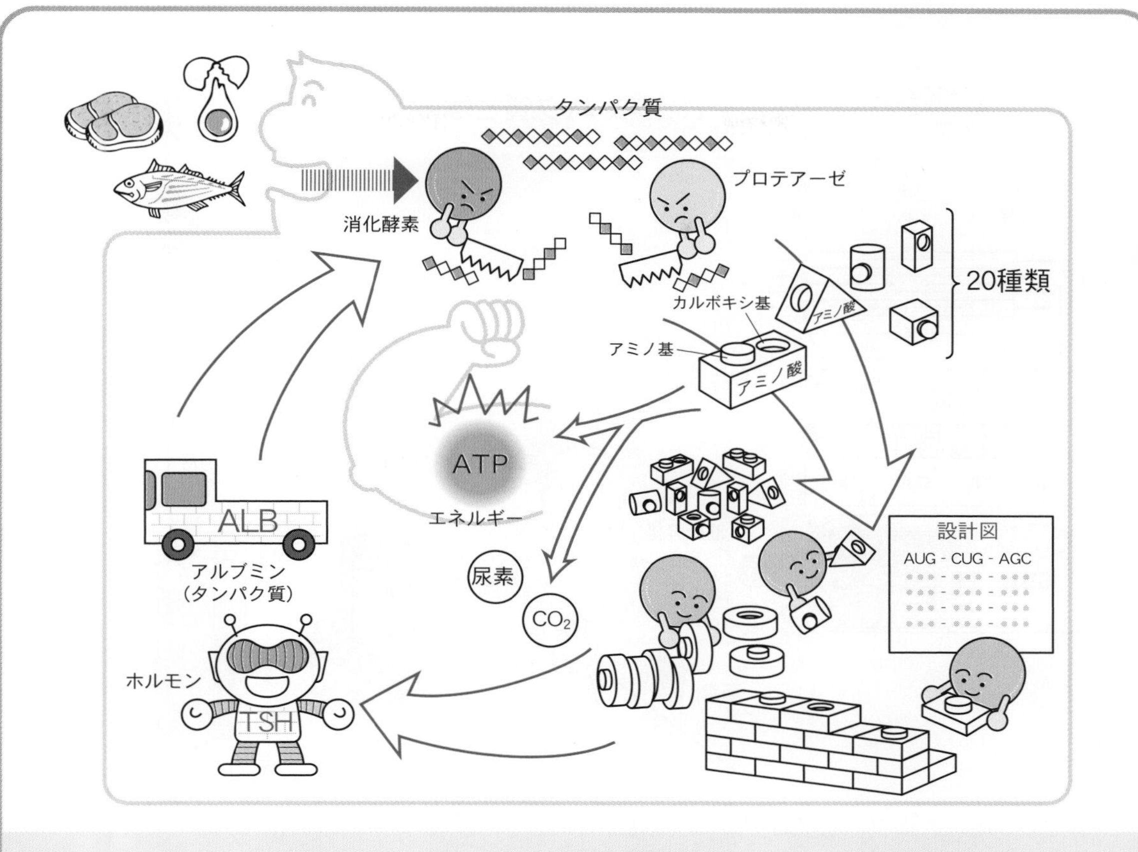

第2章 タンパク質の構造とはたらき

いろいろな形や色をしたブロックを組み合わせて，車や家などをつくるおもちゃを知っていますか．つくっては壊し，また違う作品をつくることができます．私たちの体のタンパク質もアミノ酸というブロックにより組み立てられる作品です．ところで，庭先でミミズをついばむ鶏が産んだ卵を私たちは食べますね．こういうことができるのも，ミミズ，鶏そして私たちの体のタンパク質が共通のアミノ酸からできているからなのです．食物として摂取したタンパク質は消化酵素によってバラバラに分解され，1個1個のアミノ酸として吸収されます．また，私たちの体をつくっているタンパク質も絶えず分解され，アミノ酸として体内に蓄えられます．その蓄えられているアミノ酸を使って，あるときは髪の毛や手足の爪というタンパク質を，あるときは筋肉や肝臓のタンパク質などをそれぞれ必要に応じてつくります．したがって，特定のアミノ酸で構成されるタンパク質よりも，私たちの体を構成しているすべてのタンパク質がつくれるような，バランスのとれたアミノ酸組成のタンパク質を摂取した方がいいですね．

私たちの体にはおよそ10万種類ものタンパク質があるといわれており，全種類のつくり方をおぼえることはとうていできません．体が必要とするタンパク質を誤りなく容易につくり出せるのは，どのアミノ酸をどのような順番で並べるかが書かれている禁帯出の巻き物（DNA）を，細胞がもっているからなのです．このDNAには，私たちの体を構成するすべてのタンパク質のつくり方が書かれていますし，またどの細胞にも同じDNAがありますので，体のいたるところで必要なタンパク質を合成することが可能になります（詳細は第5章で学びます）．

ところで，成長期ならばともかく，食物として摂取したタンパク質はいずれ体の外へ排泄されなければ，積もり積もって老人の体は象のように大きくなってしまいます．タンパク質という作品はアミノ酸というブロックに分解されたのち，さらに変身して最終的には尿中と，あなたがいま吐き出している呼気の中に排泄されます．

では，詳しく説明することにしましょう．

1▷ タンパク質とは

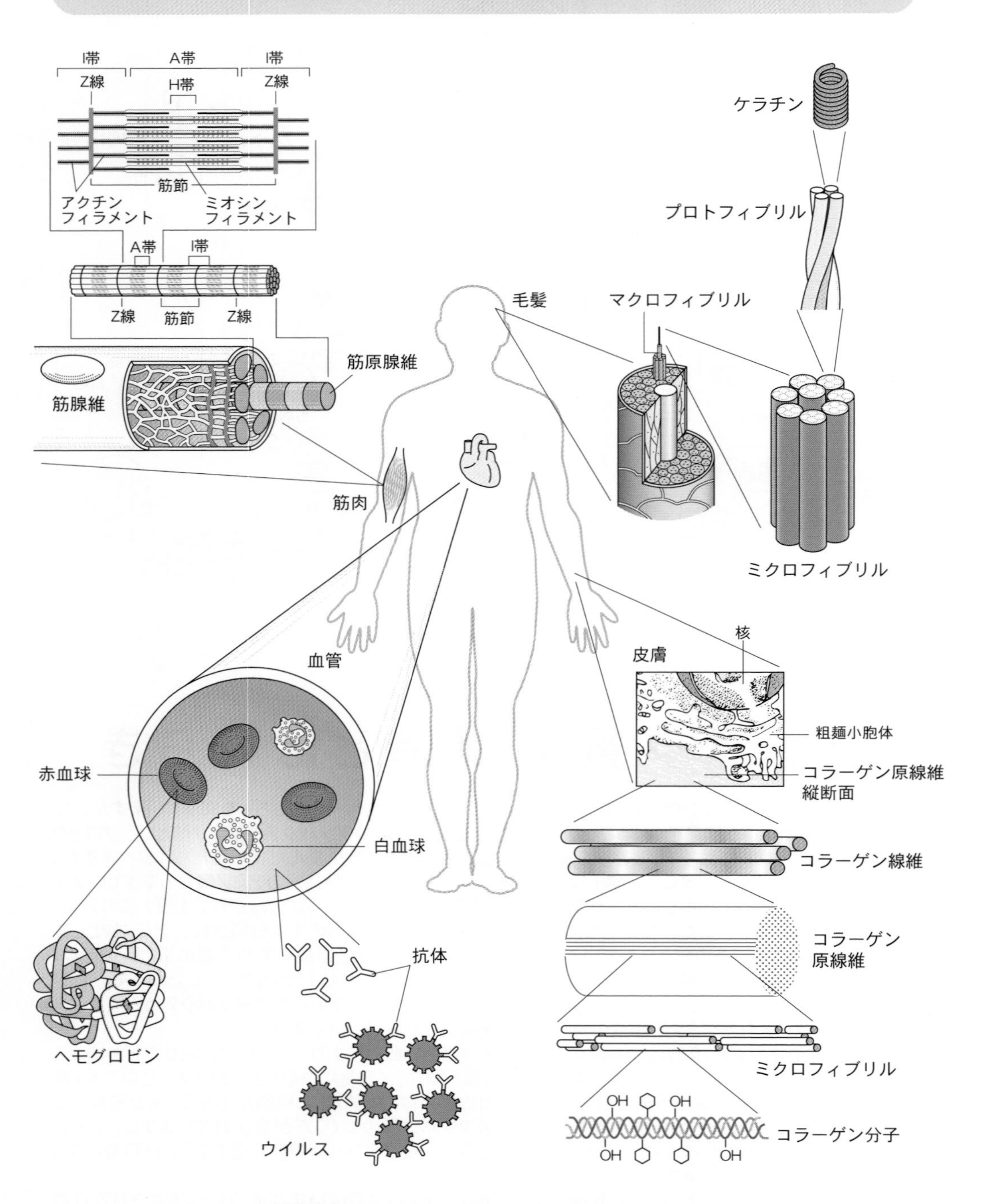

図2-1 皮膚や筋肉のタンパク質を分解してみると

1 私たちの体をタンパク質として分解して見ると

ヒトの体は数多くのタンパク質からできている．図 2-1 は人体の器官をタンパク質の観点から示したものである．

細胞と細胞の間を細胞外マトリックスが取り囲みコラーゲンが存在する．コラーゲンは3本の分子が縄のようにからみ合い，コラーゲン原線維を形成している．体の中には血管が無数に走っていて，栄養素，老廃物，酸素，二酸化炭素などが運搬されているが，これらはそれぞれに特有のタンパク質と結合して血管内を流れている．たとえば，ヘモグロビンは肺から組織へ酸素を運び，帰りに二酸化炭素をもっていく．骨格筋には規則正しく並んだ縞模様が見える．アクチンとミオシンというタンパク質が並んでいて，脳からの刺激により筋肉細胞内のカルシウムが上昇すると，アクチンとミオシンが互いにすべり合うことにより，筋原線維が収縮する．

どの細胞を見ても，細胞膜の脂質二重層のところどころに島のようにタンパク質がある（図 1-6 参照）．細胞膜には受容体というタンパク質があり，そのタンパク質とだけ結合できる物質がくると特有の反応を起こすことができる（図 1-7 参照）．たとえば，コレステロールを多く含むリポタンパク質である LDL のタンパク質部分は LDL 受容体と結合する．LDL は細胞内に取り込まれ細胞内のコレステロール合成を抑制したり，LDL 受容体の合成を抑制する（図 4-19 参照）．

2 さまざまなタンパク質の役割

タンパク質には，それぞれ固有の性質がある．それぞれのタンパク質の役割はきまっていて，しかもその役割を果たすためには，そのタンパク質固有のアミノ酸の並び方と立体構造を維持していなければならない．主なタンパク質の役割とその役割を果たすタンパク質，および存在する場所を表 2-1 に示す．

表 2-1 タンパク質の役割

役割	タンパク質	存在場所
建築材料	ケラチン	皮膚，髪の毛
	コラーゲン，エラスチン	細胞外マトリックス
触媒	消化酵素	消化管
	酸化還元酵素など	各種細胞
制御	核タンパク質	核
	酵素阻害タンパク質	細胞質
情報伝達	受容体	細胞膜
	ロドプシン	網膜
	ペプチドホルモン	血液
運動	アクチン，ミオシン	筋肉
	能動輸送ポンプ	細胞膜
防衛	抗体	血液
	血液凝固タンパク質	
運搬，貯蔵	アルブミン，トランスフェリン	血液
	ミオグロビン，ヘモグロビン	筋肉，赤血球

2▷ タンパク質を構成するアミノ酸

タンパク質はアミノ酸が鎖のようにつながり，鎖と鎖の間にも弱い結合があって鎖がおりたたまれている．タンパク質があるきまった役割を果たすにはそのタンパク質特有の立体構造を保っていなければならない．

1 アミノ酸はアミノ基とカルボキシ基から

アミノ酸の一般式を図 2-2 に示す．1 つの分子の中にアミノ基（NH_2）と酸性を示すカルボキシ基（COOH）を有するのでアミノ酸と呼ぶ．R が異なることによりさまざまな性質をもつアミノ酸ができる．

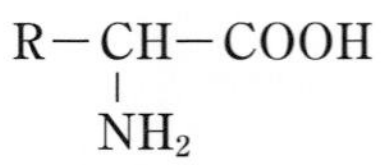

$$\mathrm{R-\underset{\displaystyle NH_2}{\underset{|}{CH}}-COOH}$$

図 2-2 アミノ酸の一般式

2 アミノ酸は正にも負にも荷電する

一つの分子の中に H^+ イオンを取ろうとするアミノ基（$-NH_2$）と H^+ イオンを放出しようとする酸の性質をもつカルボキシ基（$-COOH$）をもつので次のような反応が分子の中で起こる．

$$-\mathrm{COOH} \longrightarrow -\mathrm{COO^-} + \mathrm{H^+} \qquad -\mathrm{NH_2} + \mathrm{H^+} \longrightarrow -\mathrm{NH_3^+}$$

したがって，アミノ酸は実際には図 2-2 のような構造式にはならず，図 2-3 のようなイオン化したいずれかの状態で存在し，真ん中のように“正”と“負”の両荷電が存在するときを等電点と呼んでいる．アミノ酸は等電点より酸性側で正に，塩基性側で負に荷電する．このように一つの分子の中に両方のイオンを有している化合物を両性電解質という．

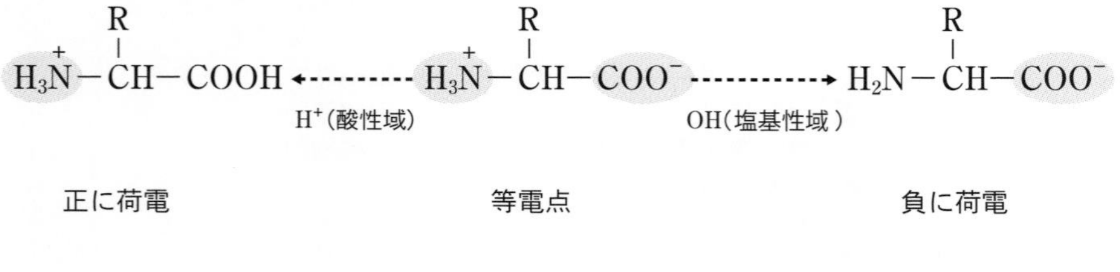

$$\mathrm{H_3\overset{+}{N}-\overset{\displaystyle R}{\overset{|}{C}}H-COOH} \xleftarrow{\mathrm{H^+}(酸性域)} \mathrm{H_3\overset{+}{N}-\overset{\displaystyle R}{\overset{|}{C}}H-COO^-} \xrightarrow{\mathrm{OH}(塩基性域)} \mathrm{H_2N-\overset{\displaystyle R}{\overset{|}{C}}H-COO^-}$$

正に荷電　　　　等電点　　　　負に荷電

図 2-3 両性電解質としてのアミノ酸

3 アミノ酸の光学異性体

アミノ酸の分子模型を鏡に写して見てみると図 2-4 のようになる．右手を鏡に写すと左手のように見える．ところが，左手の手袋はひっくり返さないと右手にはめられないことからわかるように，鏡の中に写った像は実像とはどうしても重ならない．このような現象は炭素の 4 本の結合手に別々の原子団が結合したときに生じ，この炭素を不斉(ふせい)炭素という．

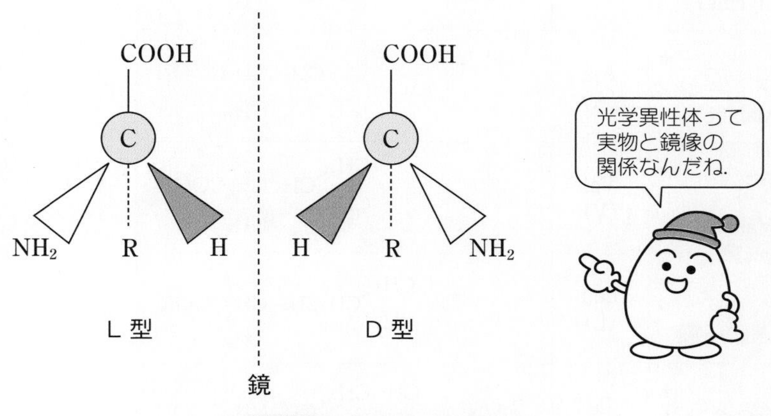

図2-4 アミノ酸の光学異性体

図のように置いたときにアミノ基が左にあるのをＬ型，右にあるのをＤ型という．このＤとＬの違いは光学的にしか区別がつかないので不斉炭素を有する化合物を光学活性物質と呼ぶこともある（図 3-2 参照）．地球上の生物の一般のタンパク質のアミノ酸は殆どＬ型である．なぜ，このようなことになったのか，今も大きな謎である．しかし，このことは地上の生物にとってみると，たとえばニワトリはミミズのアミノ酸をそのまま，そしてヒトはニワトリのアミノ酸をそのまま利用できる．最も単純なアミノ酸であるグリシンはＲがＨであり，Ｈが２つ結合しているので不斉炭素はなく，Ｌ型もＤ型もない．

4 タンパク質を構成するアミノ酸の種類

タンパク質を分解してみると 20 種類のアミノ酸になるが，それはＲで表わされた部分（側鎖という）の違いによっている．表 2-2 にタンパク質を構成している基本的なアミノ酸の一覧表を示す．これらのアミノ酸の半分以上は体の中で合成できるが，フェニルアラニン，トリプトファン，リシン（リジンともいう），スレオニン（トレオニンともいう），バリン，イソロイシン，ロイシン，メチオニン，ヒスチジンの９種類のアミノ酸は合成できないので食物としてとらなければならない．これらのアミノ酸を不可欠アミノ酸という．

表2-2 タンパク質を構成するアミノ酸

分類名	名称	略号 ( )内は1文字表示の場合	構造式 R（側鎖）	構造式 共通	Rの構造	Rの性質
中性アミノ酸	グリシン* (Glycine)	Gly (G)	H-	CH-COOH NH_2	CとHのみ	炭素の数が増すほど水をはじく性質（疎水性）が強くなる.
	アラニン* (Alanine)	Ala (A)	CH_3-	CH-COOH NH_2		
	バリン* (Valine)	Val (V)	CH_3 CH- CH_3	CH-COOH NH_2		
	ロイシン* (Leucine)	Leu (L)	CH_3 CH-CH_2- CH_3	CH-COOH NH_2		
	イソロイシン* (Isoleucine)	Ile (I)	CH_3-CH_2 CH- CH_3	CH-COOH NH_2		
塩基性アミノ酸	リシン* (Lysine)	Lys (K)	H_2N-CH_2-CH_2-CH_2-CH_2-	CH-COOH NH_2	$-NH_2$を含む	酸性，中性溶液中で正の荷電をもつ
	アルギニン* (Arginine)	Arg (R)	H_2N C-NH-CH_2-CH_2-CH_2- HN	CH-COOH NH_2		
	ヒスチジン* (Histidine)	His (H)	CH_2- N　NH（イミダゾール環）	CH-COOH NH_2		
酸性アミノ酸	アスパラギン酸* (Aspartic acid)	Asp (D)	HOOC-CH_2-	CH-COOH NH_2	$-COOH$を含む	中性，塩基性溶液中で負の荷電をもつ
	グルタミン酸* (Glutamic acid)	Glu (E)	HOOC-CH_2-CH_2-	CH-COOH NH_2		
酸アミドアミノ酸	アスパラギン (Asparagine)	Asn (N)	H_2NOC-CH_2-	CH-COOH NH_2	$-CONH_2$を含む	糖と結合
	グルタミン (Glutamine)	Gln (Q)	H_2NOC-CH_2-CH_2-	CH-COOH NH_2		

分類名	名称	略号 （ ）内は1文字表示の場合	構造式 R（側鎖）	構造式 共通	Rの構造	Rの性質
ヒドロキシアミノ酸	セリン* (Serine)	Ser (S)	HO-CH_2-	CH-COOH | NH_2	−OHを含む	糖またはリン酸と結合
	スレオニン* (Threonine)	Thr (T)	CH_3-CH- | OH	CH-COOH | NH_2		
含硫アミノ酸	メチオニン* (Methionine)	Met (M)	CH_3-S-CH_2-CH_2-	CH-COOH | NH_2	Sを含む	
	システイン* (Cysteine)	Cys (C)	HS-CH_2-	CH-COOH | NH_2		システインは酸化されてシスチンとなる
	シスチン* (Cystine)	Cys Cys または Cys (c c)	S-CH_2- | S-CH_2-	CH-COOH | NH_2 CH-COOH | NH_2		
芳香族アミノ酸	フェニルアラニン* (Phenylalanine)	Phe (F)	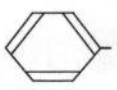 -CH_2-	CH-COOH | NH_2	ベンゼン環を含む	疎水性
	チロシン* (Tyrosine)	Tyr (Y)	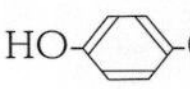 HO- -CH_2-	CH-COOH | NH_2		
	トリプトファン* (Tryptophan)	Trp (W)	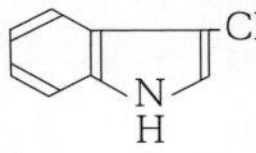 CH_2- N H	CH-COOH | NH_2		
イミノ酸	プロリン* (Proline)	Pro (P)	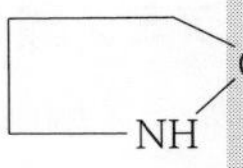 NH	CH-COOH	アミノ基とRとの間で環状構造	
	ヒドロキシプロリン* (Hydroxyproline)	Hyp (−)	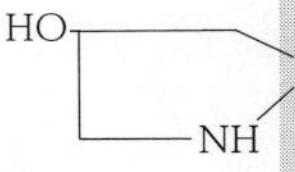 HO NH	CH-COOH		

*通常のアミノ酸組成表に記載されているアミノ酸．　　　は不可欠アミノ酸．

3 ▷ 数えきれないほどのタンパク質は20種類のアミノ酸の組合せ

1 ペプチド結合がたんぱく質の基本結合

タンパク質を加水分解するとアミノ酸になるが，そのアミノ酸は次のようなペプチド結合によって連結している．

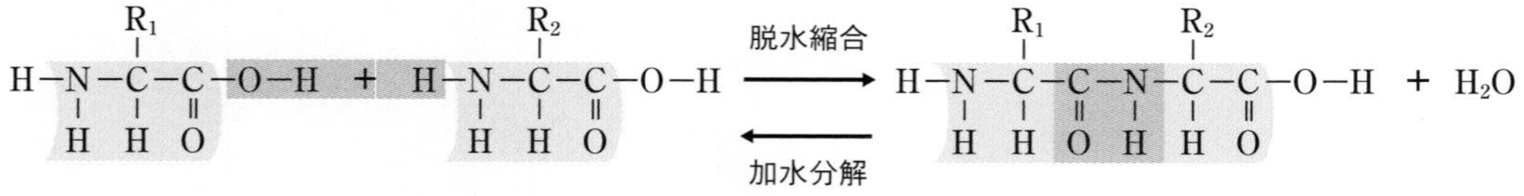

$$\mathrm{H{-}N(H){-}C(R_1)(H){-}C(=O){-}OH} + \mathrm{H{-}N(H){-}C(R_2)(H){-}C(=O){-}OH} \underset{\text{加水分解}}{\overset{\text{脱水縮合}}{\rightleftarrows}} \mathrm{H{-}N(H){-}C(R_1)(H){-}C(=O){-}N(H){-}C(R_2)(H){-}C(=O){-}OH} + H_2O$$

図2-5 アミノ酸のペプチド結合

1つのアミノ酸のカルボキシ基と別のアミノ酸のアミノ基から水分子が取れる反応（脱水縮合という）で，アミノ酸が次々にペプチド結合でつながると（ポリペプチドという）図 2-6 のようになる．

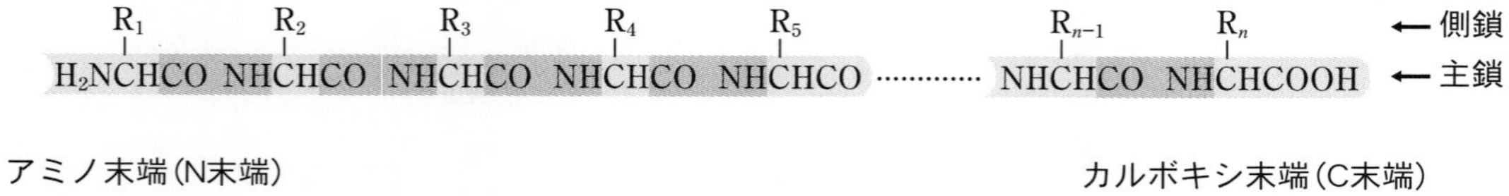

$$\underset{\text{アミノ末端(N末端)}}{} \mathrm{H_2NCH(R_1)CO\ NHCH(R_2)CO\ NHCH(R_3)CO\ NHCH(R_4)CO\ NHCH(R_5)CO \cdots\cdots NHCH(R_{n-1})CO\ NHCH(R_n)COOH} \underset{\text{カルボキシ末端(C末端)}}{}$$

← 側鎖（R_1, R_2, …, R_n）
← 主鎖

図2-6 ポリペプチドの構造

構成アミノ酸の数

ジペプチド	…2
トリペプチド	…3
オリゴペプチド	…10まで
ポリペプチド	…11以上
タンパク質	…約70（分子量約1万）以上

2 タンパク質の一次構造　―アミノ酸の並び方―

それぞれのタンパク質に固有のアミノ酸配列のことを一次構造という．一次構造はタンパク質の機能をきめる決定的な要素である．たとえば消化酵素のトリプシンはタンパク質のみを，リパーゼは脂質のみを加水分解するが，この違いは酵素タンパク質の一次構造の違いによる．また，一次構造が異なると，全く逆の生理作用を示す場合もある．図 2-7 に血液中のグルコースの濃度を下げるインスリンの一次構造を，図 2-8 に血液中のグルコース濃度を上げるグルカゴンの一次構造を示す．

インスリンもグルカゴンも 20 種類のアミノ酸がそれぞれ決まった順番で並んでいる．にもかかわらず，全く逆の生理作用を発揮できるのは，ちょうど私たちの言葉が“いろは 48 文字”の組合せにより，いろいろな文章や単語ができるのと同じである（図 2-9）．

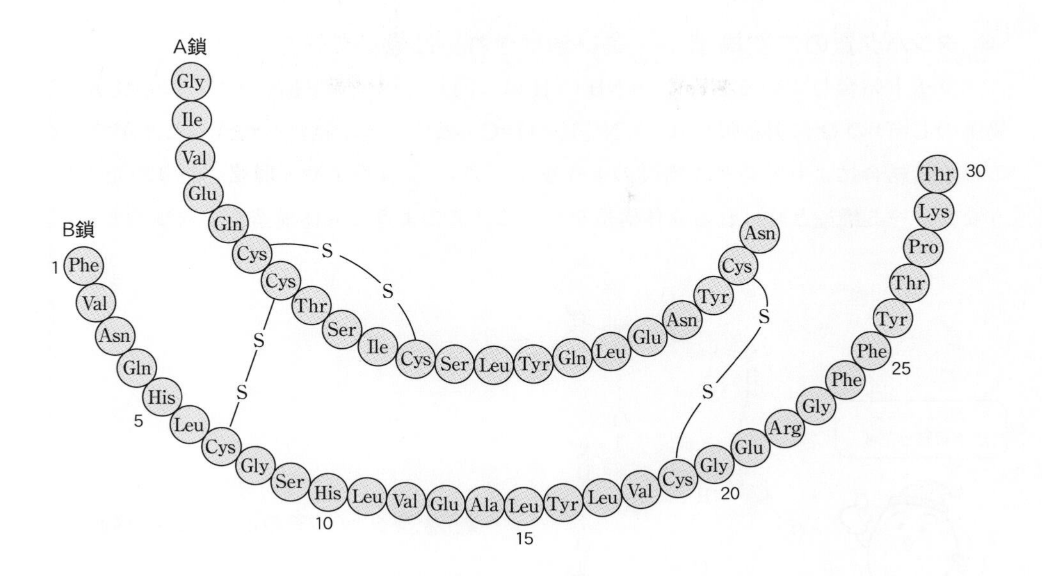

図2-7 インスリン（血糖値を下げるホルモン）**の一次構造**

A 鎖は 21 個，B 鎖は 30 個のアミノ酸からなる．A 鎖と B 鎖は 2 本の -S-S- 結合で結ばれている．A 鎖の中にも -S-S- 結合がある．

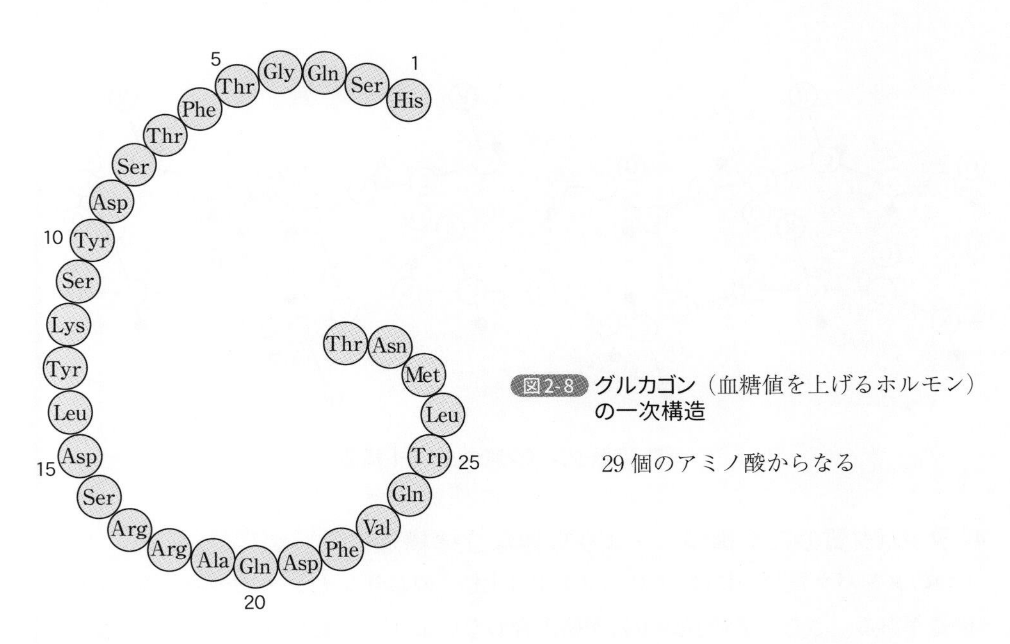

図2-8 グルカゴン（血糖値を上げるホルモン）**の一次構造**

29 個のアミノ酸からなる

シ タ ハ ワ　この 4 種類のカードで文章をつくりなさい．

ワタシハタワシ．　ワタシハハ．　ハシワタシハシタワ．　ハタハワタシタ．
私はたわし．　私は葉．　橋渡しはしたわ．　旗は渡した．

図2-9 ワタシハの文字を使っての言葉遊び

3 タンパク質の二次構造　—長い鎖はきれいに巻いて—

ペプチド結合している部分の —NH の H は，同じくペプチド結合している少し離れた場所の C=O の O に引っ張られ，—N—H…O=C— という水素結合をつくることができる．この水素結合により，らせん階段のような α-ヘリックス構造や，屏風を折りたたんだような β シート構造と呼ばれる立体構造をつくる．このような立体構造を二次構造という．

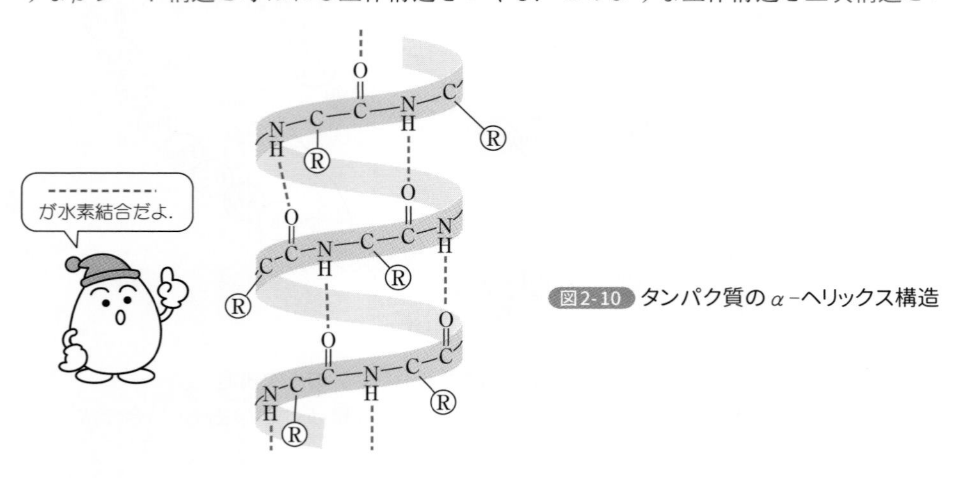

図2-10 タンパク質の α-ヘリックス構造

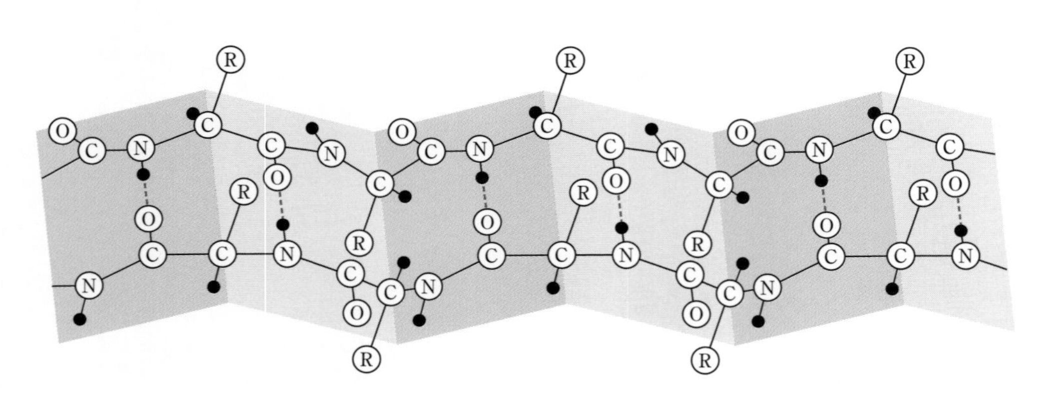

図2-11 タンパク質の β シート構造

4 タンパク質の三次構造　—より複雑な立体構造に—

1 つのタンパク質分子には，ポリペプチド（主鎖）のおりなす α-ヘリックス構造，β シート構造がある．さらにその長い主鎖が絡み合わないように，また離れないようにつなぎとめる役割をしているのが側鎖（前述したアミノ酸の構造の R に相当する部分）どうしの結合である．この結合により，さらに複雑な立体構造をとったものを，タンパク質の三次構造という．三次構造を維持できる結合には次のようなものがある．

(a) イオン結合　酸性アミノ酸 −……+ 塩基性アミノ酸

(b) 疎水結合　炭素数の多い中性アミノ酸や芳香族アミノ酸の，疎水領域での結合

(c) S—S 結合　2つのシステインの間での結合でジスルフィド結合ともいう（還元されるとシステインにもどり，結合は消失する）.

(d) 水素結合　—O—H…O=C—　—O—H…NH_2— などヒドロキシアミノ酸と，酸アミドアミノ酸や塩基性アミノ酸との結合

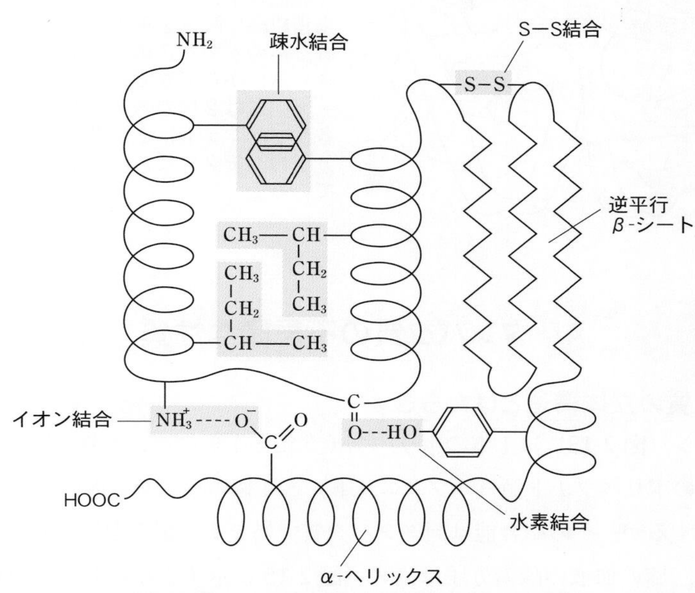

図2-12 タンパク質の三次構造を維持する結合

（林典夫・廣野治子：シンプル生化学（南江堂，1988年）より引用）

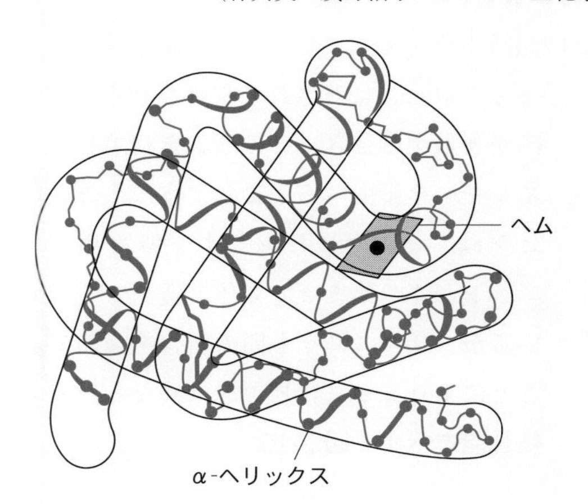

図2-13 ミオグロビンの三次構造

筋肉の中で酸素を結合し保存するタンパク質.

5 タンパク質の四次構造　—タンパク質が数個集まってはたらく—

三次構造のタンパク質がさらに数個集まってつくる構造を四次構造という．すべてのタンパク質が四次構造をもつとはかぎらない．四次構造を構成するタンパク質の基本的な単位のことを，サブユニットと呼んでいる（図 2-14）.

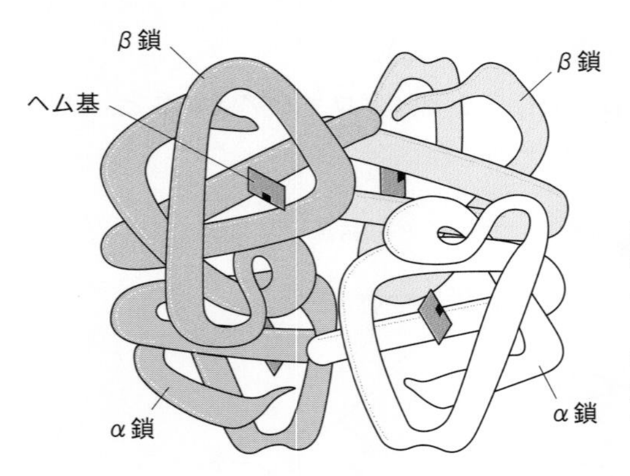

図2-14 ヘモグロビンの四次構造

赤血球中に存在するタンパク質で，肺から末梢組織に酸素を運ぶはたらきをしている．各２本のα鎖とβ鎖の計４つの単位（サブユニット）からできている．

図中には２個のヘムしか記していないが，各サブユニットは１個のヘムを含むので，１分子のヘモグロビンには４個のヘムが含まれている．

4 ▷ タンパク質の不思議な性質

1 タンパク質の立体構造とはたらき

ミオグロビン（図 2-13）は１本のポリペプチド鎖と１個のヘムから，ヘモグロビン（図 2-14）は４本のポリペプチド鎖（サブユニット）と４個のヘムから構成される．酸素はこのヘムに結合するが，その結合能は両タンパク質で異なる（図 2-15）．肺は直接外気と接しているので，肺の血液の酸素分圧は高い（図 2-15 に示すようにおよそ 100 Torr）．したがって，血液中の赤血球の中にあるヘモグロビンはたやすく酸素と結合できる．血液が肺から筋肉などの末梢へ行き，酸素分圧が低くなってくると（20 ～ 30 Torr），ヘモグロビンは酸素と結合できなくなる．しかし，筋肉組織中のミオグロビンは同じ酸素分圧でもまだ十分結合できるので，運ばれてきた酸素はミオグロビンに渡されて保持される．筋肉が運動するとき，この酸素を利用してエネルギーを産生する．このようにヘモグロビンは，ミオグロビンとよく似たサブユニットが４つ集まって立体構造をつくっているが，サブユニット間の結合を調節することによりミオグロビンとは異なった酸素結合能を示す（図 2-16）．

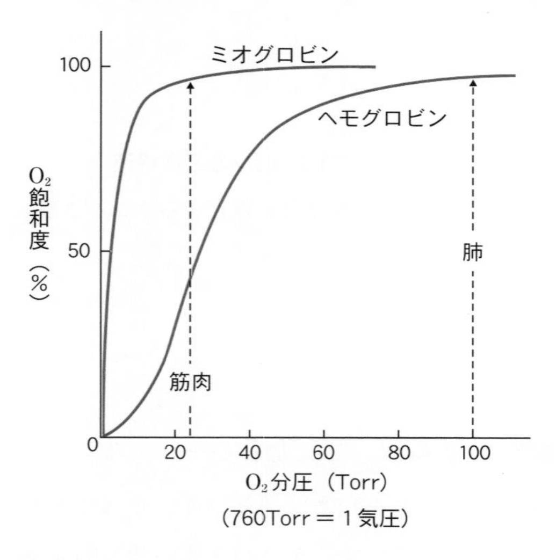

図2-15 ヘモグロビンとミオグロビンの酸素結合能

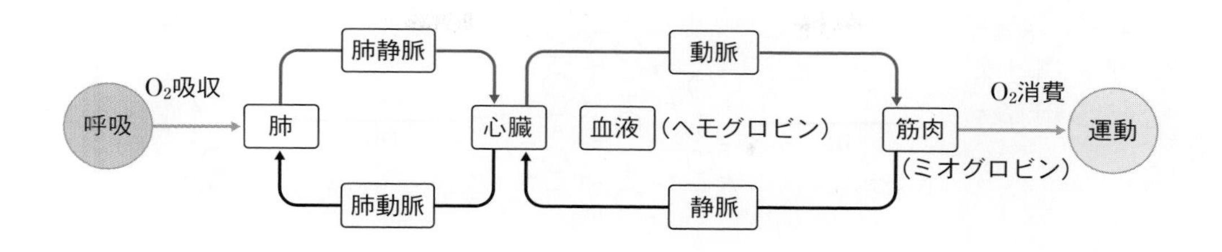

図2-16 体内の酸素運搬とタンパク質

2 タンパク質の変性 ―ゆで卵と生卵の違い―

タンパク質の立体構造は，ペプチド結合などの共有結合よりも弱いイオン結合や水素結合，疎水結合によって保たれている．したがって，熱や酸，有機溶媒によりこれらの結合が切れるとタンパク質は立体構造が維持できなくなり，そのタンパク質特有の機能が果たせなくなる．このような状態をタンパク質の変性という．変性が起こると，酵素タンパク質などは本来の活性がなくなってしまう（図 6-5，図 6-6 参照）．しかし，アミノ酸組成に変化が生じるわけではないので，ゆで卵と生卵に見られるように消化されやすさに差はあるものの，栄養素としてのはたらきに差はない．

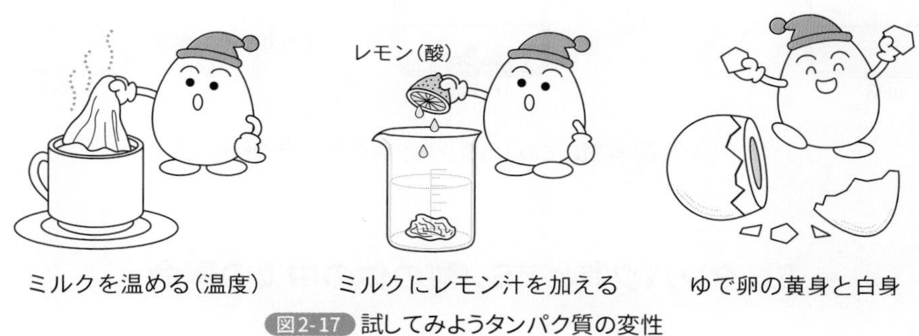
レモン（酸）
ミルクを温める（温度）
ミルクにレモン汁を加える
ゆで卵の黄身と白身

図2-17 試してみようタンパク質の変性

3 両性電解質としてのタンパク質

タンパク質の中の酸性アミノ酸の側鎖は中性，塩基性溶液中では負（－）の電荷をもち，塩基性アミノ酸の側鎖は酸性，中性溶液中で正（＋）の電荷をもっている（表 2-2 参照）．したがって，タンパク質全体の荷電も溶液の pH によって変化する．ちょうど＋と－の数が等しくなる溶液の pH を等電点という．等電点では，タンパク質が沈澱しやすく，その沈澱を等電点沈澱という．牛乳に含まれているカゼインの等電点は pH 4.6 であり，それより酸性でもアルカリ性でもカゼインは溶けやすい．

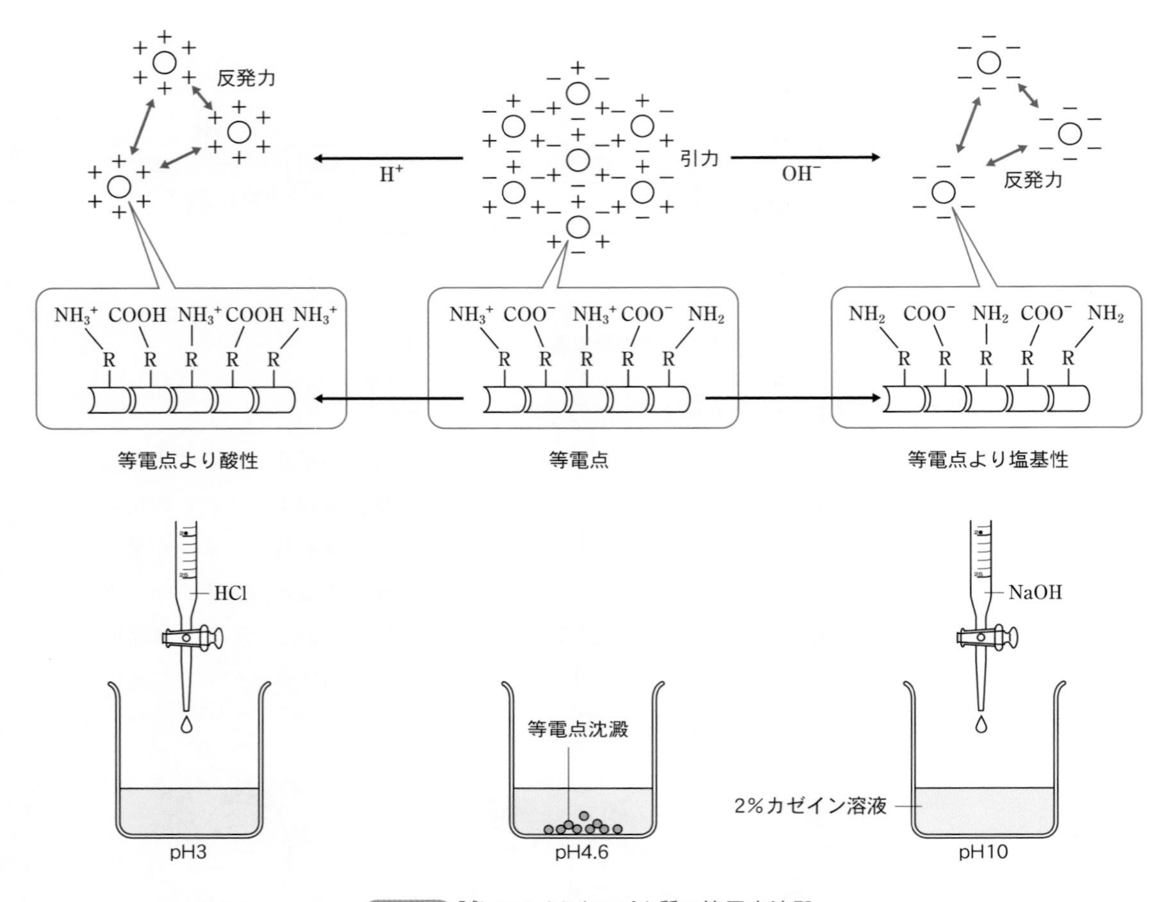

図2-18 試してみようタンパク質の等電点沈殿

5 ▷ タンパク質とアミノ酸の体の中での運命

1 アミノ酸プール —タンパク質からアミノ酸，アミノ酸からタンパク質—

食物中のタンパク質は消化酵素の作用（図9-9参照）によりアミノ酸に分解され，小腸で吸収され血液中に入る．体を構成しているタンパク質も見かけは変化がないように見えるが，絶えず合成と分解が繰り返され，両者のバランスがとれている．すなわち，体のタンパク質も各細胞内の酵素により分解され，アミノ酸となって血液中に入る．また糖や脂肪あるいはアミノ酸の中間代謝産物からもアミノ酸がつくられる．このように血液中には，食物由来のアミノ酸と，体の構成成分を源とするアミノ酸が絶えず一定量存在し，アミノ酸プールの役割を果たしている．細胞内で，タンパク質が新たにつくられるときには，このアミノ酸プールのアミノ酸を使用し，遺伝子の情報にしたがって，タンパク質が合成される（第5章参照）．

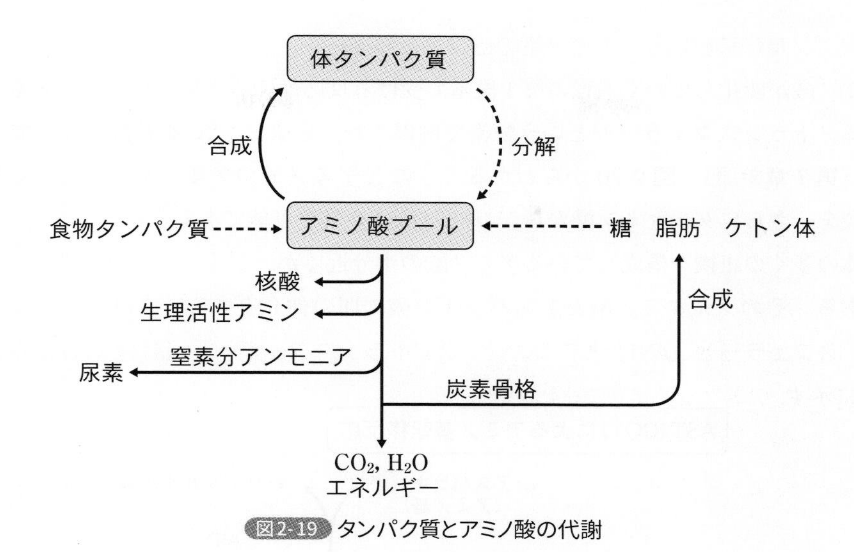

図2-19 タンパク質とアミノ酸の代謝

2 体の中のアミノ酸の運命

アミノ酸はいつまでも体の中を循環しているわけではない．細胞の中で分解されたアミノ酸の炭素骨格はエネルギー源として利用されたり，あるいは分解過程の途中から糖や脂肪あるいは再びアミノ酸の合成に回される．一方，アミノ酸の窒素分は核酸やセロトニン，アドレナリンなどの生理活性アミンの合成に一部利用されるが，大部分はアンモニアを経由後，尿素として尿中に排泄される．

1）アミノ酸のアミノ基が尿素になるまで

アミノ酸のアミノ基は，(a) アミノ基転移反応によりグルタミン酸へ移され，さらにそのグルタミン酸のアミノ基は，(b) 脱アミノ反応により炭素骨格からはなれてアンモニアとなる．アンモニアは，(c) 尿素サイクルへ入り尿素が生成されて尿中に排泄される．

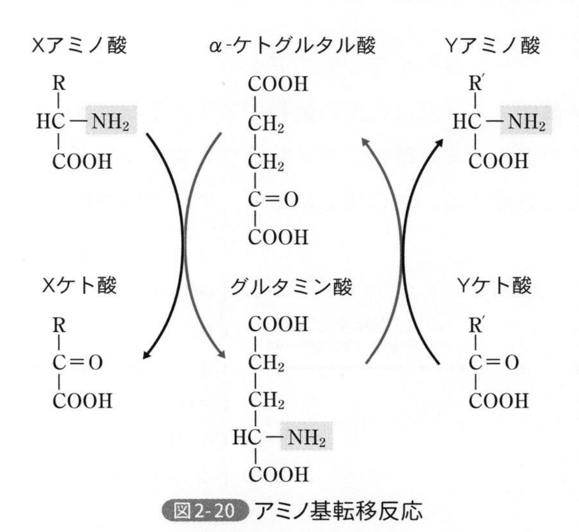

図2-20 アミノ基転移反応

α-ケトグルタル酸は2-オキソグルタル酸ともいう．

(a) アミノ基転移反応　―アミノ基のピンポン輸送―

アミノ酸が変化していく過程の第1段階で受ける反応はアミノ基転移反応である．これはアミノトランスフェラーゼという酵素で触媒され，ビタミン B_6 を補酵素として必要とする（第7章参照）．図2-20からわかるようにXアミノ酸のアミノ基を利用してグルタミン酸を，さらにグルタミン酸からYアミノ酸の合成が可能である．

生体の多くの組織を構成しているアミノ酸の半分近くが，グルタミン酸とアスパラギン酸である．そのグルタミン酸とアスパラギン酸の間の仲介をするアスパラギン酸アミノトランスフェラーゼ（AST）とアラニンアミノトランスフェラーゼ（ALT）のはたらきを図2-21に示す．

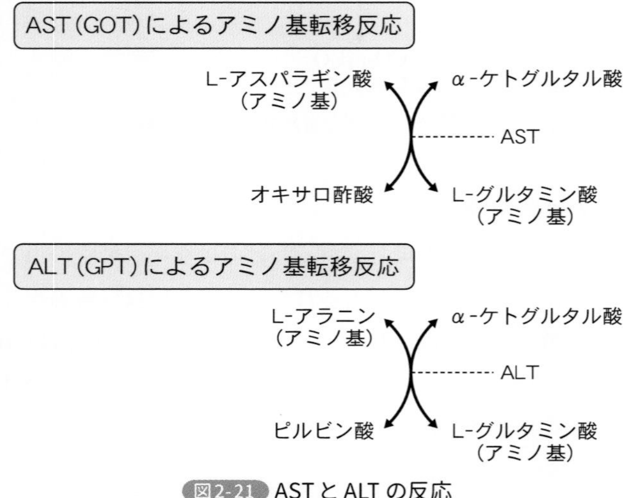

図2-21 ASTとALTの反応

アスパラギン酸アミノトランスフェラーゼ（AST）は，グルタミン酸–オキサロ酢酸トランスアミナーゼ（GOT）とも呼び，またアラニンアミノトランスフェラーゼ（ALT）は，グルタミン酸–ピルビン酸トランスアミナーゼ（GPT）とも呼ぶが，いずれも同一酵素である．これらの血中酵素活性は肝機能の指標として臨床検査に用いられる．

(b) 脱アミノ反応　―アミノ基からアンモニアへ―

ほとんどのアミノ酸のアミノ基は代謝の過程でアミノ基転移反応によりグルタミン酸のアミノ基となる．このグルタミン酸のアミノ基はグルタミン酸デヒドロゲナーゼの作用によりアンモニアとして分離する．この反応により，アミノ酸の炭素骨格と窒素部分とが分離することになる．

$$\underset{\text{グルタミン酸}}{\begin{array}{l}COOH\\ |\\ CH_2\\ |\\ CH_2\\ |\\ HC-NH_2\\ |\\ COOH\end{array}} + NAD^+ + H_2O \xleftrightarrow[\text{デヒドロゲナーゼ}]{\text{L-グルタミン酸}} \underset{\alpha\text{-ケトグルタル酸}}{\begin{array}{l}COOH\\ |\\ CH_2\\ |\\ CH_2\\ |\\ C=O\\ |\\ COOH\end{array}} + NADH + H^+ + NH_3$$

図2-22 脱アミノ反応

(c) 尿素サイクル　―生じたアンモニアの行方―

アンモニアは二酸化炭素と結合してカルバモイルリン酸となりアミノ酸の一種であるオルニチンと結合しシトルリンとなる．さらに，このシトルリンは尿素サイクルでアルギニンとなるが，アルギニンは酵素アルギナーゼの作用により分解して尿素を生成する．尿素に含まれている2つの窒素はアンモニアとアスパラギン酸から供給されている．

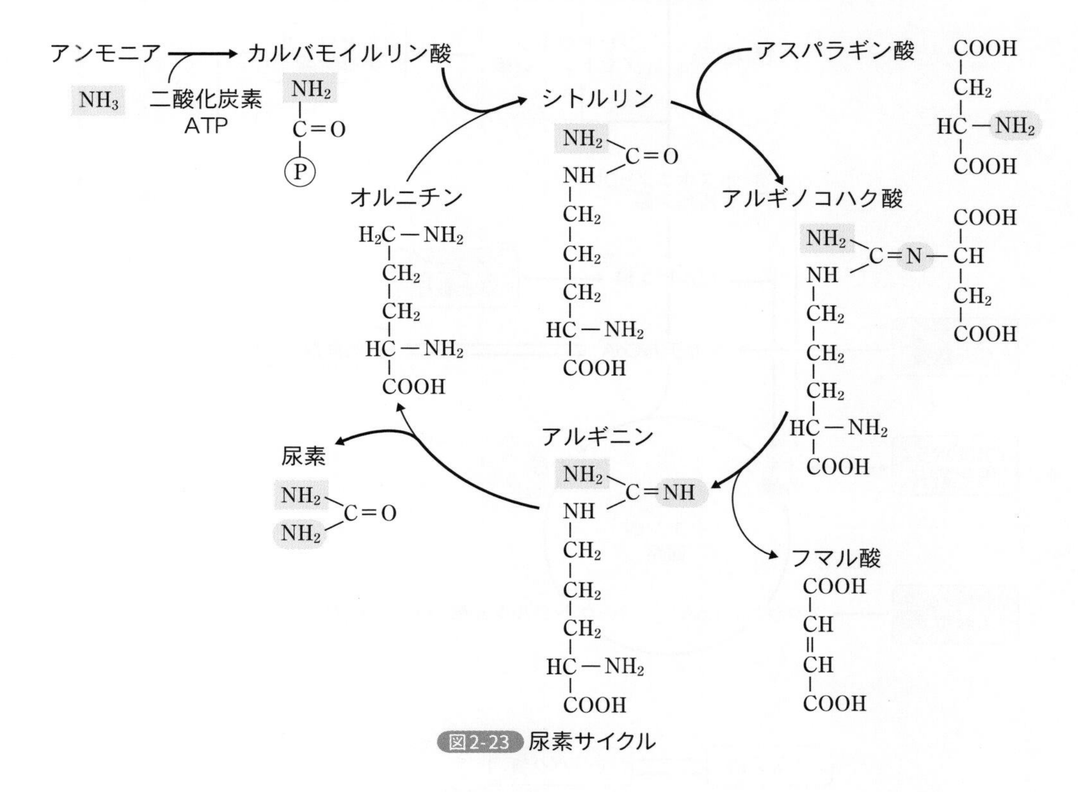

図2-23 尿素サイクル

2）アミノ酸からアミノ基がはずれた炭素骨格の行方

アミノ酸のアミノ基がはずれると当然アミノ酸ではなくなる．アミノ酸でなくなった炭素骨格は糖の代謝経路に入るが，糖代謝には主に3カ所で合流する．**ピルビン酸，アセチルCoAとクエン酸回路内**である．アミノ酸がエネルギー源となる場合にはこのように糖の代謝経路の途中から入り，糖と同様に二酸化炭素と水にまで分解され，その過程で放出されたエネルギーはATPとして蓄えられ利用される．一方，アミノ酸はグルコースや脂肪酸などにもつくり変えられる．主にピルビン酸に合流するアラニンや，クエン酸回路に入るグルタミン酸とアスパラギン酸は，グルコースをつくり出す（糖新生）ため，**糖原性アミノ酸**という．それに対して，ロイシン，リシンはアセチルCoAから脂肪酸やケトン体となるため**ケト原性アミノ酸**という．

以上見てきたように，アミノ酸の窒素と炭素とは別々の経路を通って分解され，炭素骨格の方は糖や脂肪の代謝経路に合流するが，窒素の方はそのようなことはない．また核酸

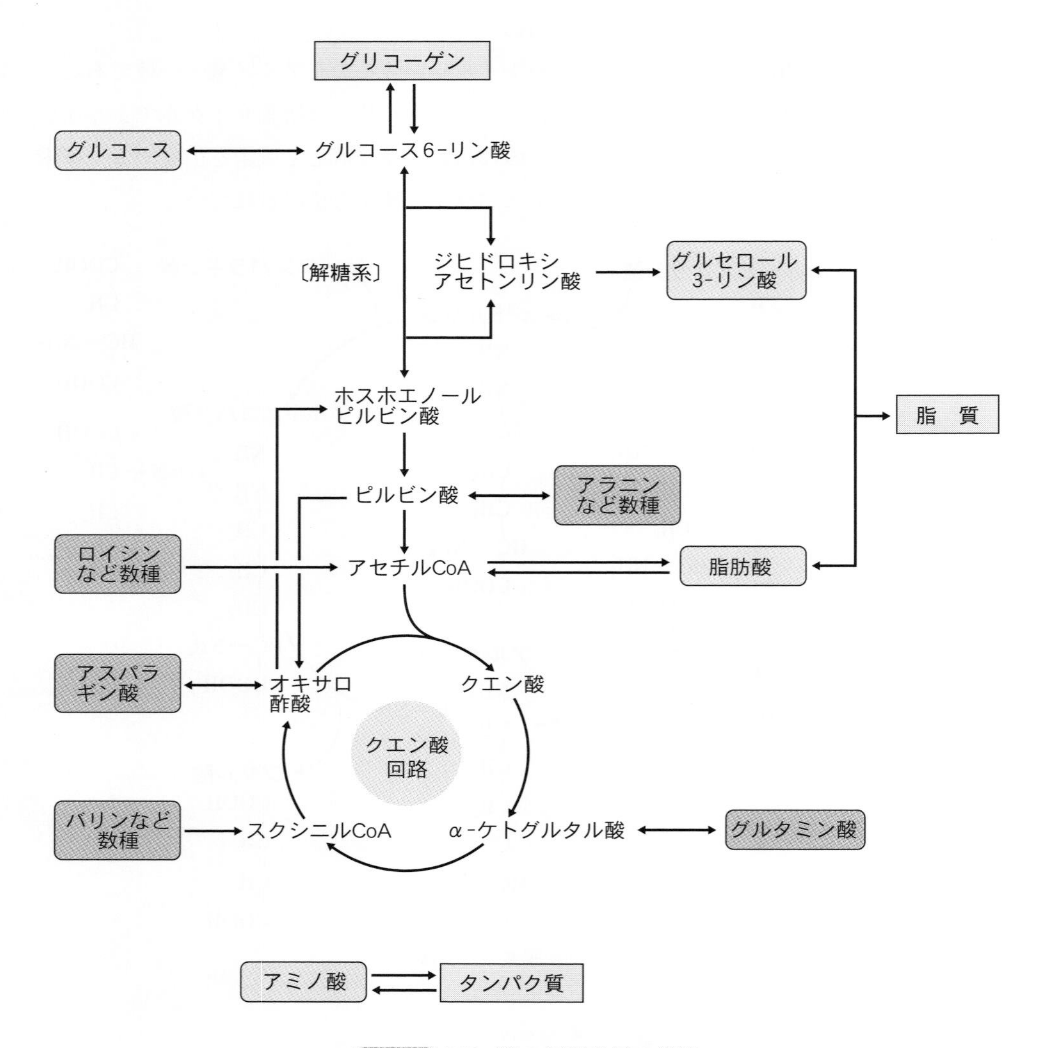

図2-24 アミノ酸の炭素骨格の代謝

も分子の中に窒素を含むが，全体量がタンパク質に比べて少ないため，体の構成成分が分解されて排泄される窒素量はタンパク質を起源とすると考えられる．平均的なタンパク質の窒素含量は16％なので窒素量からタンパク質量を換算する場合には100/16= 6.25を窒素量に掛けて求めることができ，この値を窒素係数という．

3 アミノ酸の代謝異常

アミノ酸の代謝経路には種々の酵素が関与している．これらの酵素は遺伝子DNA上の情報にしたがって，合成される．もしそのDNAの塩基配列に変異が起きると，これらの酵素の活性がなくなる場合がある．その結果アミノ酸の代謝が十分に行なわれず，血液中のアミノ酸濃度が高くなり，多くの場合発育障害や知能障害が出現する．表2-3に主なアミノ酸代謝異常症（アミノ酸代謝関連酵素の異常と増加するアミノ酸および症状）を示す.

表2-3 アミノ酸代謝異常症

	欠損酵素	障害される代謝	血中停滞物質または尿中排泄物質
フェニルケトン尿症	フェニルアラニンヒドロキシラーゼ	フェニルアラニン→チロシン	尿中フェニルピルビン酸，フェニル乳酸，フェニルアセチルグルタミンおよび尿中，血中フェニルアラニンの増加
アルカプトン尿症	ホモゲンチジン酸オキシゲナーゼ	ホモゲンチジン酸→マレイルアセト酢酸	血中ホモゲンチジン酸増加
メープルシロップ尿症（かえで尿症）	分岐アミノ酸のデカルボキシラーゼ	分岐アミノ酸の分解不能	分岐アミノ酸および対応するケト酸増加
ホモシスチン尿症	シスタチオンシンテターゼ	ホモシステイン→シスタチオニン	尿中，血中ホモシスチン，血中メチオニン増加
ヒスチジン血症	ヒスチダーゼ	ヒスチジン→ウロカニン酸	血中ヒスチジン，尿中イミダゾール，ピルビン酸増加

練習問題

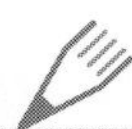

❶ タンパク質とアミノ酸の関係を述べなさい.
❷ タンパク質の一次構造とは何か説明しなさい.
❸ タンパク質の高次構造をあげ，各々の構造の特徴を述べなさい.
❹ タンパク質の変性とは何か説明しなさい.
❺ タンパク質の体の中での主なはたらきを述べなさい.
❻ 血液中で酸素を運搬するヘモグロビンと筋肉の中で酸素を保存するミオグロビンの構造の違いを述べなさい.
❼ 酸性アミノ酸と塩基性アミノ酸の違いを説明し，タンパク質が電気泳動で分離される理由，およびタンパク質の等電点とは何か説明しなさい.
❽ アミノ酸のα-アミノ基の体内における分解過程を簡単に述べなさい.
❾ エネルギー消費量を求めるときに尿中窒素量を求めるのはなぜか，タンパク質の代謝の点から説明しなさい.
❿ タンパク質の炭素骨格の代謝と糖代謝との関連を説明しなさい.

かたつむりとクローバー

四つ葉のクローバーには幸せがあるということで探したことがあるだろう．でんでんムシムシかたつむりにとって，クローバーの葉は大事な食べ物だ．クローバーの葉にはすこしだが毒物のシアンが含まれている．ヨーロッパでどれだけのシアンがクローバーに含まれているかを調べたところ，冬 4°C以下になるところではシアンの含有量が少なく，4°C以上のところでは高かったそうだ．なぜ 4°Cなのか．カタツムリは 4°C以上だと活動できるため，クローバーの葉はカタツムリから食べられるのを防ぐために毒物のシアンをたくさんつくっているのだと考えられている．目に見えないところで動物と植物の命をかけた戦いが展開されている．

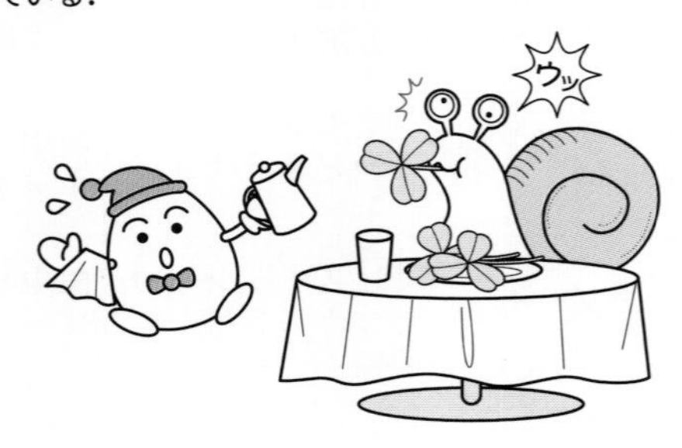

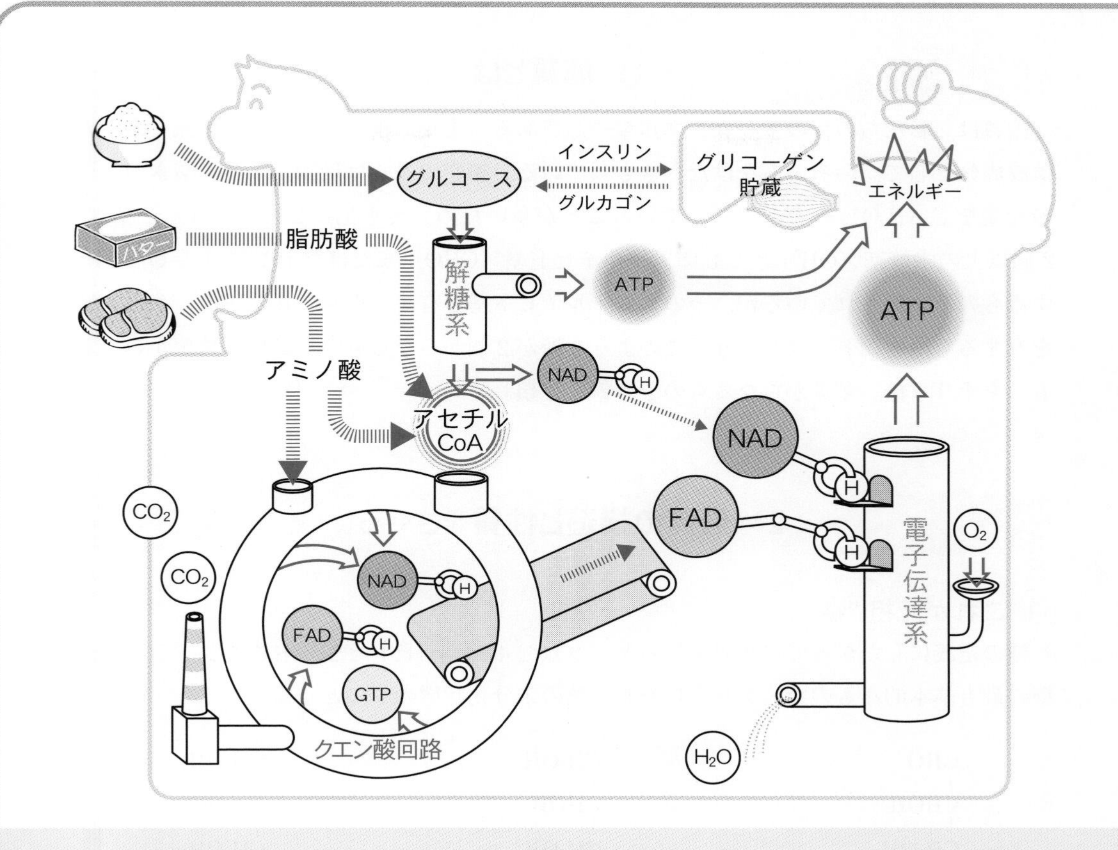

第3章
糖質の構造とはたらき

私たちが毎日食べているご飯やパンは，真珠のネックレスにたとえることができます．真珠のネックレスは1個1個の真珠が糸で結ばれていますが，糸を切ればバラバラの真珠になります．ご飯やパンのでんぷんは，真珠の代わりにグルコースという玉がたくさんつながった形をしています．これをつないでいる糸は，はさみの役割をする消化酵素（α-アミラーゼ）で切断され，1個1個のグルコースになり吸収されます．吸収されたグルコースがあまりにも血液中に増えすぎると，腎臓から漏れてしまい糖尿となってしまいます．しかし，漏れる前にインスリンというホルモンのはたらきかけにより，肝臓や筋肉の細胞内に血液中からグルコースを取り込んで再びグリコーゲンと呼ばれるネックレスにつなぎ合わして保存します．食事後の時間が経過して血液中のグルコースが少なくなると，肝臓に保存していたグリコーゲンから1個1個のグルコースとして切り出して血液中に放り出し，常に血液中のグルコース濃度を一定に維持しています．うまい仕組みになっていると思いませんか．

炭素6，水素12および酸素6よりなるグルコース（$C_6H_{12}O_6$）の体内での役割はエネルギーを供給することです．私たちが日常使用している紙（セルロース）もグルコースが集まってできていますが，この紙に火をつけると，空気中の酸素を使いながら激しく燃えて熱を発生します．ご飯やパンのグルコースも私たちの体の中で酸素と反応して燃えますが，紙に火をつけた場合と異なり，酵素の作用を受けながら酸化され，熱エネルギーの代わりにATPという化学エネルギーを供給します．すなわち，細胞内に取り込まれたグルコースは，化学エネルギーをつくり出しながら次々に自身の姿を変え，最終的にグルコースの炭素は酸素と結合して二酸化炭素（CO_2）と水になります．つまり，口から入ったご飯やパンはトイレに出ていくのではなく，あなたがいま吸った空気中の酸素と結合して，ほとんど鼻から排泄されることになります．

では，詳しく説明することにしましょう，

1▷ 糖質とは

糖質は，私たちの体の主要なエネルギー源である．また，糖質の誘導体は組織や細胞の構成成分として，いろいろなはたらきもしている．糖質の多くは炭素，水素，酸素の３つの元素を $C_n(H_2O)_n$ の割合で含んでいることが多いため，炭水化物とも呼ばれる．糖は，２個以上の水酸基（OH）とともに，アルデヒド基（CHO）またはケトン基（C=O）を有するものと定義されているが，そのうちアルデヒド基を有する糖をアルドース，ケトン基を有するものをケトースという．このような糖が２個からなるものを二糖，数個からなるものをオリゴ糖，多数からなるものを多糖と分類している．

2▷ 糖質の構造と性質をさぐる

1 これが元祖 "糖"

糖の定義にしたがって自然界を見ると，グリセルアルデヒドとジヒドロキシアセトンが糖の最も基本的なもので，グリセロールが糖の未分化状態のものとなる．

グリセルアルデヒド	グリセロール	ジヒドロキシアセトン
CHO	CH_2OH	CH_2OH
|	|	|
CHOH	CHOH	C＝O
|	|	|
CH_2OH	CH_2OH	CH_2OH

図3-1 最も簡単な糖のグリセルアルデヒドとジヒドロキシアセトン

この元祖 "糖" のうち，グリセルアルデヒドの構造式を図 3-2 に示す．図に示すように，＊印の炭素の４本の手に結合している基がすべて異なる．このような場合，＊印の炭素を不斉炭素と呼び，この炭素を中心として２通りの構造式が描ける．D-グリセルアルデヒドを鏡に写したときの鏡像となる L-グリセルアルデヒドを光学異性体という（図 2-4 参照）．実際に２つの構造の糖が存在するが，天然に存在する糖の多くは D 型である．

D-グリセルアルデヒド	L-グリセルアルデヒド
H	H
|	|
C＝O	C＝O
|	|
H－C*－OH	HO－C*－H
|	|
CH_2OH	CH_2OH

図3-2 グリセルアルデヒドの光学異性体

光学異性体の構造は，炭素数が多くなればなるほど複雑になる．その複雑な糖をやはり，D- またはL- に分類するために１つの規則が作成されている．その規則によればアルデヒド基またはケトン基から最も遠い不斉炭素の構造がD- またはL-グリセルアルデヒドのどちらに一致するかにより，そのまま同じ記号を用いることになっている．

2 グルコースの奇妙な性質

D-グルコースの構造を立体的に調べてみると，図3-3に示すように，実は２つの環状構造が存在する．これは，炭素に結合している４本の手はいずれも正四面体の頂点の方向

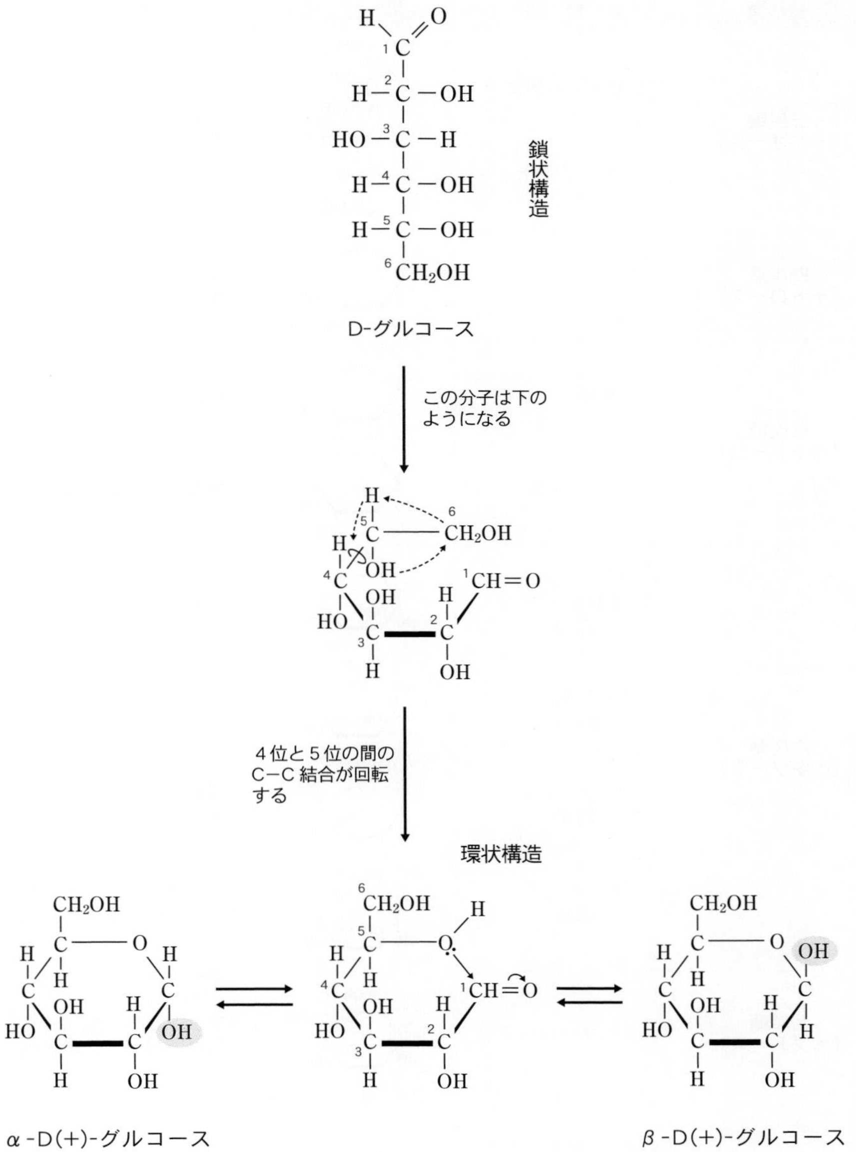

鎖状構造

D-グルコース

この分子は下のようになる

４位と５位の間のC−C 結合が回転する

環状構造

α-D(+)-グルコース

β-D(+)-グルコース

図3-3 α-D-グルコースとβ-D-グルコースの構造

に結合しているので，いくつかの炭素原子が並ぶと自然に環状になり，末端のアルデヒド基と5位の -OH 基が反応しやすくなるためである．できあがった2つの構造に対して α，β の名称がつけられている．環状構造を取る性質はグルコースに限られた現象ではなく，炭素数4個以上の糖で一般的に認められる．

3 主な単糖類の構造と性質

代表的な単糖の構造と簡単な性質を表 3-1 に示す．

表 3-1 代表的な単糖類とその性質

分類	単糖類	構造式	性質
三炭糖（トリオース）	グリセルアルデヒド	CHO H−C−OH CH_2OH	糖代謝の中間体としてリン酸と結合した形で存在
	ジヒドロキシアセトン	CH_2OH C=O CH_2OH	
四炭糖（テトロース）	エリスロース	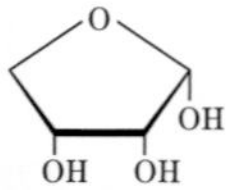 O OH OH OH	ペントースリン酸サイクルの中間代謝物
五炭糖（ペントース）	リボース	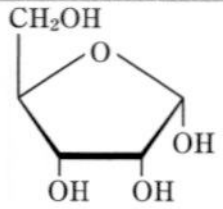 CH_2OH O OH OH OH	RNA と補酵素の成分
	キシロース	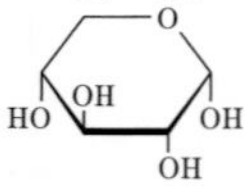 O HO OH OH OH	多糖類キシランの成分
六炭糖（ヘキソース）	グルコース（Glc）	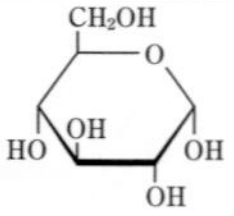 CH_2OH O HO OH OH OH	自然界に最も広く存在
	ガラクトース（Gal）	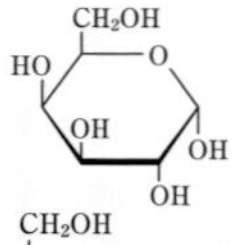 CH_2OH HO O OH OH OH	乳糖，糖タンパク質，糖脂質中に存在
	フルクトース（Fru）	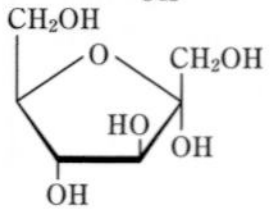 CH_2OH O CH_2OH HO OH OH	ショ糖，イヌリン，果汁，はちみつ中に存在
	マンノース（Man）	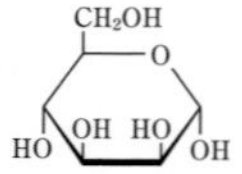 CH_2OH O HO OH HO OH	糖タンパク質，マンナン，りんご，桃の果実に存在
七炭糖（ヘプトース）	セドヘプツロース	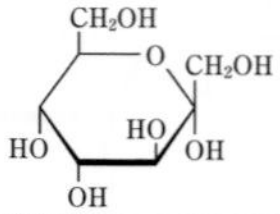 CH_2OH O CH_2OH HO HO OH OH	ペントースリン酸サイクルと光合成の中間代謝物

4 主な二糖類・オリゴ糖の構造と性質

単糖が２個結合した主な二糖類を**表 3-2** に，数個結合したオリゴ糖の構造と性質を**表 3-3** に示す．

表 3-2 代表的な二糖類と性質

二糖類の名前	構成単糖	所在と性質
麦芽糖（マルトース）	グルコース＋グルコース	でんぷん，グリコーゲンの基本構成単位．還元性（＋）
ショ糖（スクロース）	グルコース＋フルクトース	サトウキビ，サトウダイコンに含まれ，砂糖の主成分．還元性（－）
乳糖（ラクトース）	ガラクトース＋グルコース	乳汁に含まれる．還元性（＋）

表 3-3 代表的なオリゴ糖と性質

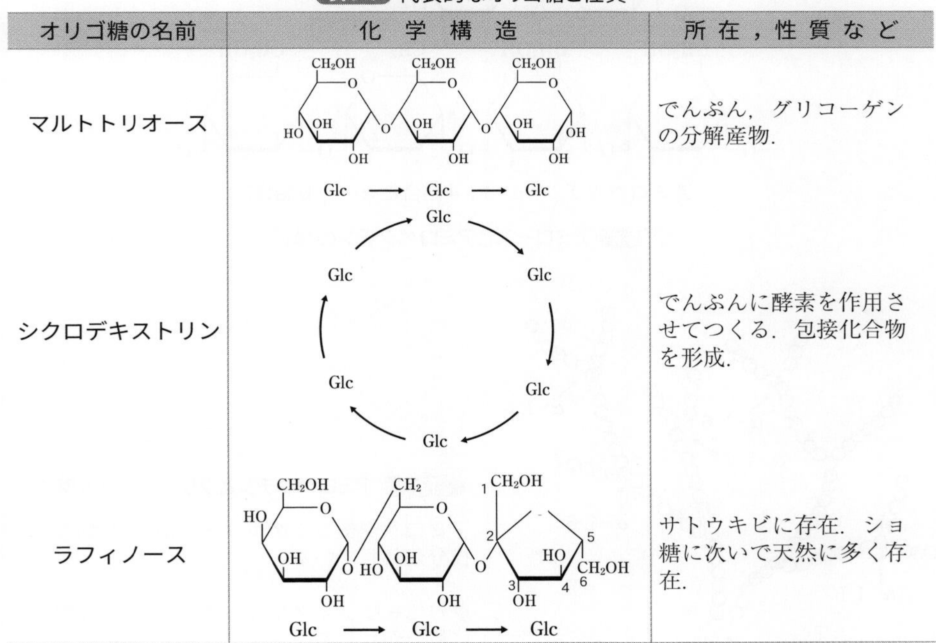

オリゴ糖の名前	化学構造	所在，性質など
マルトトリオース	Glc → Glc → Glc	でんぷん，グリコーゲンの分解産物．
シクロデキストリン	Glc → Glc → Glc → Glc → Glc → Glc（環状）	でんぷんに酵素を作用させてつくる．包接化合物を形成．
ラフィノース	Glc → Glc → Glc	サトウキビに存在．ショ糖に次いで天然に多く存在．

5 多糖類は“ホモ”と“ヘテロ”がある

多糖類は非常に多くの単糖（数千から数百万分子）が結合してできたものであり，(a) 同一の単糖が多数結合したホモ多糖と，(b) ２種以上の単糖が多数結合したヘテロ多糖がある．

(a) ホモ多糖

① でんぷん：植物がつくる多糖で，植物の貯蔵エネルギーであるとともに，私たちの重要なエネルギー源でもある．グルコースが直鎖状に並んだアミロースと，ところ

どころに枝別れのあるアミロペクチンからなる．アミロペクチンは枝別れが多いゆえに粘着性がある．うるち米に比べ餅米に粘りがあるのは，うるち米は，アミロペクチンとアミロースをおよそ8：2の割合で含むのに対し，餅米はほとんどアミロペクチンからできているからである．

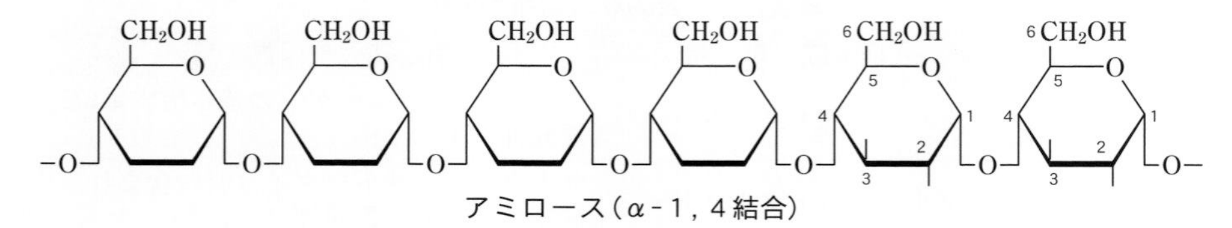

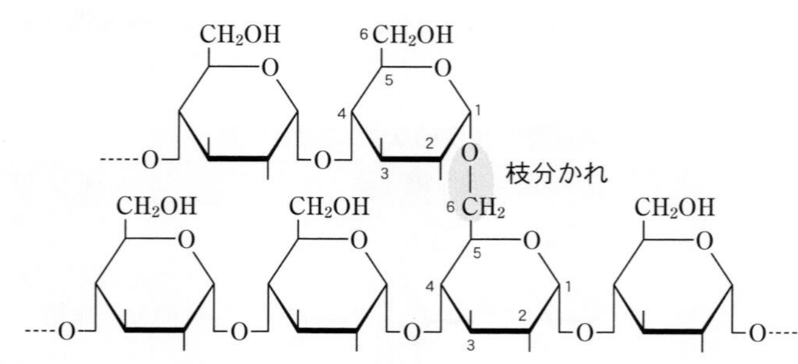

図3-4 アミロースとアミロペクチンの構造

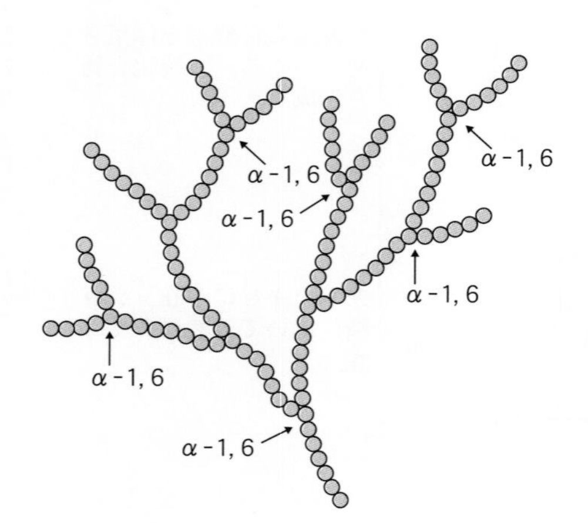

図3-5 アミロペクチンとグリコーゲンの模式図

アミロペクチン：グルコースが約12個ごとに枝分かれしている．

グリコーゲン：グルコースが約8～10個ごとに枝分かれしている．

② **デキストリン：**でんぷんをアミラーゼで部分的に加水分解した産物．

③ **グリコーゲン：**動物の貯蔵多糖であり，基本的な構造はアミロペクチンに似ているが，アミロペクチンよりもさらに枝分れが多い．

④ **セルロース：**植物細胞壁の重要な構成成分である．グルコースから構成されているが，結合の仕方が異なるために私たちは消化できない．食物繊維の多くを占めるものとして重要．

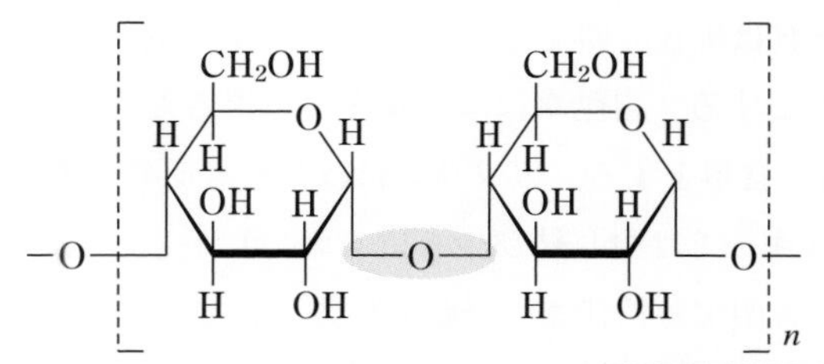

でんぷんの中のグルコースの結合（α-1，4結合）
（アミラーゼで分解される）

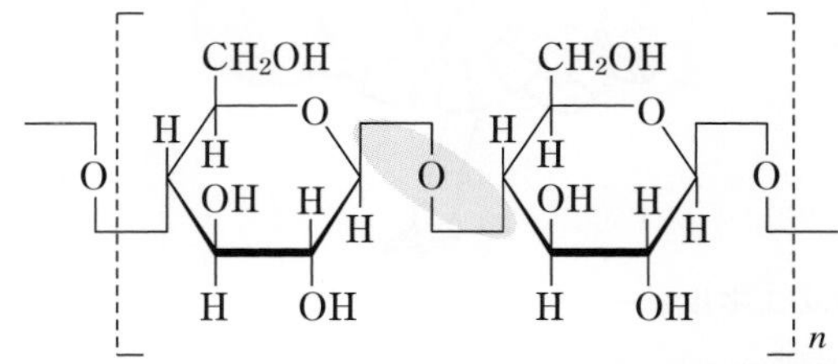

セルロースの中のグルコースの結合（β-1，4結合）
（セルラーゼで分解される）

図3-6 でんぷんとセルロース

両者ともグルコースで構成されるが結合の仕方が異なる．

(b) ヘテロ多糖

① ヘパリン：肝臓，肺臓，脾臓などに存在し，血液の凝固を防止する作用がある．グルコサミン，グルクロン酸とその硫酸エステルからなる．

② コンドロイチン硫酸：結合組織，軟骨などの構成成分でグルクロン酸，ガラクトサミン硫酸エステルなどがある．

③ ヒアルロン酸：皮膚，眼球などにあり，グルクロン酸とN-アセチルグルコサミンからなる．

④ ペクチン：植物の根茎，果物などに多くガラクチュロン酸，ウロン酸などからなる．体内で消化されないため，食物繊維として注目されている．

⑤ キチン：えび，かに，昆虫などの節足動物の殻に多く含まれる成分であり，N-アセチルグルコサミンが主成分である．

3▷ 糖質からどのようにしてエネルギーができるか

1 体の共通エネルギー通貨 —ATP—

(a) 生体におけるエネルギーって？

エネルギーとは“仕事をする能力”と定義されている．日々の食生活のためにはたらくことも仕事であるが，一日中何もせずじっとしていてもお腹はすいていく．私たちにとって仕事をするとはいったい何であろうか．それは生きてゆくことすべてである．すなわち，生きていること自体が“エネルギー”を必要とする．自動車はエネルギーを得るためにガソリンを入れ，ヒトはエネルギーを得るために食事をする．ガソリンには“エネルギー源”としてのイメージがあるが，食事と“エネルギー”は少し結びつきにくい．しかし，私たちの“エネルギー”のほとんどは，これから説明する糖代謝の経路で生成されている．

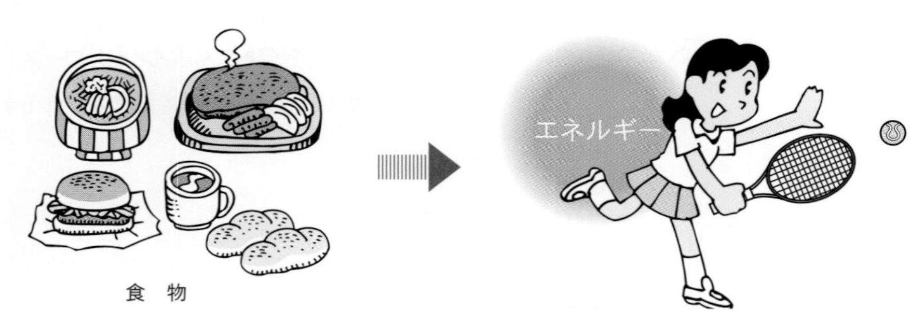

図3-7 生体のエネルギー

(b) 生体にとってのエネルギーは ATP

私たちが筋肉を収縮させたり，タンパク質を合成したり，あるいは神経回路の作用による思考を行なったりするには，必ずエネルギーを必要とする．このように，生きてゆくために常時行なっている反応に必要とされている“エネルギー”はすべて化学エネルギーとして供給される．この化学エネルギーのほとんどは，アデノシン三リン酸（adenosine-tri-phosphate　ATP）として供給される．

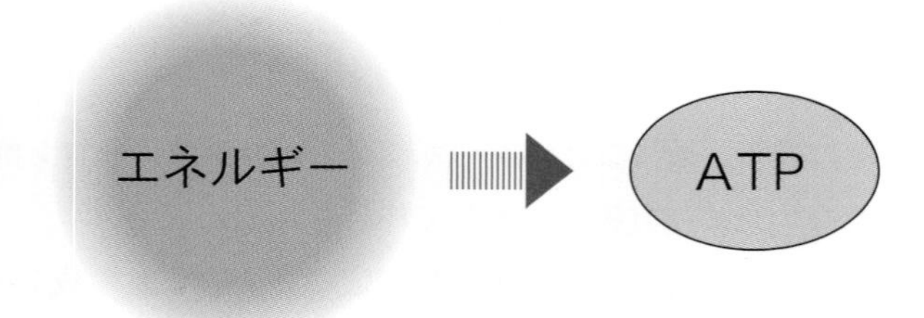

図3-8 ATP は生体のエネルギー

(c) ATP とは

ATP は図 3-9 に示すようにヌクレオチド（図 5-5 参照）の一種であり，結合しているリン酸を 1 個はずして，アデノシン二リン酸（ADP）になるときに多量のエネルギーを放出する．それゆえに，ATP は高エネルギーリン酸化合物とも呼ばれる．

(d) ATP は食物の異化代謝によってつくられる

ATP が ADP に分解されるときに発生する化学エネルギーを使って，体成分の合成や分解，体温維持あるいは運動など，生体内におけるあらゆる仕事を行なっている．分解して生じたADPは食物がもつエネルギーを使ってATPにもどされるが，体内では一時の休む暇もなく，このサイクルを繰り返している（図3-10）．

糖質，脂質およびタンパク質は熱量素とも呼ばれるが，これらは後述するクエン酸回路で酸化分解（燃焼）され，生じたNADHや$FADH_2$が電子伝達系で酸化される際，ADPがリン酸化されてATPになる．また糖質は，酸素を必要としない解糖系でも一部ATPを産生する．

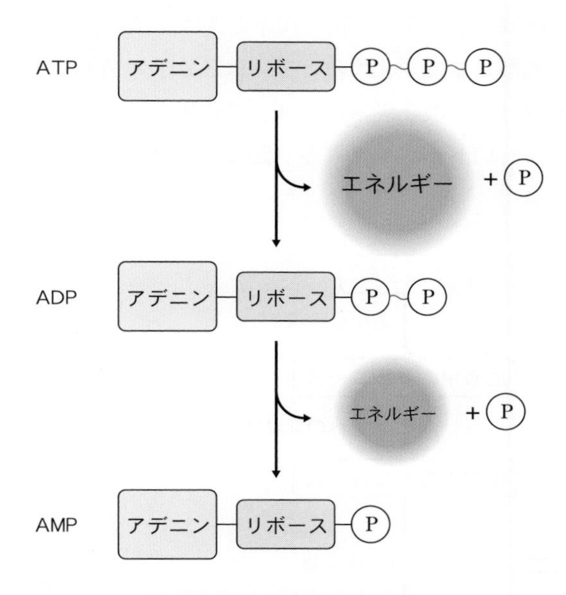

図3-9 ATPの構造とエネルギー

ATPからリン酸Ⓟがとれるとき大量のエネルギーを放出する．

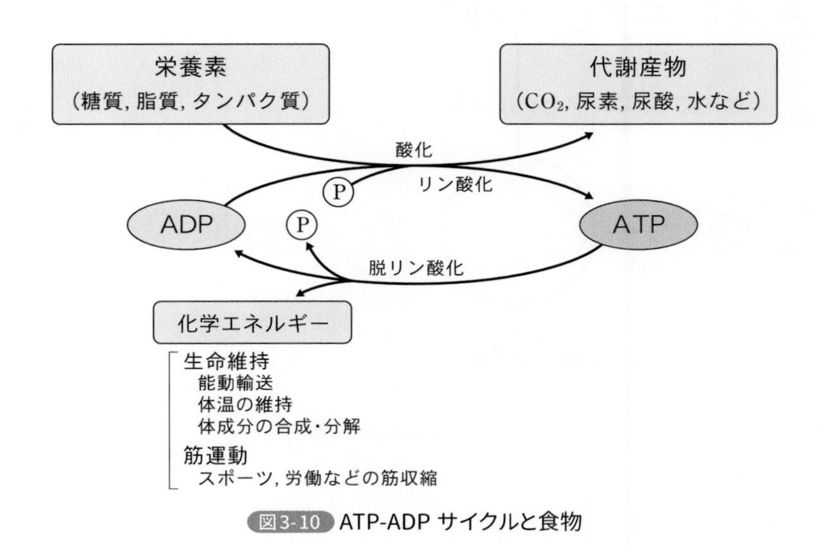

図3-10 ATP-ADPサイクルと食物

2 糖質代謝の概略とATPの生成

摂取した糖質は消化吸収され（**図 9-11** 参照），グルコースとなって血液中に現われる．**図 3-11** に示すように血液中のグルコースは肝臓や筋肉などすべての細胞に取り込まれ，そこで一部はグリコーゲンとして貯蔵され，一部は次のような異化代謝を受ける．グルコースは，まず細胞質で解糖系と呼ばれる経路によりピルビン酸にまで変化する．細胞内の酸素が不足している状態では，ピルビン酸から乳酸に変化してしまうが（肝臓でこの乳酸は再びピルビン酸にもどる），酸素が十分にある場合は，アセチル CoA を経てミトコンドリア内でクエン酸回路と呼ばれる回路で酸化的代謝を受け，二酸化炭素と水にまで変化する．

グルコース 1 分子が乳酸にまで変化するときには 2 分子の ATP を生成するが，クエン酸回路で酸化的代謝を受けて二酸化炭素と水にまで代謝されると，1 分子のグルコースから 36（または 38）分子の ATP が生成される（**図 3-16** 参照）．

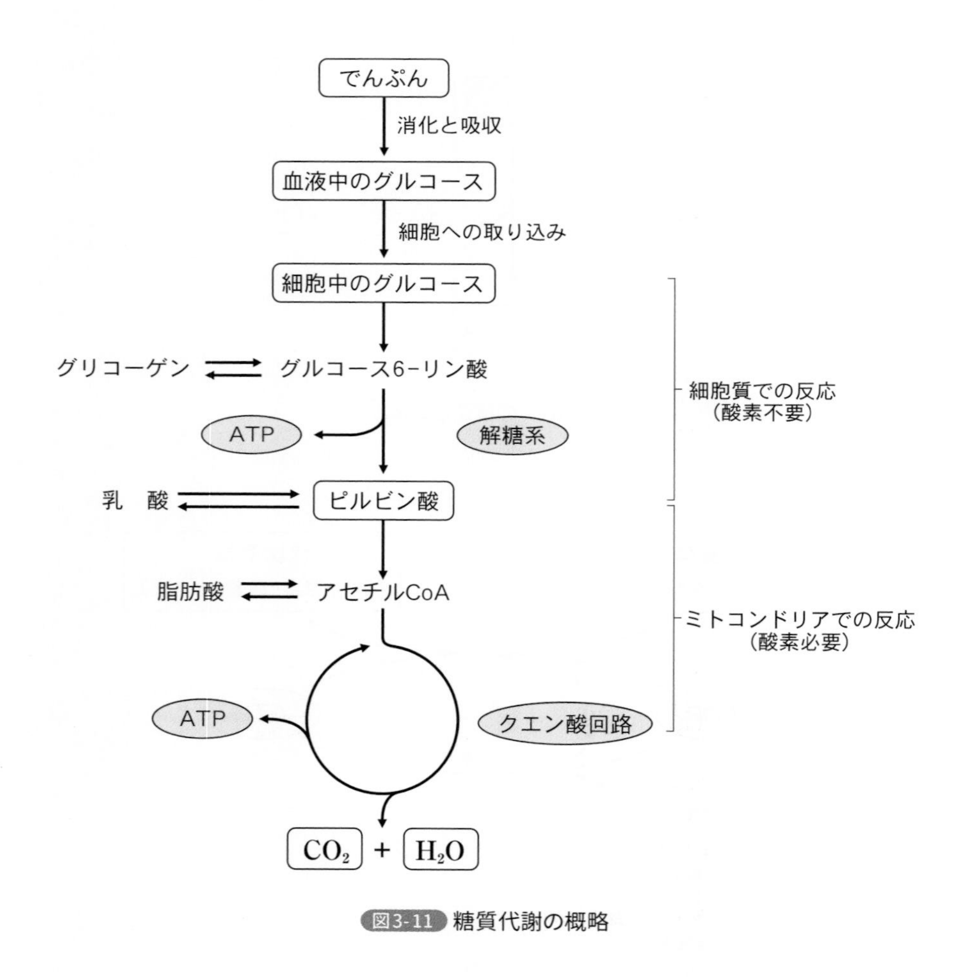

図3-11 糖質代謝の概略

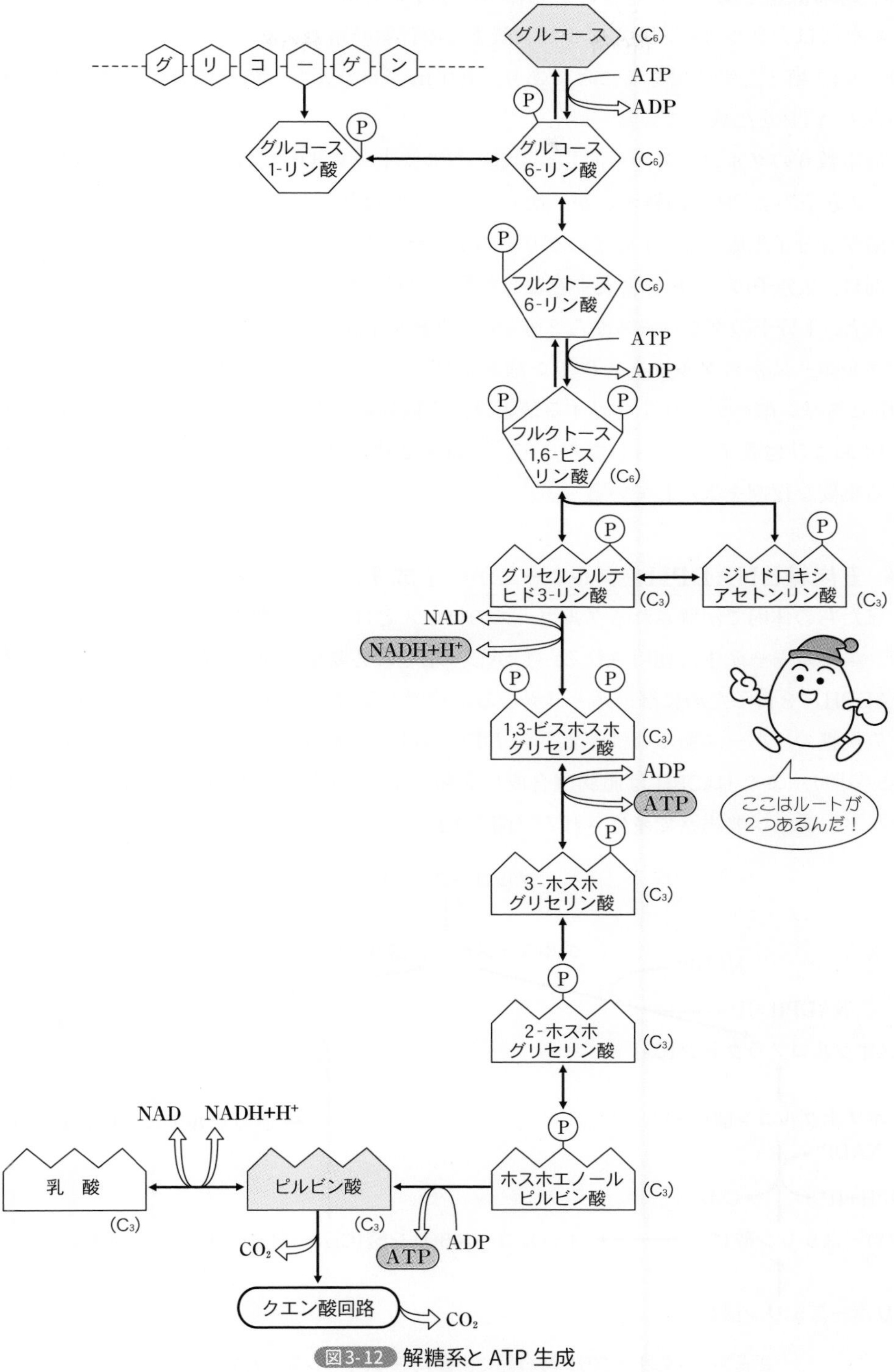

グ リ コ ー ゲ ン

グルコース (C_6)

ATP → ADP

グルコース1-リン酸

グルコース6-リン酸 (C_6)

フルクトース6-リン酸 (C_6)

ATP → ADP

フルクトース1,6-ビスリン酸 (C_6)

グリセルアルデヒド3-リン酸 (C_3)

ジヒドロキシアセトンリン酸 (C_3)

NAD → NADH+H⁺

1,3-ビスホスホグリセリン酸 (C_3)

ADP → ATP

3-ホスホグリセリン酸 (C_3)

2-ホスホグリセリン酸 (C_3)

ホスホエノールピルビン酸 (C_3)

ADP → ATP

ピルビン酸 (C_3)

NAD NADH+H⁺

乳 酸 (C_3)

CO_2

クエン酸回路 → CO_2

ここはルートが2つあるんだ！

図3-12 解糖系とATP生成

（ ）内の数字は炭素数を示す．

3 効率は低いが，酸素なしでも素早くATP生成 ―解糖系―

解糖系は，グルコースからピルビン酸までの代謝経路である．この経路の特徴は酸素を使わずにATPを生成できることであり，100 m ダッシュなどの無酸素運動時には解糖系のみでATPを生成している．

炭素数6のグルコースから同じ炭素数のフルクトース1,6–ビスリン酸にまで変化する間に，2分子のATPを消費するが，次のステップでは炭素数3のグリセルアルデヒド3–リン酸が2分子生成する．1分子のグリセルアルデヒド3–リン酸がピルビン酸にまで変化する間に，2分子のATPを生成することから，消費したATPと生成したATPを差し引きすると，1分子のグルコースから2分子のATPを生成することになる．

グルコースからグルコース6–リン酸および，フルクトース6–リン酸からフルクトース1,6–ビスリン酸への変化を触媒する酵素は，生成物量によってはたらきが調節される（図6-14および付表7参照）．したがって，これら2種の酵素は解糖系でのATP生成を調節する重要な役割を果たしている．

4 五炭糖とNADPHをグルコースから生成する ―ペントースリン酸経路―

私たちの体内で消費されるグルコースのほとんどは，解糖経路でピルビン酸に異化されて，エネルギー産生に使用される．しかし，細胞に必要な特別な産物（ここでは五炭糖とNADPH）を得るために解糖系とは異なる経路でグルコースが代謝されることがある．

五炭糖のリボースあるいはデオキシリボースは，核酸の構成成分として大切であり（図5-5参照），またNADPHは脂肪酸合成に必須である（図4-12参照）．これらはいずれもペントース リン酸経路で産生される（図3-13）．

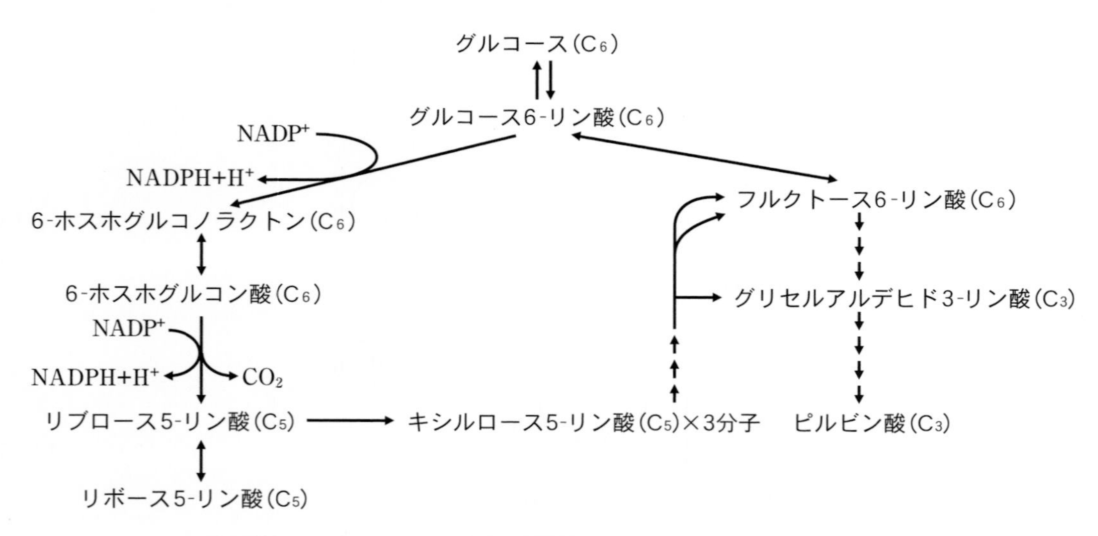

図3-13 ペントースリン酸経路によるリボース 5–リン酸と NADPH の生成

（ ）内の数字は炭素数を示す．

リボース5-リン酸よりも優先してNADPHを必要とする場合，リブロース5-リン酸からキシルロース5-リン酸を経て何段階もの反応を繰り返して，グルコース6-リン酸にもどされ（6個の五炭糖リン酸から5個の六炭糖リン酸に変換），再びペントースリン酸経路に入りNADPHが生成される．

5 ピルビン酸から二酸化炭素までの代謝 ―クエン酸回路―

ピルビン酸から二酸化炭素を放出して炭素数が2になったアセチルCoAは，オキサロ酢酸と反応してクエン酸になる．このクエン酸は図3-14に示すクエン酸回路（TCAサイクルともいう）をたどり，負荷された炭素は二酸化炭素として2度遊離して元のオキサロ酢酸に戻る．また，サイクルを1回転する間に，3分子の $NADH + H^+$ と1分子の $FADH_2$ が生成する．この水素を使ってATPを産生するが最後は酸素と結合して水（代謝水）になる．

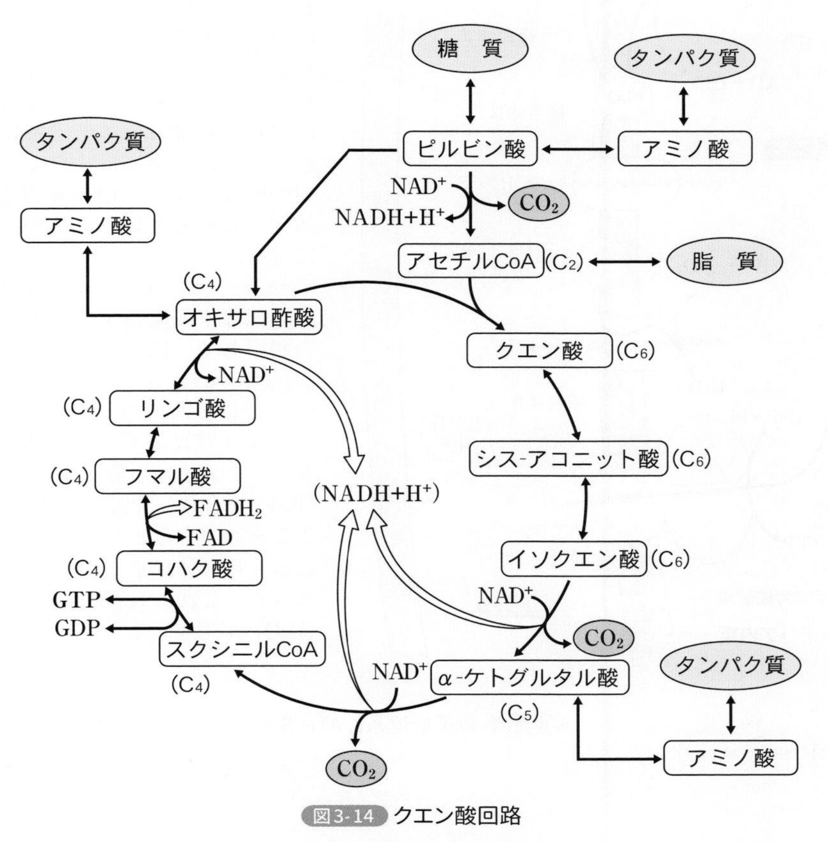

図3-14 クエン酸回路

（ ）内の数字は炭素数を示す．

6 水素イオンの濃度勾配を利用してATPをつくる —電子伝達系と酸化的リン酸化—

クエン酸回路で生成した NADH + H^+ と $FADH_2$ の水素が原動力となって，ATP の合成が行われる（図 3-15）．この過程を酸化的リン酸化といい，補酵素として NAD^+ が保持する水素 1 分子からは約 3 分子の，FAD が保持する水素 1 分子からは約 2 分子の ATP が生成する．

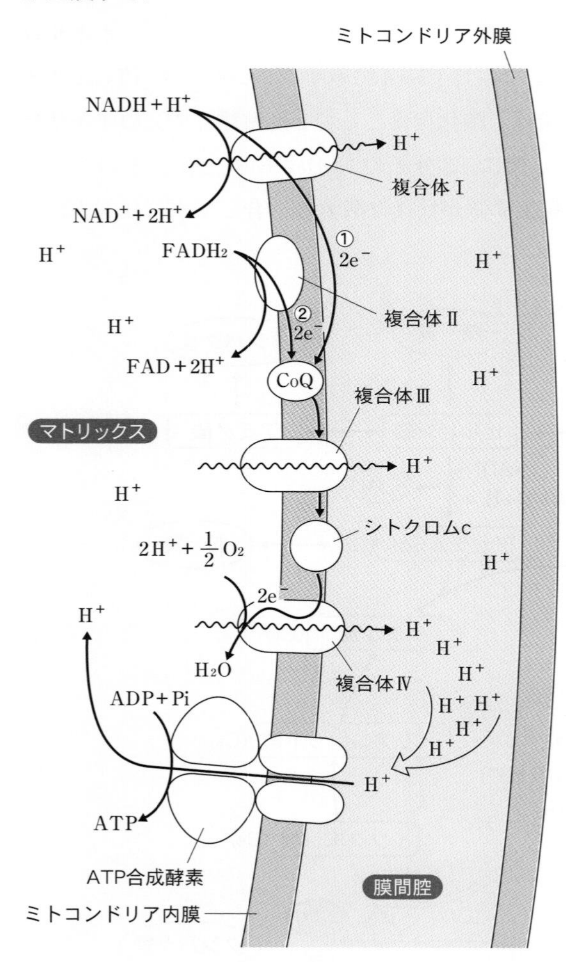

図3-15 電子伝達系と ATP 生成

NADH + H^+ の水素はミトコンドリア内膜に存在する複合体 I の働きで水素イオン（H^+）と電子（e^-）に別れ，e^- ①は CoQ → 複合体 III → シトクロム c → 複合体 IV へと受け渡される．複合体 II には，クエン酸回路のコハク酸をフマル酸に変える酵素が組み込まれており，ここで生成した $FADH_2$ の水素も同様に H^+ と e^- に別れ．e^- ②は電子伝達系に流れ込む（電子伝達系には少なくとも 4 種類の酵素複合体と 13 種類の電子伝達体が存在するといわれるが，ここでは省略）．

一方，マトリックス内の H^+ は電子を伝達する際に生じるエネルギーを利用して，膜間腔へ汲み出されるが，①の e^- 伝達では 3 回の，②の e^- 伝達では 2 回の H^+ の汲み出しがある．膜間腔に蓄積した H^+ が再度マトリックスへ戻る際，ATP 合成酵素（F_0F_1 複合体）を通って流入するが，ここを通過するとき，ATP が合成される．複合体 IV まできた e^- は酸素に渡され，これに H^+ が結合して代謝水（H_2O）が生成する．

7 解糖系とクエン酸回路におけるATPの出納

解糖系とクエン酸回路の目的は，ATPの合成である．そのATPが両系によりどれだけ合成されるかを調べてみると図3-16のようになる．注意したいのは，細胞質で行なわれている解糖系で生じたNADH + H^+は，直接ミトコンドリアには入れない．そこで，水素イオンのみが，筋肉ではグリセロールリン酸シャトルに乗ってミトコンドリア内に入り$FADH_2$に，肝臓，腎臓，および心臓ではリンゴ酸シャトルに乗ってミトコンドリア内に入りNADH + H^+に変換される．そのため，臓器によりグルコースからのATPの生成個数は異なる．

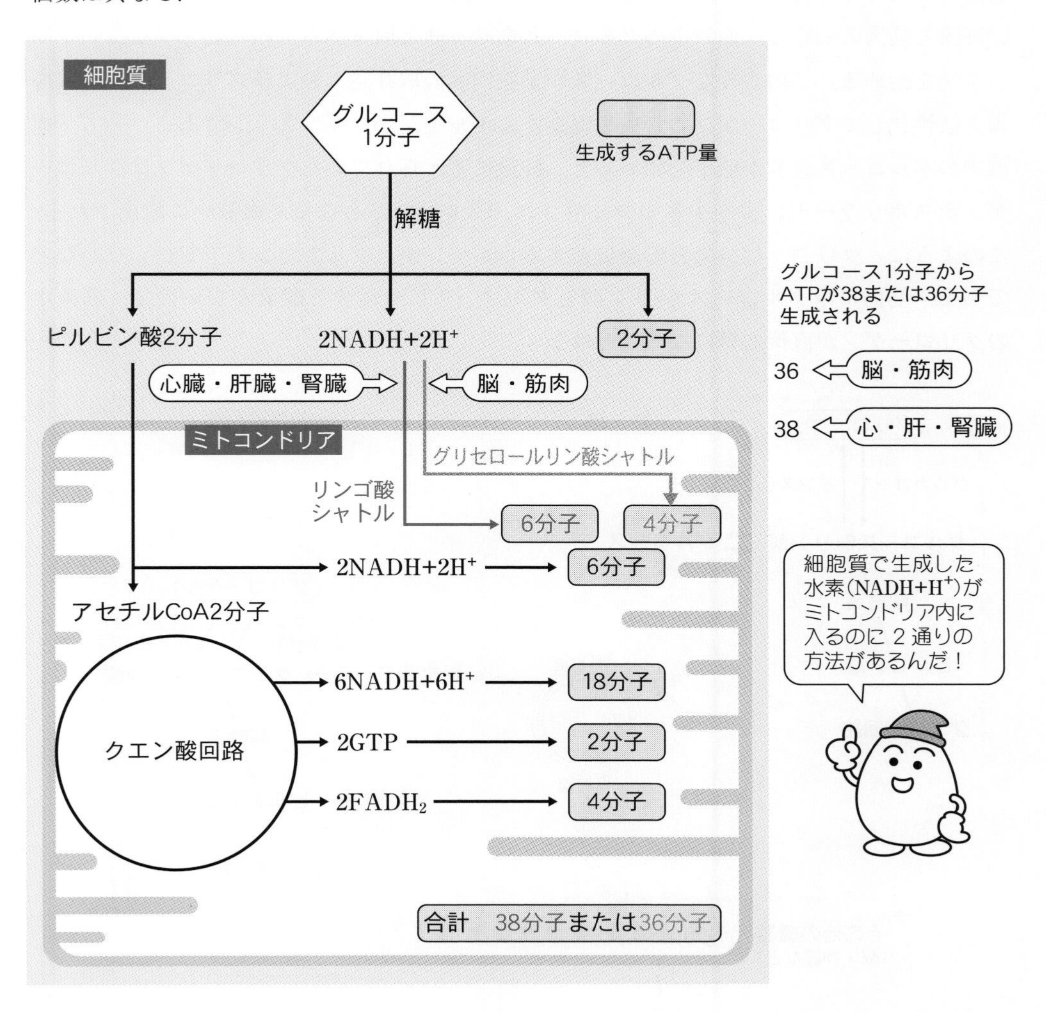

図3-16 解糖系とクエン酸回路でATPは何個つくられるか

4 ▷ エネルギーの貯金通帳　─グリコーゲンの合成と分解─

たらふく食べた後でも，熱を出して2日位食事を取らなくとも，血液中のグルコースはほぼ一定（70 ～ 110 mg/dL）に保たれている．これはホルモンにより調節されているからであるが（図 10-9 参照），それはどのようなシステムによってなされるのであろうか．

血液中のグルコースは，体のあらゆる組織細胞でエネルギーを生成するために利用されるが，すでに前節で学んだように，エネルギーとしての ATP 量が十分にあるときは，解糖系のはたらきは抑制される．にもかかわらず，血液中のグルコース濃度が高い場合，主に肝臓と筋肉の細胞は，血液中のグルコースをせっせと取り込み，細胞質でグリコーゲンの合成を始める．このようなグルコースの細胞内への取り込みおよびグリコーゲン合成酵素を活性化してグリコーゲンの合成を促進するホルモンが，インスリンである．一方，血液中のグルコース濃度が低下し始めると，肝臓に蓄えられていたグリコーゲンはグリコーゲンホスホリラーゼにより少しずつ分解され，グルコースとなって血液中に放出される．このように，グリコーゲンの分解を促進するホルモンが，グルカゴンやアドレナリンなどである．筋肉にはグルコース 6-リン酸をグルコースに分解する酵素がないので，筋肉中のグリコーゲンが直接血糖になることはない．

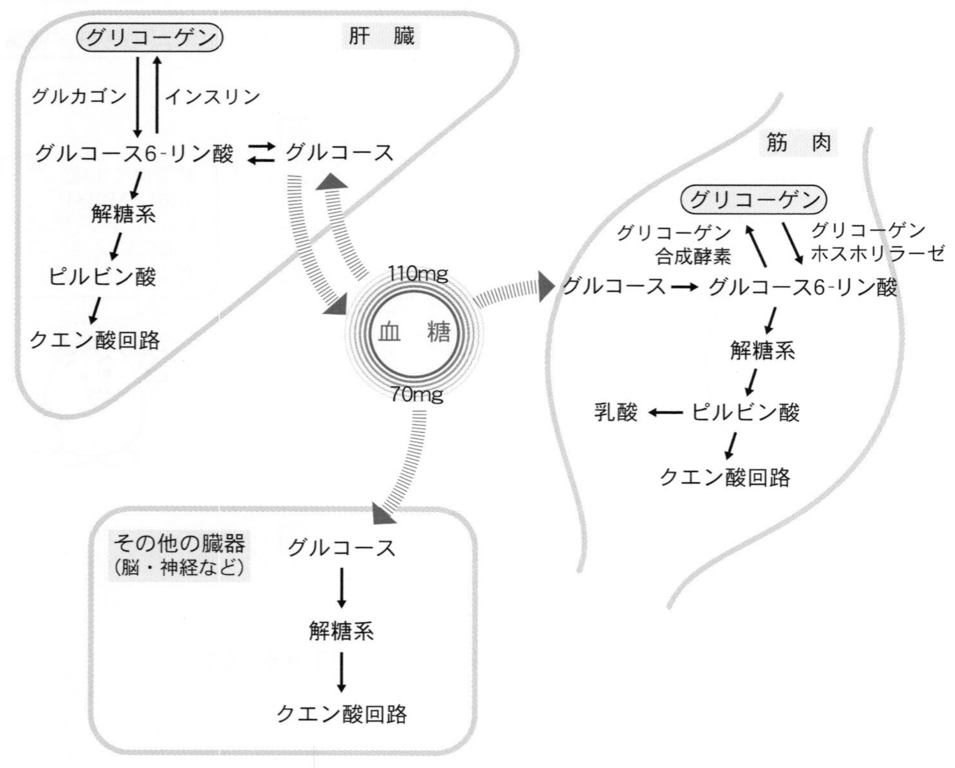

図3-17 グリコーゲンの合成分解と血糖調節

5▷身を削ってグルコースをつくる　―糖新生―

私たちの体の中で，脳と神経はグルコースを主なエネルギー源とし，赤血球はグルコースを唯一のエネルギー源としている．すなわち，絶えず一定レベルの血糖値を維持しなければならない理由がここにある．糖尿病患者の中には，血糖値を上げないために糖質の厳しい摂取制限を受けているにもかかわらず，高い血糖値が維持され，尿にグルコースが出てしまうことがある．これは，体の中で糖質以外の物質からグルコースがつくられることを意味する．糖尿病の発症前には体重オーバーぎみであった人が，発症とともに痩せ細り始めるのは，自らの筋肉を分解し，そのアミノ酸からグルコースをつくり出しているからである．このように，糖質以外の物質からグルコースをつくり出すことを**糖新生**という．

糖新生の材料となるものは，主にアミノ酸（**糖原性アミノ酸**と呼ぶ）と乳酸およびグリ

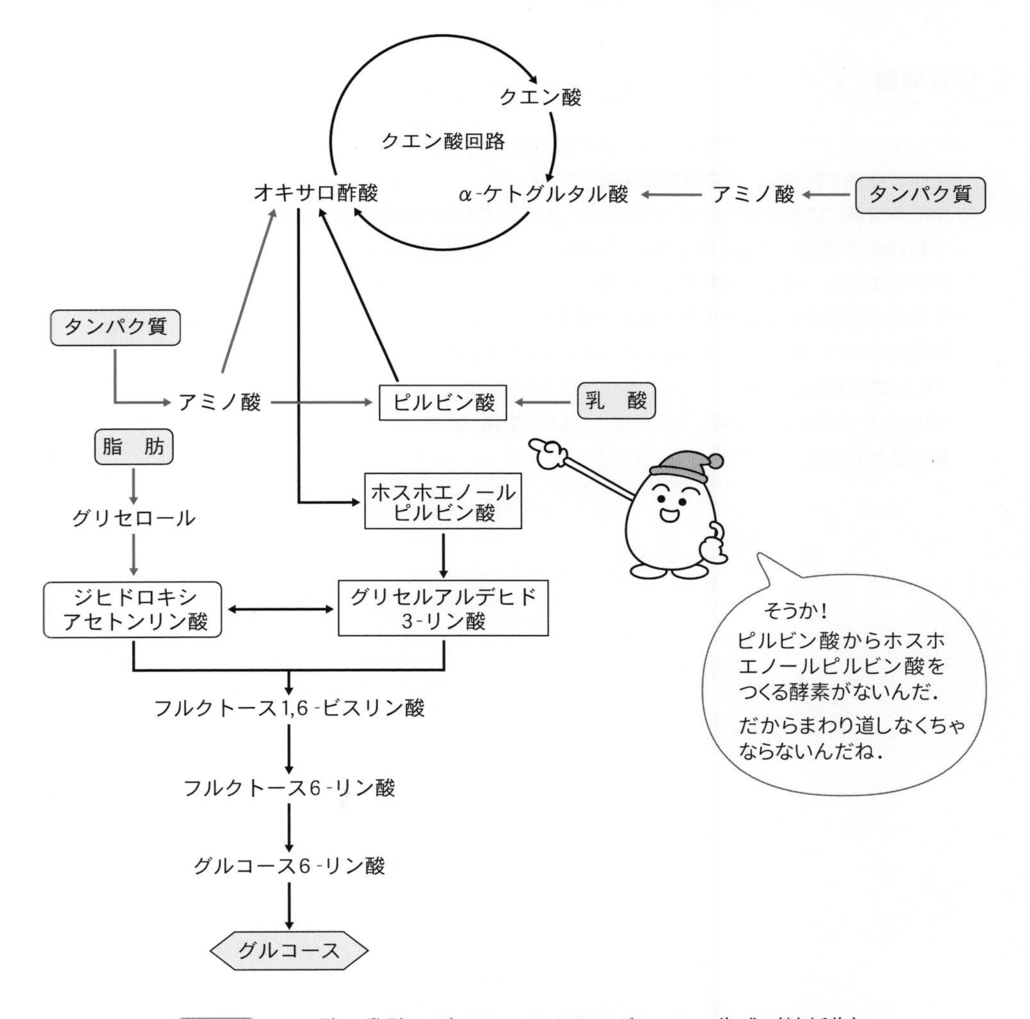

図3-18 アミノ酸，乳酸，グリセロールからのグルコース生成（糖新生）

セロールである．アミノ酸の多くは，アミノ基転移酵素のはたらきにより，ピルビン酸やオキサロ酢酸，α-ケトグルタル酸になる．また乳酸も酸化されてピルビン酸になることから，糖新生はピルビン酸からグルコースをつくることが多い．グルコースの生成は，解糖系の経路をほぼ逆もどりするが，経路の中には酵素反応が一方向の場合もある．たとえば，ホスホエノールピルビン酸からピルビン酸は一方向なので，オキサロ酢酸経由（クエン酸回路に直接入るアミノ酸は，このオキサロ酢酸を経由する）でホスホエノールピルビン酸を合成し，グルコースを生成する．

練習問題

❶ アルドースとケトースとは何か．例をあげて説明しなさい．
❷ 主な二糖類を列挙し，その構成糖を述べなさい．
❸ ホモ多糖類にはどのようなものがあるか．またその構造の特徴を述べなさい．
❹ 多糖類が単糖類に消化される過程と吸収について説明しなさい．
❺ ATPとは何か．構造上の特徴を述べなさい．
❻ 生体での糖質からのエネルギー産生の概略を述べなさい．
❼ 解糖とは何か．また，その反応系について説明しなさい．
❽ クエン酸回路とは何か．
❾ グリコーゲンの合成・分解とその調節について説明しなさい．
❿ 糖新生とは何か．

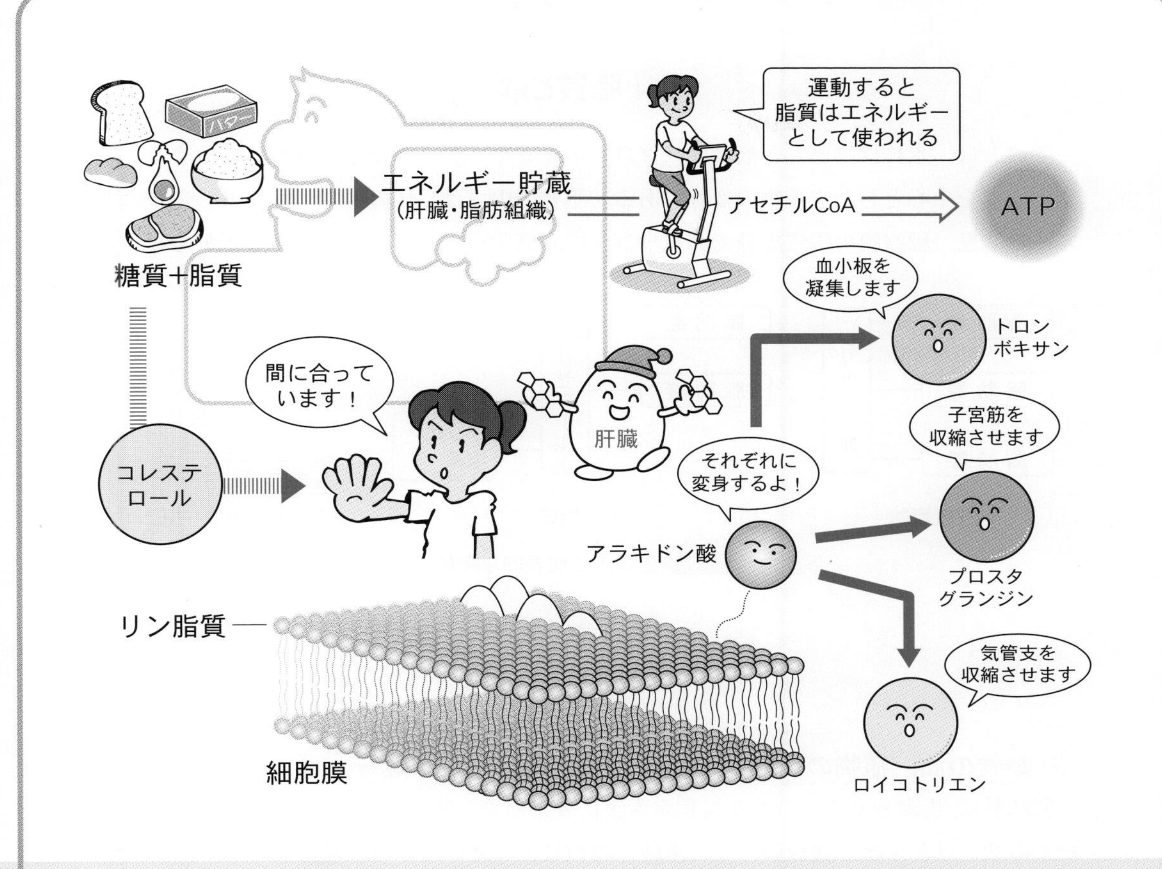

第4章
脂質の構造とはたらき

水とは決して混ざり合わない天ぷら油，動脈硬化を引き起こすとして嫌われもののコレステロール，細胞膜をつくるためになくてはならないリン脂質，これらをひっくるめて脂質と呼びます．このような脂質類は食物からも体の中に取り込まれますが，食べたご飯やパンなどの炭水化物からも体内でつくられます．特に，コレステロールは細胞膜の成分となったり，胆汁酸やホルモンをつくったりでとても大切なはたらきをするものですから，食物として体の中に入る量よりも，むしろ体内で合成するほうが数倍多いのです．また，いくら食べすぎによる過剰なエネルギーといえども，食べられないときのことを考え，余分なエネルギーは脂肪に変えて体内に蓄積されます．ということは，肥満の原因である皮下脂肪は，脂肪を食べすぎたから増えたのではなく，食べすぎたご飯やパンが体内で脂肪に変身した結果だということになります．山で遭難し，水しか飲まない日が数日続いても生命に支障がないのは，蓄積しておいた脂肪を分解してエネルギーを供給するからなのです．

すでに第1章で学んだように，私たちの体を構成する細胞の膜は，リン脂質やコレステロールなどの脂質とタンパク質が基本となっています．ところが，リン脂質は細胞膜をつくるためにだけあるのではなく，細胞膜の外側に届いたインスリンなどのペプチドホルモンの情報を内側へ伝えたり，あるいは自分の体の一部分（脂肪酸）を切り出したのち変身し，微量でありながら大切な生理作用を示すホルモンのようなはたらきをさせたりで，いろいろな機能をもち合わせています．

ところで，水とまったく混ざり合わない油が，なぜ水を主体とする血液の中を流れることができるのでしょうか．不思議ですね．

では，詳しく説明することにしましょう．

1 ▷ 脂質とは

脂質とは，水にはほとんど溶けず，クロロホルムやエーテルなどの有機溶媒に溶ける炭素と水素を中心とした有機物の総称である．脂質の中には，体の中でエネルギーを貯蔵する中性脂肪，細胞膜の構成成分であるリン脂質，糖脂質，コレステロールなどがある．

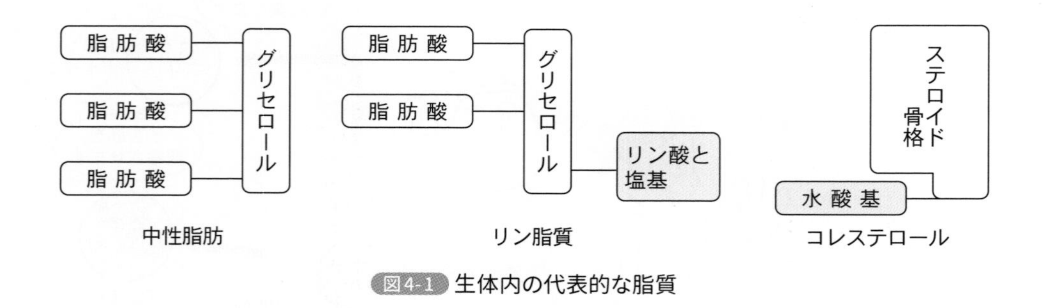

図4-1 生体内の代表的な脂質

2 ▷ さまざまな脂質

1 動物の油，植物の油，魚の油 ―その違いは脂肪酸―

脂肪酸は，炭素と水素からなる炭化水素鎖にカルボキシ基（-COOH）が結合したもので，炭素の数（ほとんどが偶数個）や二重結合の数によっていろいろな種類がある．飽和脂肪酸は炭化水素鎖に二重結合をもたないが，不飽和脂肪酸は二重結合をもつ．

パルミチン酸（C16:0）・・・・・炭素数16で二重結合数0

（番号は，メチル基末端から付けるときは 1,2 … と，カルボキシ基から付けるときはカルボキシ基のとなりの炭素から α, β … のようにすることが多い）

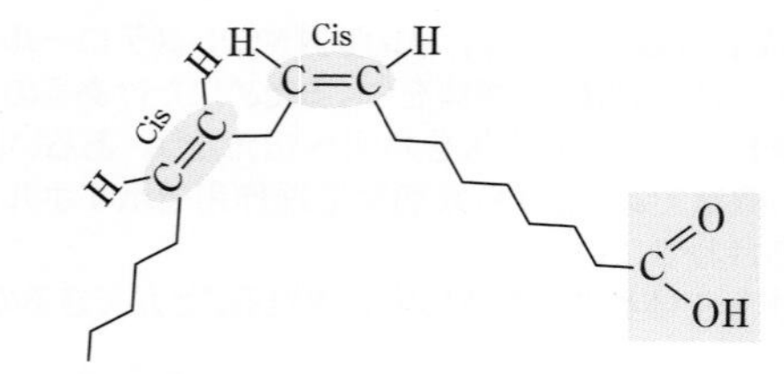

折れ曲がっているところは炭素を示し，水素は省略して示すことがある．

二重結合を2個導入すると，水素が4個少なくなる．また，生体の脂肪酸はシス体なので，二重結合がある部分で鎖が折れ曲がる．

リノール酸（C18:2）・・・・・炭素数18で二重結合数2個

図4-2 飽和脂肪酸（パルミチン酸）と不飽和脂肪酸（リノール酸）の構造式

表4-1 いろいろな脂肪酸とそれらを多く含む食品

	脂肪酸名	炭素数*	二重結合数	二重結合の始まる位置**	比較的多く含む食品
飽和脂肪酸	酪酸	4	0	−	バター
	カプロン酸	6	0	−	バター
	カプリル酸	8	0	−	やし油
	カプリン酸	10	0	−	やし油
	ラウリン酸	12	0	−	やし油
	ミリスチン酸	14	0	−	バター，やし油
	パルミチン酸	16	0	−	動物油脂
	ステアリン酸	18	0	−	動物油脂
不飽和脂肪酸	オレイン酸	18	1	9	オリーブ油
	リノール酸***	18	2	6	植物油
	α−リノレン酸***	18	3	3	しそ
	アラキドン酸***	20	4	6	肝油
	エイコサペンタエン酸（EPA）	20	5	3	魚油
	ドコサヘキサエン酸（DHA）	22	6	3	魚油

* 炭素数4～6を短鎖脂肪酸，8～12を中鎖脂肪酸，それ以上を長鎖脂肪酸と呼ぶ．短鎖と中鎖脂肪酸は門脈から，長鎖脂肪酸はリンパ管を経て吸収される．

** 二重結合の始まる位置が，メチル基末端（ω末端）から数えて6から始まる脂肪酸をn−6（nマイナス6と読む）系列の脂肪酸，3から始まる脂肪酸をn−3系列の脂肪酸と呼ぶ（n−6をω6，n−3をω3と呼ぶこともある）．

*** 必須脂肪酸（体内ではつくられず，食物からのみ体内に供給される）．

エイコサとは20，ドコサとは22を示すギリシャ語である．しかし，国際化学連合では20を“icosa”と呼ぶことに統一された．したがって，eicosapentaenoic acidからicosapentaenoic acidになり，その読み方はイコサペンタエン酸になるが，本書では従来より親しまれているエイコサペンタエン酸（EPA）と称することにする．エンは二重結合を指し，ペンタ，ヘキサは5，6を示す．

2 肥満の原因である中性脂肪（トリグリセリド）

中性脂肪は，効率よくエネルギーを体内に蓄えておくための貯蔵体である．

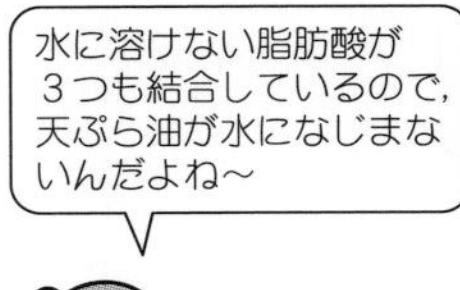

水に溶けない脂肪酸が3つも結合しているので，天ぷら油が水になじまないんだよね～

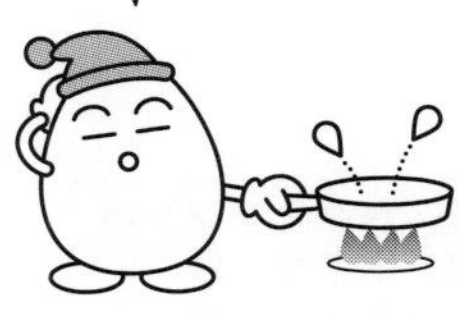

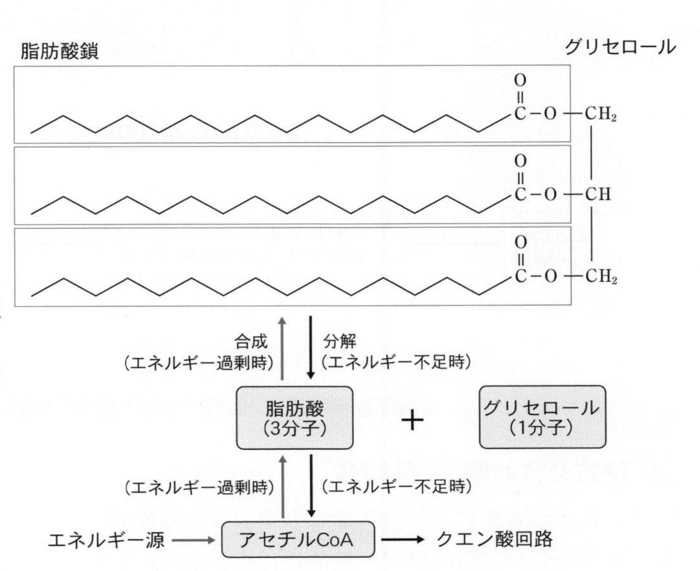

図4-3 トリグリセリドの構造と体内での役割

グリセロールに1分子の脂肪酸が結合したものをモノグリセリド，2分子結合したものはジグリセリド，3分子結合したものはトリグリセリドと呼ぶ．

3 水になじむ部分となじまない部分，両方もつのはリン脂質

リン脂質は，グリセロールあるいはスフィンゴシンや脂肪酸に加えて，リンや窒素をも含む脂質で，細胞膜の構成成分である．図 4-4 に示すように，塩基部分の構造が異なるだけでいろいろな種類のリン脂質ができる．脂肪酸部分は水をはじくが（疎水性），リン酸と塩基部分は水によくなじむ（親水性）．1 つの分子の中に疎水性と親水性の性質を合わせもつことから両親媒性脂質と呼ばれ，細胞膜の基本構造である脂質二重層（図 1-6 参照）をつくりやすい．

リン脂質分解酵素であるホスホリパーゼ A_2 は，必要に応じて細胞膜を構成しているリン脂質に作用し，膜リン脂質から脂肪酸を切り出す．切り出された脂肪酸のうち，炭素数 20 のアラキドン酸やエイコサペンタエン酸（EPA）は細胞内でホルモンのようなはたらきを示す物質（図 4-5）に変えられ，細胞間で情報を伝達している．

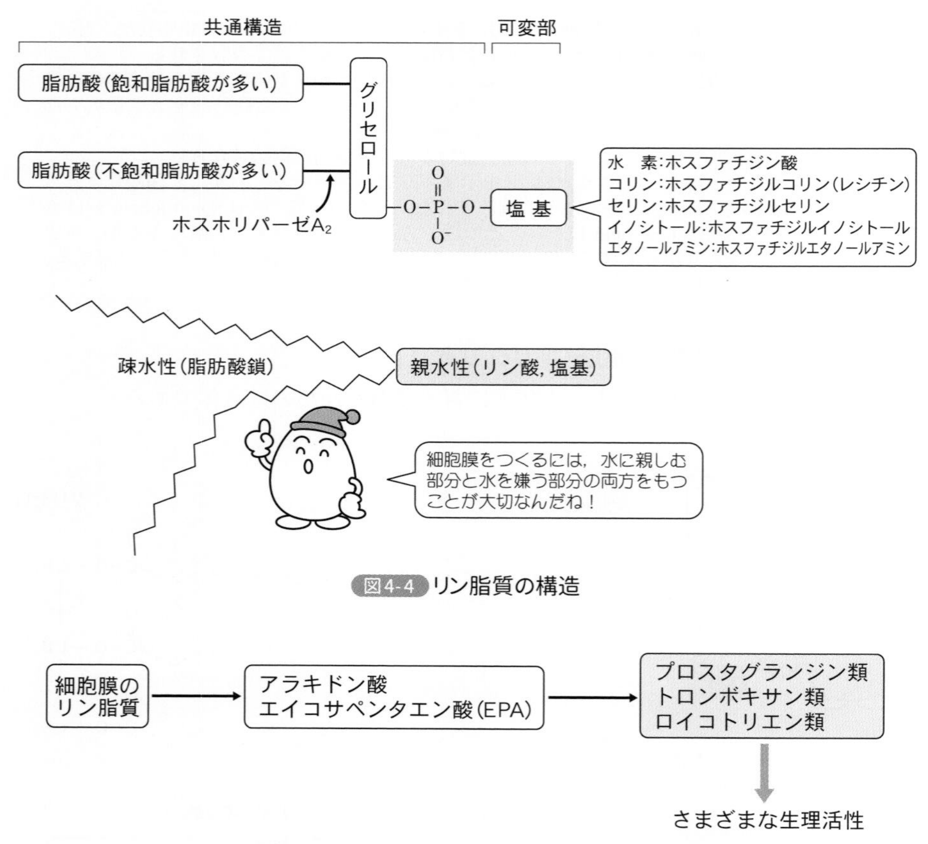

図4-4 リン脂質の構造

図4-5 細胞膜リン脂質からの生理活性物質の生成

4 糖質を含む脂質（糖脂質）

ガラクトースやグルコースなどの糖質を含む脂質．この脂質はグリセロールをもたず，スフィンゴシンに脂肪酸（一般的には炭素数 20 以上の長鎖脂肪酸が多い）と糖質が結合

しており，細胞膜の外層に存在し（図 1-6 参照），脳や神経組織に多い．

図4-6 糖脂質（セレブロシド）の構造

```
                                      H
                                      |
H3C－(CH2)12－CH＝CH－C－OH
                                      |
C20－C24の長鎖飽和脂肪酸－CONHCH
                                      |
                           H2C－O－ガラクトース
```

5 コレステロールとその姉妹

炭素数27からなるコレステロールはアセチルCoAからつくられる．体内のコレステロールは食事によるものよりも肝臓などで合成されるものが3～4倍多く，コレステロール自身が律速酵素（HMG–CoA 還元酵素）の活性を変化させることにより，コレステロール量を調節している．

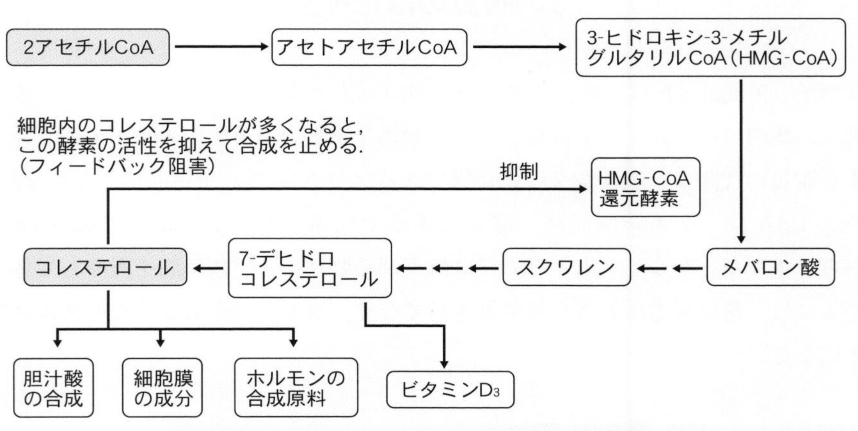

図4-7 コレステロールの合成・調節と体内でのはたらき

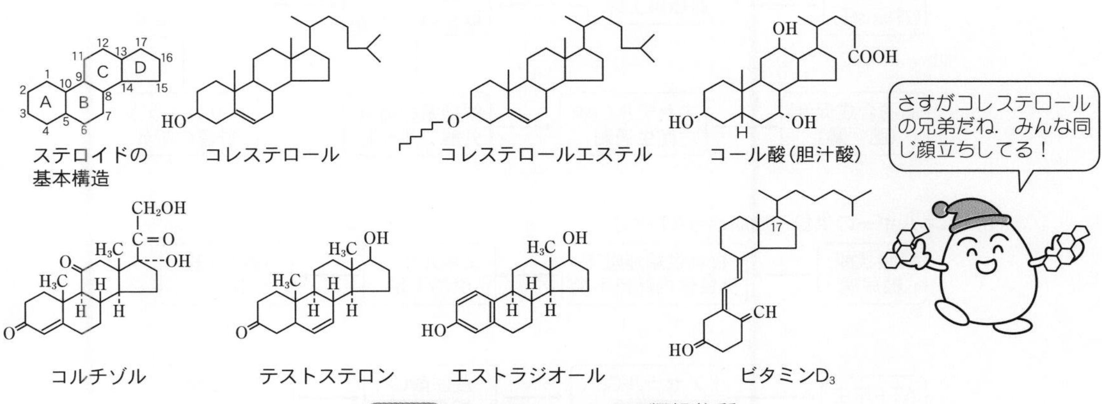

図4-8 コレステロールとその類縁物質

（胆汁酸や各種ステロイドホルモンは，すべてステロイド骨格をもつ）

コレステロールは細胞膜の構成成分になったり，胆汁酸やホルモン（副腎皮質や性ホルモン）の材料となる．血液中のコレステロールには脂肪酸が結合したエステル型が多く存在し，高コレステロール血症は動脈硬化を起こしやすい．

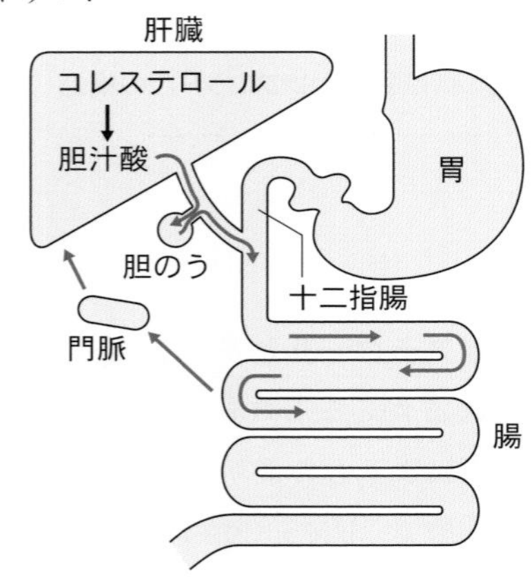

図4-9 胆汁酸の腸肝循環

肝臓でコレステロールから合成された胆汁酸は，胆管を通って十二指腸へ排泄される．界面活性の強い胆汁酸は，摂取した脂肪を乳化して（石けんのような役割を果たす），脂質の消化・吸収を助けたのち，95 % 以上が腸管から吸収され，門脈を経て肝臓に送り返されて再利用される．これを腸肝循環という．

3 ▷ 脂質のはたらき

中性脂肪（9 kcal/g）は，糖質やタンパク質（両方とも 4 kcal/g）よりもエネルギー効率が高く，体内にエネルギーを貯蔵するには最適な物質である．エネルギーの貯蔵，供給に関する脂質の代謝は，炭素数 2 の化合物であるアセチル CoA を中心にして行なわれる．アセチル CoA は，クエン酸回路・電子伝達系で代謝されることから（図 3-14，15），脂肪からエネルギーをつくり出すためには酸素が必要となる（体脂肪を燃やして体重減少をはかるには，短距離走のような無酸素運動でなく，ジョギングのような有酸素運動がよいことになる）．

a）エネルギーの貯蔵（糖質から脂肪へ）

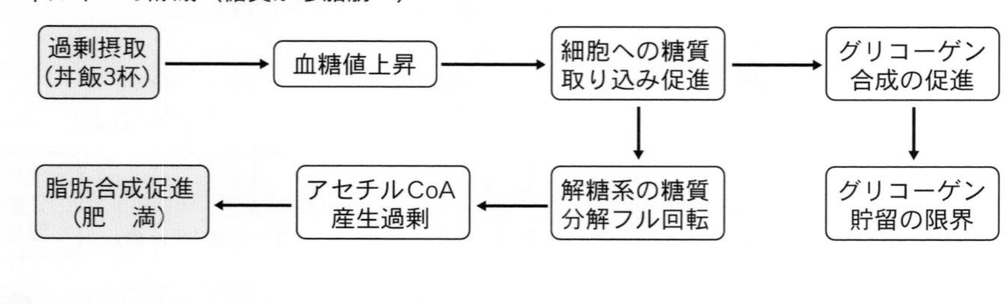

b）エネルギーの供給（脂肪からATPへ）

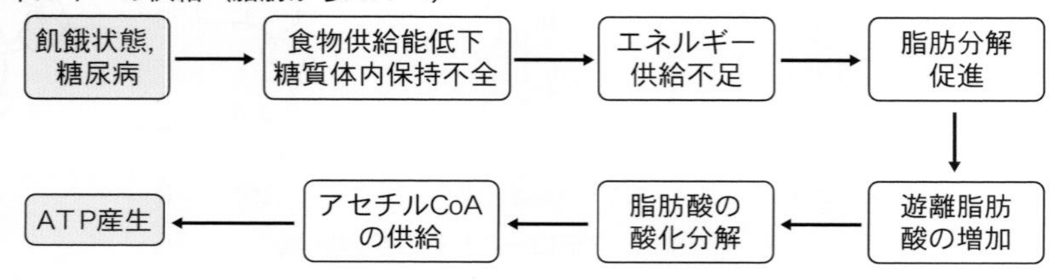

図4-10 脂肪によるエネルギーの貯蔵と供給

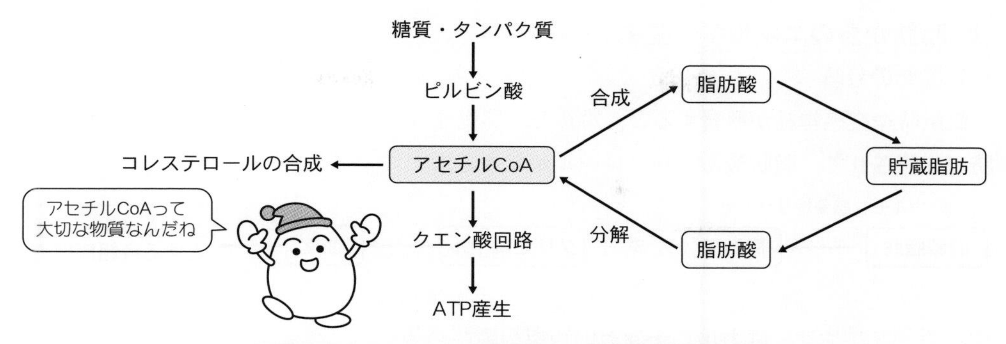

図4-11 アセチル CoA を中心とした脂質代謝の概要

脂肪酸はアセチル CoA からつくられ，分解してアセチル CoA となるが，
合成の道をもどるのではなく，別の経路で分解されることに注意しよう．

1 食べすぎは肥満のもと —糖質から脂肪へ—

脂肪酸の合成は，アセチル CoA に二酸化炭素が結合し，マロニル CoA（炭素数 3 の化合物）をつくるところから始まる．この反応にはビオチンを必要とする．まず，脂肪酸合成酵素複合体にアセチル CoA のアセチル基を結合させる．さらに同複合体の別部位にマロニル CoA のマロニル基を結合させる．つぎにマロニル基の二酸化炭素を切り離し，そこにアセチル基を転移・縮合させる．結果的に炭素数 4 の鎖ができたことになる．この鎖にはアセチル基（$-COCH_3$）の酸素が含まれている．そこで NADPH ＋ H^+の水素で還元し，脱水（H_2O）によって酸素を取り除く．その結果，炭素数 4 の鎖（$CH_3CH_2CH_2CH_2-$）ができることになる．これを 7 回繰り返すと炭素数 16 の脂肪酸（パルミチン酸）が合成される．炭素数 3 個のマロニル CoA を使用するものの，二酸化炭素を放出するので，結局炭素 2 個ずつ順次連なることになり，体の脂肪酸のほとんどは偶数個となる．マロニル CoA の合成酵素（アセチル CoA カルボキシラーゼ）が，脂肪酸合成の律速酵素であり，これの活性が低下すると脂肪酸の合成は低下する．

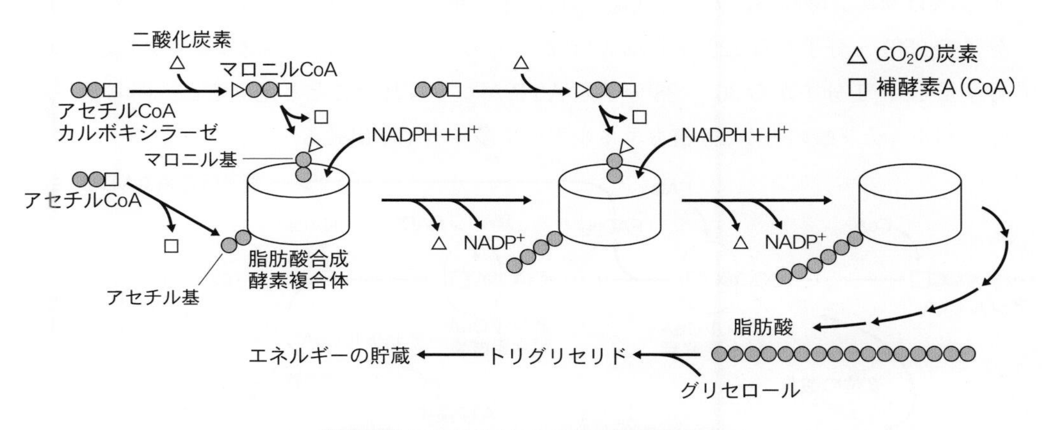

図4-12 アセチル CoA からの脂肪酸合成

2 脂肪からのエネルギー産生

(a) 脂肪の分解

飢餓時や交感神経が興奮すると，ホルモン感受性リパーゼが活性化され，脂肪組織の脂肪が分解されて，脂肪酸とグリセロールができる．

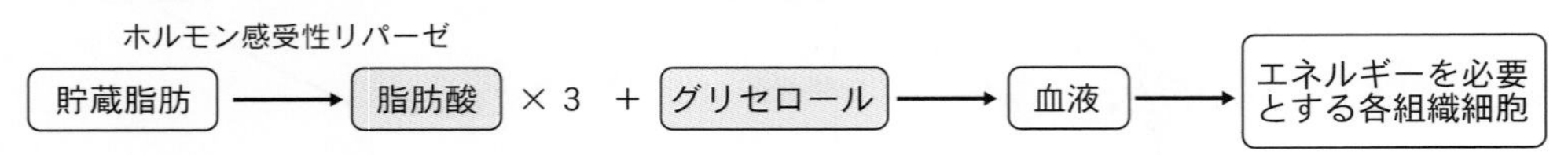
ホルモン感受性リパーゼ
貯蔵脂肪
脂肪酸
× 3 ＋
グリセロール
血液
エネルギーを必要とする各組織細胞

(b) 脂肪を燃やすにはカルニチンという運搬車が必要

脂肪酸の分解はミトコンドリア内で行なわれる．脂肪酸がミトコンドリアの内膜を通ってマトリックスにまで到達するには，アミノ酸から合成されるカルニチンが必要である．

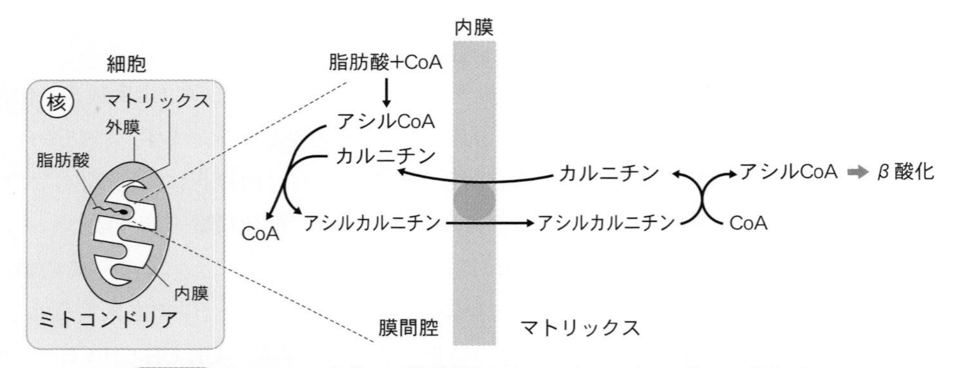

図4-13 カルニチンを使って脂肪酸はミトコンドリアマトリックスに侵入する

(c) 脂肪酸は炭素数２の化合物に酸化分解される（β酸化）

ミトコンドリアのマトリックスまで到着した脂肪酸は，β位（カルボキシ基の２つ隣）の炭素が酸化（水素の引抜き）されることにより，アセチルCoAとなって切断される．炭素数16のパルミチン酸は7回β酸化を受け，8個のアセチルCoAを生じる．アセチルCoAはクエン酸回路に入って代謝され，エネルギーを産生する．パルミチン酸（$C_{16}H_{32}O_2$ 分子量256）1分子から129分子のATPがつくられることになり，グルコース（$C_6H_{12}O_6$ 分子量180）1分子から36～38分子のATPがつくられたことと比べると，同じ重さあたりパルミチン酸の方が2.5倍もエネルギーを多くつくり出せる．

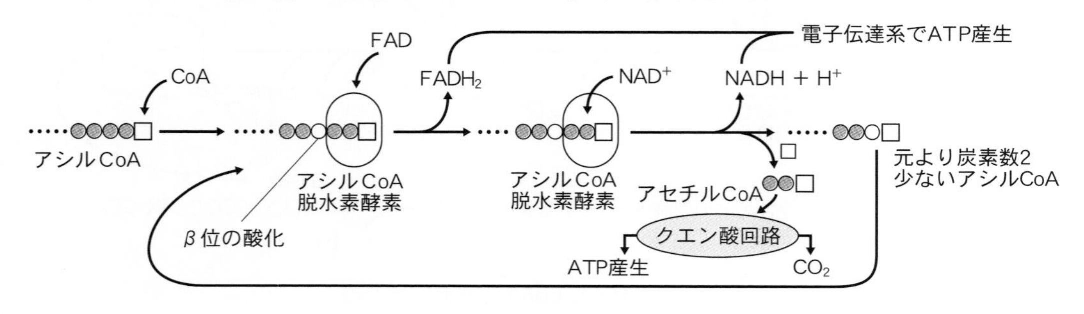

図4-14 脂肪酸の分解（β酸化）

(d) 脂肪ばかりを燃やしているとケトン体というススが出てしまう

あまりにも脂肪酸の酸化分解が活発となり，アセチル CoA が多くできすぎると，肝臓で処理しきれずにケトン体と呼ばれる物質に変化してしまう．ケトン体にはアセト酢酸，β−ヒドロキシ酪酸，アセトンの 3 種類がある．ケトン体の多くは肝臓以外の組織でエネルギー源として使われるが，過剰のケトン体はアシドーシスを起こしたり，あるいは一部尿に出ることもある．

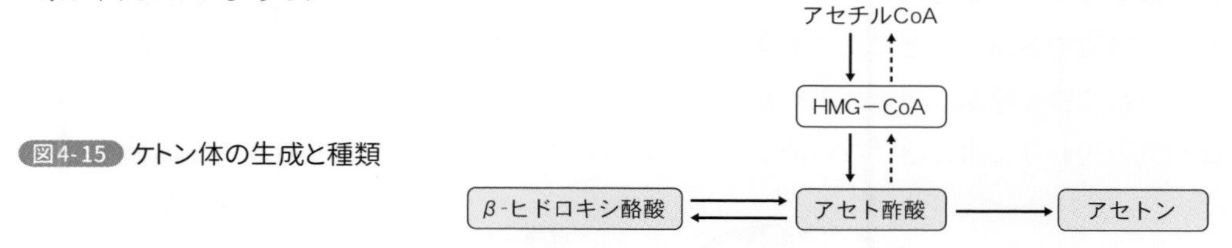

図4-15 ケトン体の生成と種類

3 ホルモンのように微量で大切なはたらきをするものが脂肪酸からつくられる

(a) 脂肪酸の姉妹関係

私たちの体は，二重結合を 2 個以上含む脂肪酸はつくれない．しかし，植物性食品の食物から取り入れた必須脂肪酸のリノール酸からはアラキドン酸が，α−リノレン酸からはエイコサペンタエン酸（EPA）やドコサヘキサエン酸（DHA）がつくられる．

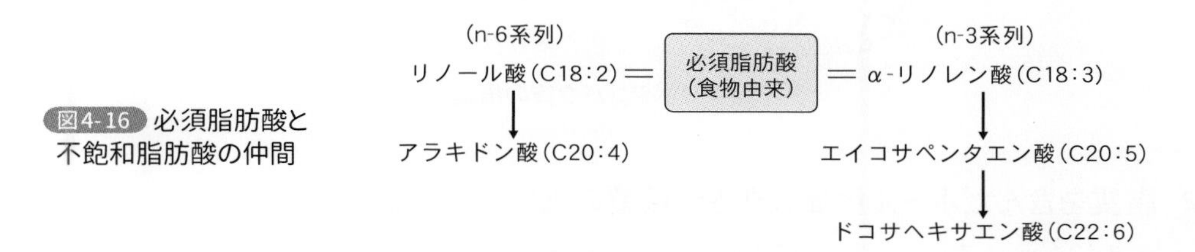

図4-16 必須脂肪酸と不飽和脂肪酸の仲間

(b) 脂肪酸からつくられる生理活性物質（エイコサノイド）

エイコサノイドとは，炭素数 20 の不飽和脂肪酸であるアラキドン酸またはエイコサペンタエン酸からつくられる，微量で強い生理活性を示す物質で，プロスタグランジン，プロスタサイクリン，トロンボキサン，ロイコトリエンがある．アラキドン酸由来とエイコサペンタエン酸由来のエイコサノイドは作用強度が大きく異なることがある．

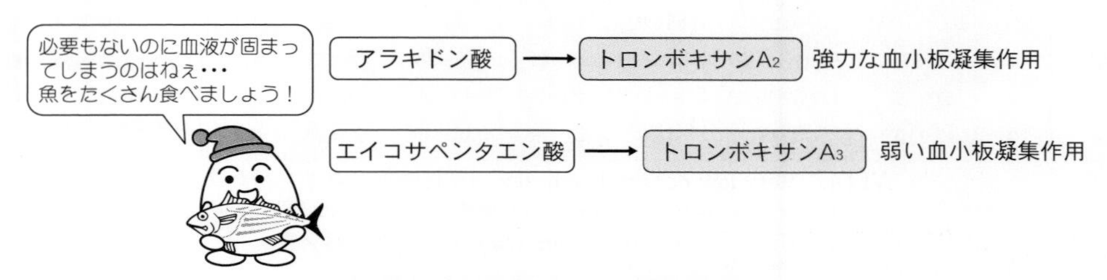

図4-17 トロンボキサンの産生と生理作用

イヌイットは魚を主食にしていることから，アラキドン酸よりもエイコサペンタエン酸やドコサヘキサエン酸の体内量が多く，血小板の凝集能は低い．したがって，血小板の凝集によってつくられる血栓ができにくいため，虚血性心疾患の発生が低いといわれている．

4 ▷ 体内での脂質の運搬

1 水に溶けない油はどうやって血液中を運搬されるのか

食事からの脂肪や肝臓で合成された脂質類は水に不溶である．水を主体とする血液を介して，このような脂質類を全身にくまなく輸送するためには一見，水に可溶な形に姿をかえねばならない．私たちの体では，水に不溶な脂質をタンパク質（アポタンパク質と呼ぶ）やリン脂質でおおうことにより変身させている．このような脂質とタンパク質複合体をリポタンパク質と呼ぶ．テニスボールのゴムの皮が，タンパク質やリン脂質に相当し，中には空気の代わりに水に溶けない油が封じこめられているようなものである．

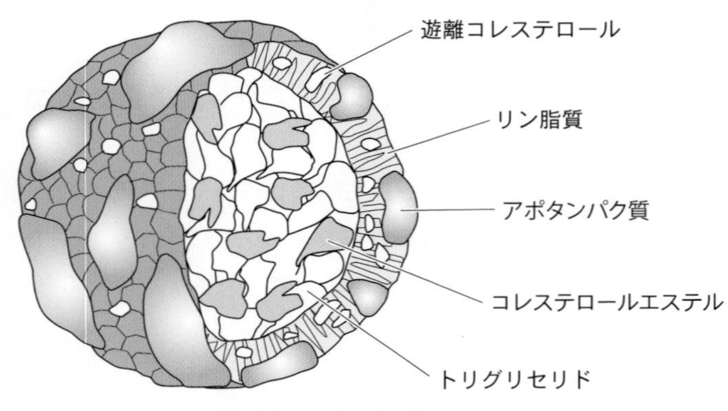

図4-18 リポタンパク質の構造

2 脂質を含んだボールには大きさや性質の異なるものがある

ボールにもテニスボールからバスケットボールまであるように，体内のリポタンパク質も，**表4-2** に示すようにつくられる場所，あるいは含まれている成分により数種類に分類され，それぞれのリポタンパク質のはたらきも異なる．

表4-2 リポタンパク質の種類とはたらき

リポタンパク質の種類	電気泳動上の移動度	大きさ(nm)	比重	構成成分（％）				主なアポタンパク質	主な機能
				トリグリセリド	タンパク質	コレステロール	リン脂質		
カイロミクロン	原点	100−1000	<0.95	84−95	2	7	7−8	A,B,C,E	外因性（食事性）脂質の運搬
VLDL	プレβ	30−75	0.95−1.006	44−60	4−11	16−23	18−23	B,C,E	内因性（肝臓で合成）脂質の運搬
LDL	β	20−25	1.006−1.063	8−11	23−28	42−56	25−27	B	末梢組織へのコレステロールの運搬
HDL	α	5−13	>1.063	4−9	21−48	10−48	22−28	A	末梢組織から肝臓へのコレステロールの運搬

VLDL：Very low density lipoprotein（超低密度リポタンパク質）
LDL：Low density lipoprotein（低密度リポタンパク質）
HDL：High density lipoprotein（高密度リポタンパク質）

3 血液の中を流れるとリポタンパク質の大きさや性質が変わる

食事からの脂質を運搬するカイロミクロンは小腸でつくられ，リンパ管を経て静脈内に流入する．このリポタンパク質は，毛細血管壁や組織細胞表面に存在しているリポタンパク質リパーゼの作用を受けて，トリグリセリド含量を減らし，最終的には肝臓の受容体と結合して取り込まれ処理される．リポタンパク質リパーゼ作用により生じた脂肪酸やグリセロールは，脂肪組織で脂肪に再合成され蓄えられたり，あるいは脳や筋肉などでエネルギー源として利用される．

肝臓で合成されたトリグリセリドやコレステロールは，VLDLとして血液中に出現し，このリポタンパク質もまたリポタンパク質リパーゼの作用を受けてトリグリセリド含量を減らす．トリグリセリドが減少してコレステロールの比率が高くなったリポタンパク質のLDLは，体の各組織や肝臓に存在するLDL受容体に結合して取り込まれ，コレステロールを供給する．

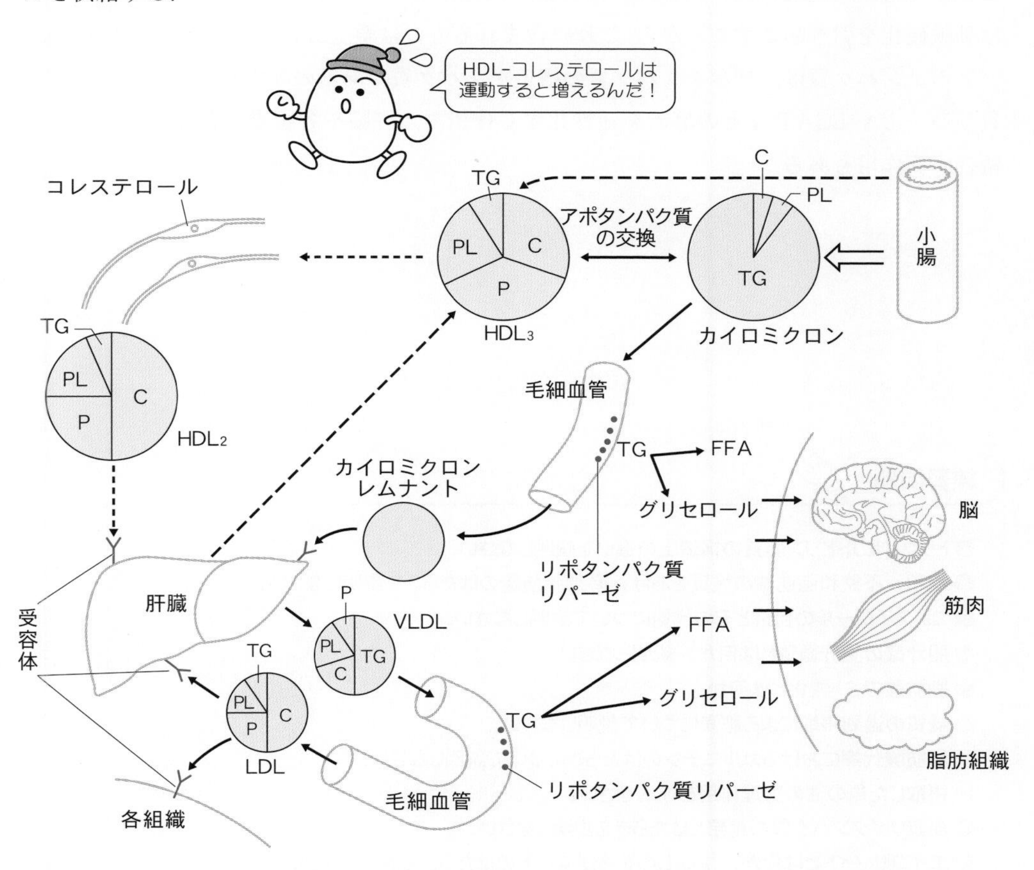

図4-19 リポタンパク質の代謝

TG：トリグリセリド，C：コレステロール，P：タンパク質，PL：リン脂質，FFA：遊離脂肪酸，HDL_3：生成直後でC量が少ない．HDL_2：血管壁や組織からCを受け取り，C量が多い．（表4-2にはこれらをまとめてHDLと表示）．

肝臓および肝外組織でつくられたHDLは，カイロミクロンやVLDLとの間でアポタンパク質の授受を行なっている．また，HDLのもうひとつの重要なはたらきとして，動脈壁や組織細胞の膜に過剰に存在するコレステロールを減少させる作用がある．細胞膜に存在するコレステロールは遊離型であるので，HDLに移行したコレステロールはHDLの表面に局在する．しかし，これに脂肪酸を結合させてエステル型にすると，まったく水に不溶となり，コレステロールエステルはリポタンパク質の中心部に移動する．このようにすると，リポタンパク質の表面部分の遊離型コレステロールは減少し，再び組織や動脈壁に過剰蓄積しているコレステロールを除去できるようになる．リポタンパク質中のコレステロールに，リポタンパク質中のホスファチジルコリン（別名レシチン）の脂肪酸を転移させる酵素はレシチン－コレステロールアシルトランスフェラーゼ（LCAT）と呼ばれ，血漿中に存在する．HDLに含まれるコレステロールは動脈壁から引き抜かれたものが多いことから善玉（濃度が高ければ高いほど動脈硬化になりにくくなる），逆に高濃度のLDLは動脈硬化を引き起こすことから，これに含まれるものは悪玉コレステロールと呼ばれる．

アポタンパク質は，リポタンパク質の構造タンパク質であるのみでなく，リポタンパク質リパーゼやLCATなどの酵素を活性化する作用や，肝臓や各組織に存在する受容体に結合する作用もある．

練習問題

❶ トリグリセリドとリン脂質の構造上の違いを説明しなさい．
❷ 飽和，不飽和脂肪酸の性質をあげ，必須脂肪酸のはたらきを説明しなさい．
❸ コレステロールの合成とその代謝について説明しなさい．
❹ 胆汁酸の腸肝循環とは何か．説明しなさい．
❺ 脂肪酸のβ-酸化とは何か．
❻ 糖質の過剰摂取による肥満について説明しなさい．
❼ 脂肪酸代謝におけるカルニチンのはたらきについて説明しなさい．
❽ 摂取した魚の油の生理作用を述べなさい．
❾ 血漿リポタンパク質の種類とはたらきを説明しなさい．
❿ エイコサノイドとは何か．主なものをあげて，そのはたらきを説明しなさい．

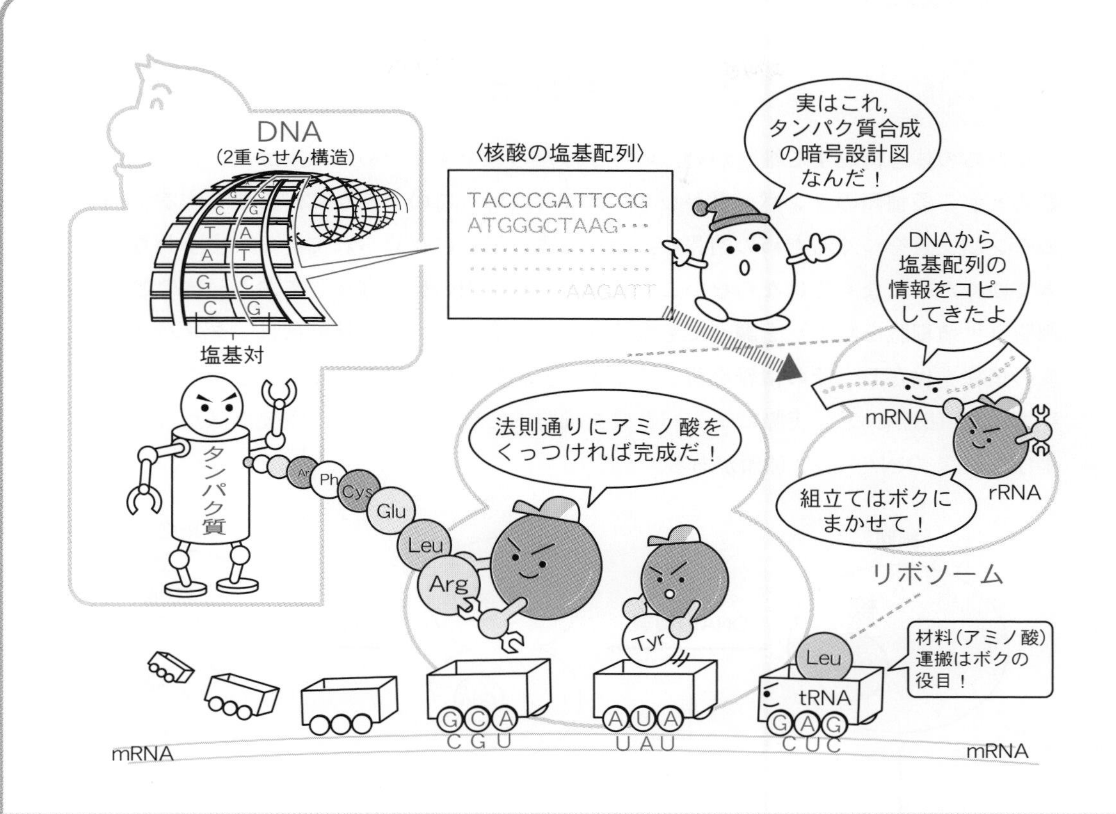

第5章
核酸の構造とはたらき

筋肉もタンパク質であり，体の中で起こる無数の反応も酵素タンパク質により調節されているので，私たちの体はタンパク質がなかったら成り立ちません．このタンパク質をつくるのに欠くことのできないのが核酸（DNAとRNA）であり，体を構成する何十兆個もの細胞に同じDNAが含まれています．DNAは電車の線路にたとえることができます．2本のレールからなる線路の間には，枕木がレールに対して直角に，かつ等間隔に並べられています．DNAも2本鎖よりなり，その鎖の間には枕木に相当する塩基対と呼ばれるものがあります．細胞は小さすぎて顕微鏡を使わないと見ることはできませんが，細胞1個に含まれるDNAをつなぎ合わせると，なんと1.7 mにもなり，56億組もの塩基対があります．このDNAを10万倍に拡大すると，2本鎖の幅は約0.1 mm，塩基対の間隔は0.03 mmで，長さは170 kmにもなります．

タンパク質をつくるにはアミノ酸の並べ方がわからなければなりません．核酸とアミノ酸の間に秘められた特殊暗号ですが，3個の塩基の並び方でアミノ酸の種類がきめられています．したがって，もしアミノ酸500個からなるタンパク質をつくるならば，1500個の塩基の並び方がわからなければなりません．10万倍した塩基の間隔は0.03 mmですので，1500個の塩基ですと4.5 cmのレールの長さでタンパク質をつくれることになります．わずか4.5 cm分のレールを使ってタンパク質をつくるのに，170 kmものレールを核からもち出すこともないので，必要な情報だけを写しとってタンパク質をつくろうとする核酸（mRNA）もあれば，細胞内で各々のアミノ酸をせっせと運び回る核酸（tRNA）もあります．

このように考えると，核酸は生命維持に欠くことのできない物質ということになります．この核酸を体内でつくるのに必要な材料を，食事にたよっていたのでは毎日食べているかどうか心配でなりませんが，これらの材料は，すべて体内でアミノ酸や糖質からつくりだせるような仕組みになっています．

では，詳しく説明することにしましょう．

1▷ 核酸とは

私たちの体を構成する細胞がいろいろなはたらきをするためには，酵素タンパク質を始めとする多種類のタンパク質がなくてはならない．このような体が必要とするすべてのタンパク質をつくるための情報が，核酸（遺伝子）に秘められている．すなわち，生きてゆくためになくてはならないこの核酸は，細胞内の核に存在しており，体のどこの細胞（生殖細胞を除く）を調べても全く同一構造をしている．核酸には，タンパク質合成の情報を保存し，その情報を新しく生まれる細胞に伝達するはたらきを示すデオキシリボ核酸（DNA）と，実際にタンパク質を細胞内で合成するときに重要なはたらきを示すリボ核酸（RNA）の2種類がある．

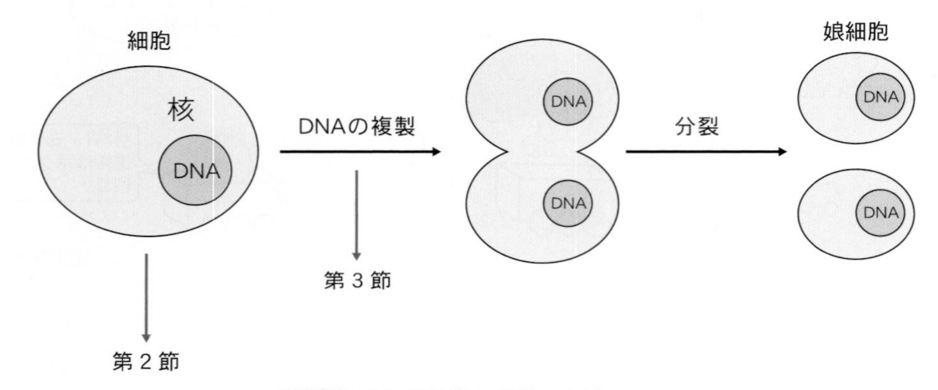

図5-1 遺伝子情報の保持，伝達とDNA

人の体は，1個の細胞（受精卵）が分裂増殖を繰り返すことによってできあがった細胞の組み合わせであるので，どの細胞を取り出しても，体全体をつくりだせる遺伝情報をもち合せていることになる．したがって，その量は膨大で，細胞1個の中に含まれるDNA

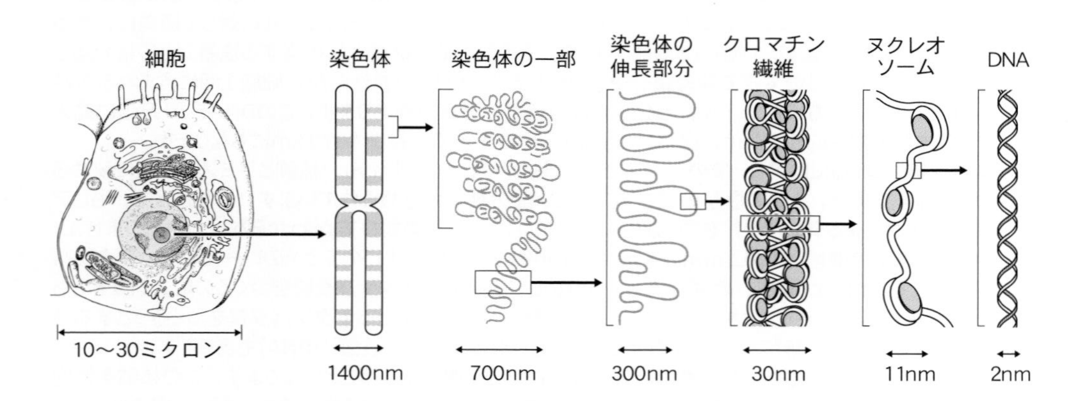

図5-2 膨大な情報をもち，とても長いDNAの細胞内格納方法

nmは10^{-9} m（0.000001 mm）を意味する．

分子の長さはおよそ 170 cm と，人の身長に匹敵する程である．これだけの長さのものを目に見えぬ小さな細胞 1 個の中に収めるために，図 5-2 のような工夫がなされている．

あるタンパク質の合成に必要な部分の情報のみを DNA から転写（コピー）し，そのコピー（mRNA）の情報にしたがって，アミノ酸（tRNA が運搬）をリボソーム（rRNA とタンパク質でつくられている）上でつなぎあわせて，タンパク質が合成される（図 5-3）．

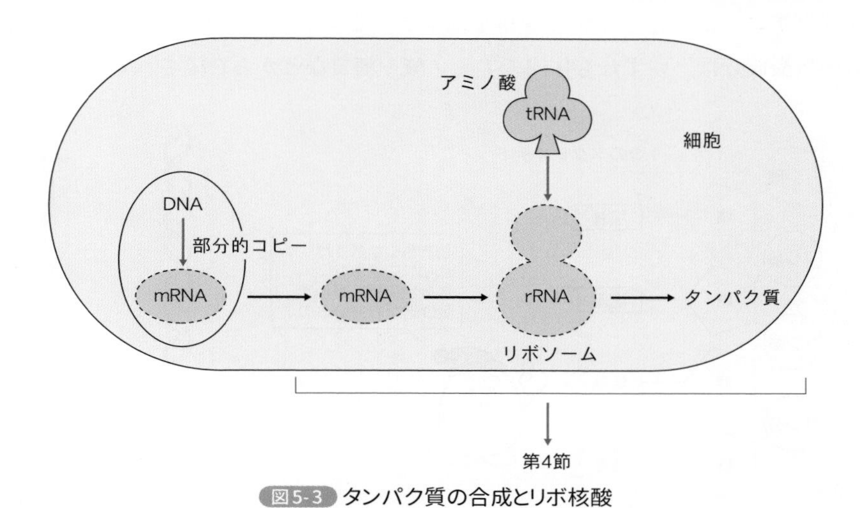

図5-3 タンパク質の合成とリボ核酸

2▷ 核酸の種類と構造およびそのはたらき

1 2種類の核酸

(a) デオキシリボ核酸（deoxyribonucleic acid，DNA）

タンパク質合成に関する情報の保持

細胞分裂によって新しく生まれる娘細胞への情報伝達

（親の性質を子供が受け継ぐのは，親の生殖細胞から子ができるから）

(b) リボ核酸 (ribonucleic acid，RNA)

タンパク質の合成を担っており，そのはたらきによって次の 3 種に分類される．

表5-1 RNA の種類と役割

RNAの種類	役割と主な特徴
リボソーム RNA (rRNA)	タンパク質と結合して，たんぱく質を合成する場であるリボソームを形成（全 RNA のおよそ 80 % を占める）
トランスファー RNA (tRNA)	タンパク質合成に必要なアミノ酸をリボソームまで運搬（全アミノ酸に対応する種類の tRNA がある）
メッセンジャー RNA (mRNA)	DNA から必要な部分の情報を写し取り，リボソームまでその情報を伝達（寿命が短く，数時間から数日）

2 DNAとRNAの構造の違い

(a) 核酸の基本構造

核酸は長い鎖であり，鎖の1個1個のリング（図5-4の点線で囲った部分）に相当するものをヌクレオチドと呼ぶ．ヌクレオチドはリン酸と五炭糖と塩基からなり，そのうち五炭糖と塩基が結合したものをヌクレオシドと呼ぶ．塩基には，プリン骨格を基本とするアデニン，グアニンが，ピリミジン骨格を基本とするシトシン，チミン，ウラシルがある．これらの核酸成分は，いずれも体内でアミノ酸や糖質などから合成される．

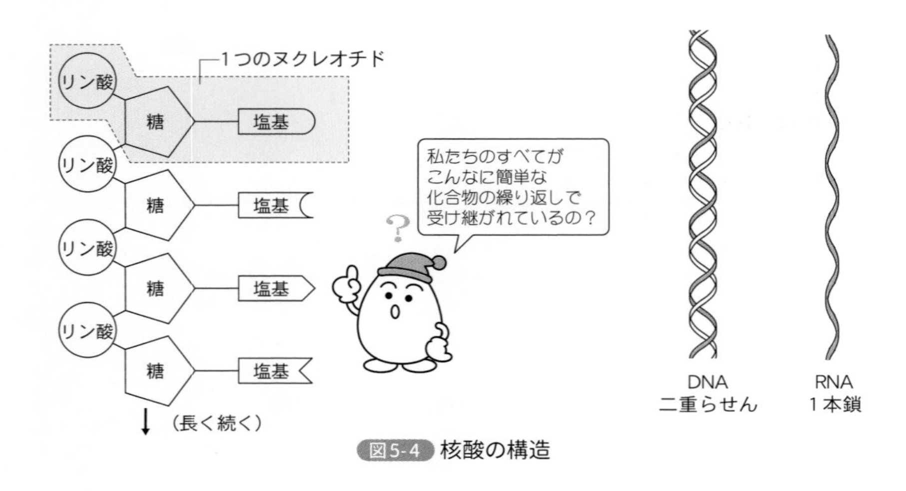

図5-4 核酸の構造

(b) DNAとRNAの構造の本質的な差

DNAとRNAの構造上の違いは，構成している糖と塩基であり，DNAではデオキシリボースが，RNAではリボースが糖として使われている．また，DNAはピリミジン塩基としてチミンを含むのに対して，RNAはウラシルを含んでいる．さらに，DNAは2本の鎖が対になって，らせん状をなしているが，RNAは1本鎖である．

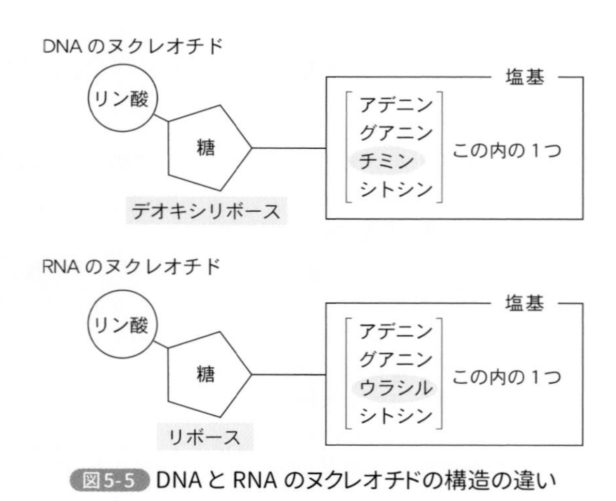

図5-5 DNAとRNAのヌクレオチドの構造の違い

3 核酸の特質 ―塩基対―

核酸を学ぶ上でとても大切な性質であるが，核酸を構成している塩基の中でチミンとアデニンが対に，シトシンとグアニンが対になる．これを塩基の相補的配列と呼ぶ．これは**図 5-6** に示すように，チミンとアデニンは 2 つの水素結合をもつのに対して，シトシンとグアニンは 3 つの水素結合をもつからである．2 つの水素結合の手をもつチミンやアデニンと 3 つの水素結合の手をもつシトシンやグアニンとは決して結ばれないことに注意しよう．

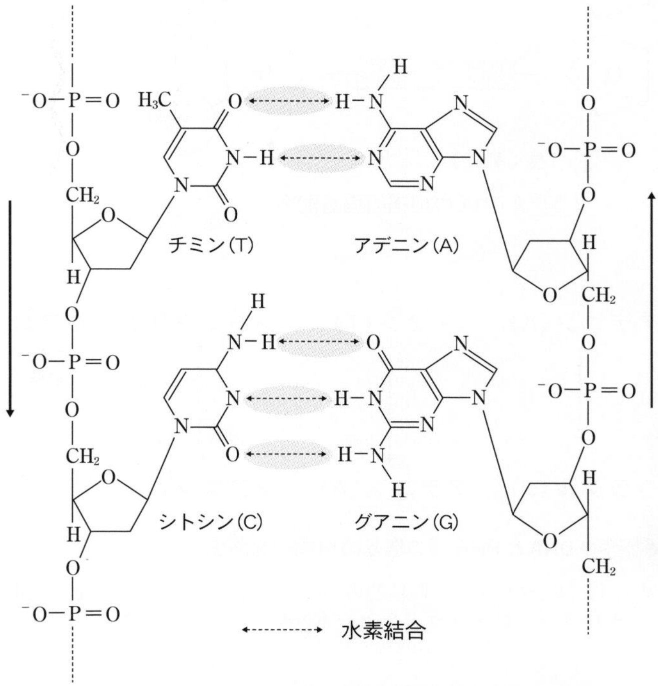

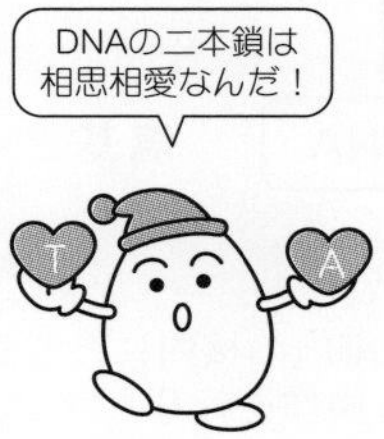

図5-6 DNA の相補的塩基配列と水素結合

図 5-6 の核酸の構造を簡略化し，2 個の水素結合をもつアデニンとチミンを 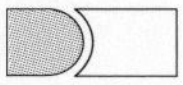 で，3 個の水素結合をもつグアニンとシトシンを 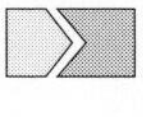 で表わすと，**図 5-7** のように相補的な塩基配列を示すことができる．

相補的な塩基配列は，DNA の 2 本鎖を結びつけるのに大切なだけでなく，もとと全く同じ DNA をつくりだす（DNA の複製）のにも大切であるし，またタンパク質の合成に際し，DNA から必要な情報のみを写し取って RNA を合成する場合にも重要である．ここで注意を払わねばならないのは，**図 5-5** に示したように，DNA はピリミジン塩基としてチミンをもつが，RNA はウラシルをもっていることである．したがって，DNA のアデニンに相補的な RNA の塩基はウラシルになる（**図 5-8**）．

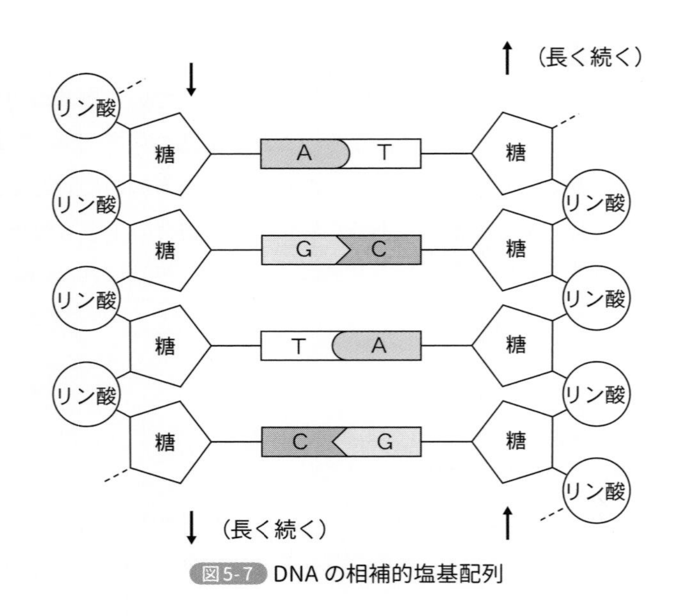

図5-7 DNA の相補的塩基配列

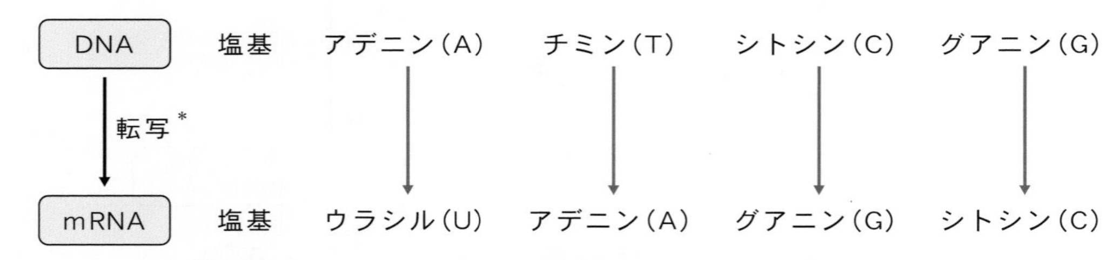

図5-8 DNA と RNA 間の塩基の相補的な関係

* 細胞の核内にとじ込められている DNA から目的のタンパク質をつくる情報を写し取る操作を転写と呼び，できたコピーがメッセンジャー RNA（mRNA）である．

3 ▷ どのようにして同じ核酸をつくり出すか

1 DNAの複製

DNA は，すべての遺伝情報をその中にもっている．そのため，細胞分裂に先立って全く同じ DNA を 2 組つくり出さなければならない．この過程を DNA の複製という．

図 5-9 に示すように，相補的な塩基配列が離れることによって，二重らせん構造がほどける．そして，それぞれの塩基に新たな塩基が結合し，全く新しい DNA が合成される．このように，複製される場合は常に，もとの古い DNA に対して相補的な塩基配列を基に新しい DNA がつくられる．このような複製のしかたを半保存的複製という．

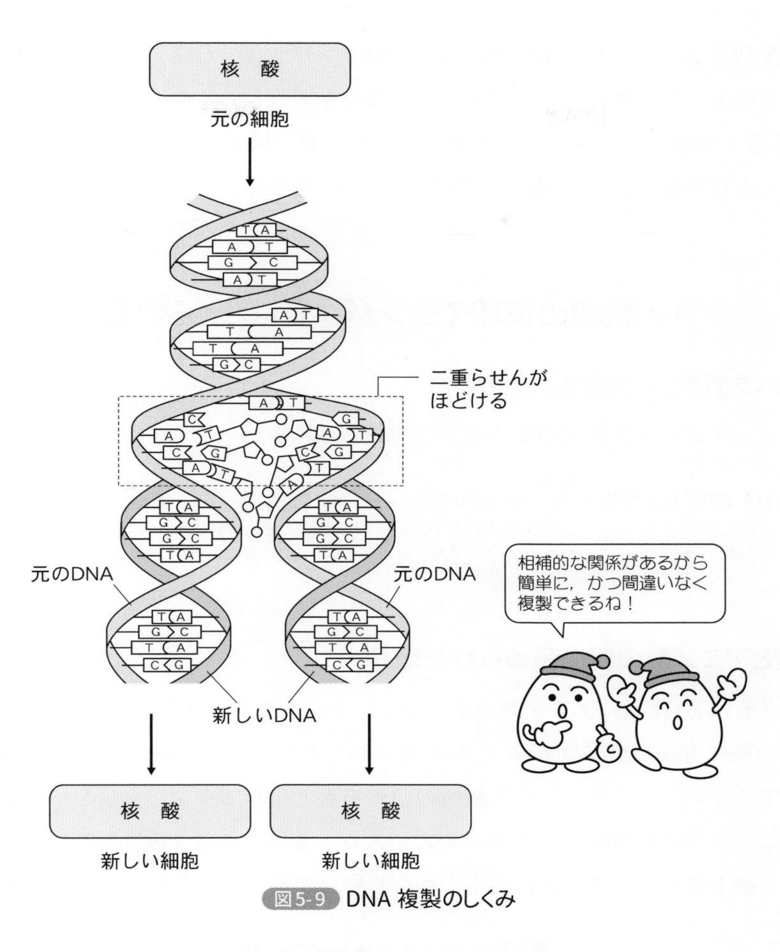

図5-9 DNA 複製のしくみ

2 メッセンジャー RNA(mRNA)の生成

DNA には細胞の全遺伝情報があるが，常にすべての情報を利用するわけではない．そこで，その中から必要な情報のみ取り出すことになる．ある種のタンパク質を合成するた

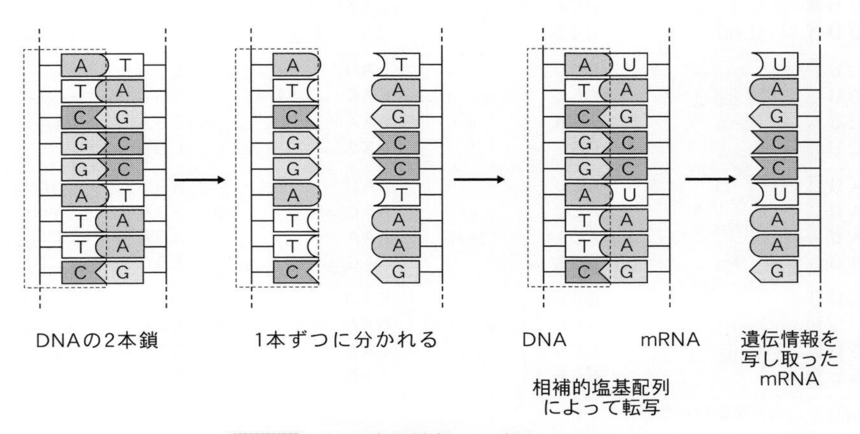

図5-10 DNA 遺伝情報の一部を mRNA へ

めの塩基配列（エクソンと呼ぶ）中には，そのタンパク質の合成に無関係の塩基配列（イントロンと呼ぶ）も含まれているので，その部分を切除し（この過程をスプライシングという），必要な情報のみをつなぎ合わせ，タンパク質合成を行なうリボソームまでその情報を伝達する役割を mRNA が担っている．

4 ▷ 核酸の情報でタンパク質はつくられる

1 タンパク質合成の概略

細胞内で，タンパク質は次のような手順でつくられる．

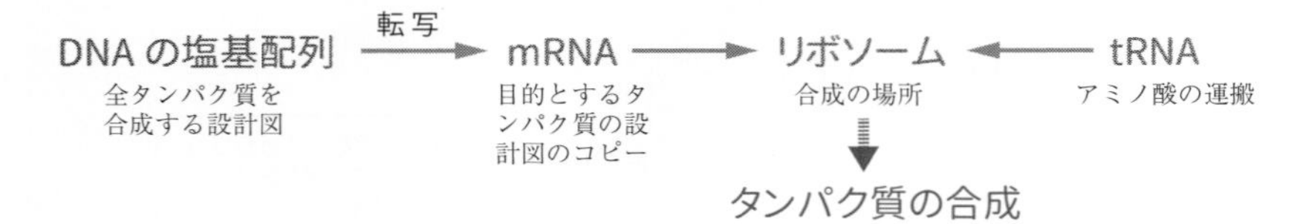

2 核酸とアミノ酸の間に秘められた暗号

タンパク質は 20 種類のアミノ酸の並べ方できまる．タンパク質のつくり方，すなわち，アミノ酸の並べ方が核酸（DNA）に書かれているというが，DNA にはアミノ酸の“ア”の字も出てこない．どのようにして核酸の情報をもとにしてタンパク質をつくるのであろうか？　ここに生命の神秘が隠されていたのだが，転写された mRNA の塩基 3 個の並び方とアミノ酸 1 個の間に表 5-2 に示すような暗号（コドン）が存在している．すなわち，

表 5-2 mRNA の遺伝子コドン表

1番目の塩基		2番目の塩基 U	2番目の塩基 C	2番目の塩基 A	2番目の塩基 G	3番目の塩基
U	U	UUU フェニルアラニン	UCU	UAU チロシン	UGU システイン	U
		UUC (Phe)	UCC セリン	UAC (Tyr)	UGC (Cys)	C
		UUA ロイシン	UCA (Ser)	UAA[2] 終止	UGA[2] 終止	A
		UUG (Leu)	UCG	UAG[2] 終止	UGG トリプトファン (Trp)	G
C	C	CUU	CCU	CAU ヒスチジン	CGU	U
		CUC ロイシン	CCC プロリン	CAC (His)	CGC アルギニン	C
		CUA (Leu)	CCA (Pro)	CAA グルタミン	CGA (Arg)	A
		CUG	CCG	CAG (Gln)	CGG	G
A	A	AUU イソロイシン	ACU	AAU アスパラギン	AGU セリン	U
		AUC (Ile)	ACC スレオニン	AAC (Asn)	AGC (Ser)	C
		AUA	ACA (Thr)	AAA リシン	AGA アルギニン	A
		AUG[1] メチオニン (Met)	ACG	AAG (Lys)	AGG (Arg)	G
G	G	GUU	GCU	GAU アスパラギン酸	GGU	U
		GUC バリン	GCC アラニン	GAC (Asp)	GGC グリシン	C
		GUA (Val)	GCA (Ala)	GAA グルタミン酸	GGA (Gly)	A
		GUG	GCG	GAG (Glu)	GGG	G

1) AUG（Met）：合成の開始を示すコドン
2) UAA，UAG，UGA：合成の終わりを示すコドン

mRNA の中に，たとえば「アデニン (A)-ウラシル (U)-グアニン (G)」というように 4 種類の塩基を 3 個ずつ組合わせると 64 種類の暗号が生まれるが，これを用いれば，20 種類のアミノ酸はすべて暗号化できる．

3 アミノ酸の運搬屋 —トランスファー RNA(tRNA) —

アミノ酸の並び順の暗号をのせた mRNA が核から細胞質に出て，リボゾームに結合し，タンパク質の合成はここで行なわれる．細胞質に散らばっているアミノ酸をリボゾームまで運搬するのが tRNA である．20 種類のアミノ酸それぞれに対応する tRNA がある．mRNA の暗号（コドン）に相補的なアンチコドンを持つ tRNA（コドンに対応するアミノ酸を結合）が mRNA に結合する．

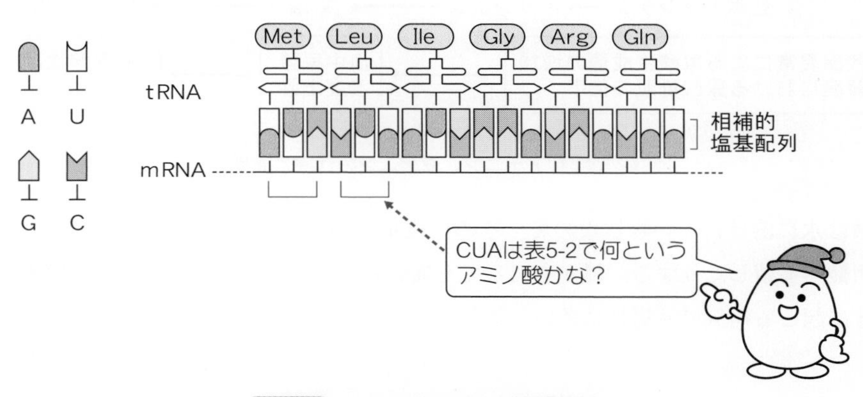

図5-11 mRNA と tRNA の相補的結合

4 設計図のコピーにしたがってアミノ酸をつなぎ，たんぱく質を合成する

mRNA の塩基配列にしたがって，リボゾーム上で tRNA が運んできたアミノ酸を酵素を使って次々にペプチド結合でつなぐことにより，タンパク質の合成が行なわれる．

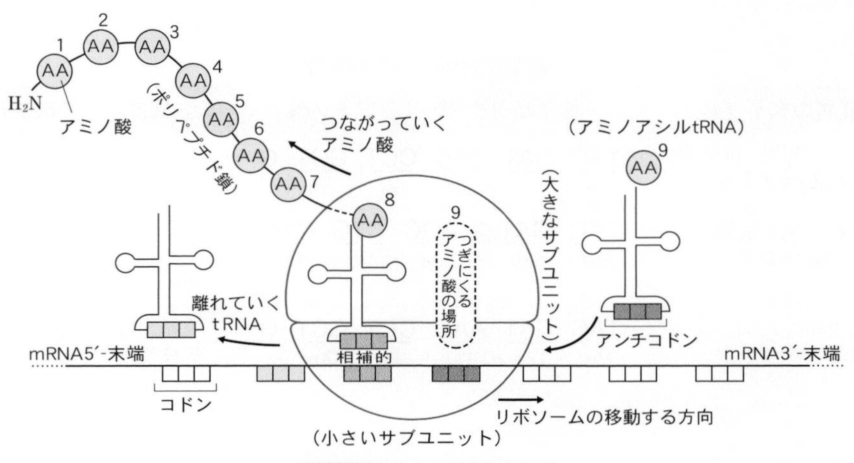

図5-12 タンパク質の合成

5 ▷ ご用済となった核酸はどのようにして処分されるか

核酸は各々の構成成分にまで分解されたのち，ピリミジン塩基は最終的にはアンモニアと二酸化炭素と水になって排泄され，プリン塩基は，図 5-13 に示すように尿酸にまで代謝されて排泄される．

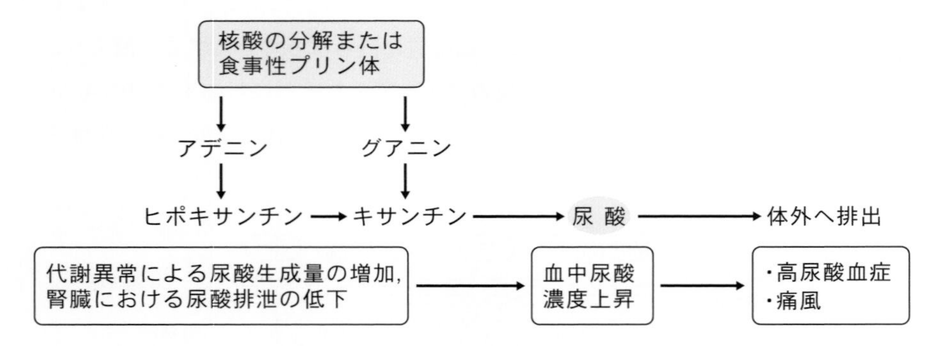

図5-13 アデニン，グアニンの代謝と痛風

尿酸は水に溶けにくい物質なので，その生成量が多いと，腎臓結石を引き起こしたり，軟骨組織へ蓄積したりする．風があたっても痛いといわれる痛風は，関節に尿酸が蓄積したときに起こる病気で，男性に多い．

6 ▷ 遺伝情報の欠陥はどんな病気をもたらすか

タンパク質合成のもととなる核酸に異常が起こると，それからつくられるタンパク質に異常が生じる．異常につくられたタンパク質が酵素タンパク質であると，体内での物質代謝が円滑に行なわれなくなってしまう．

表5-3 DNA の突然変異

変異のタイプ	塩基配列と対応するアミノ酸	変異によって起こる変化
正常な塩基配列（相補鎖） つくられるペプチド	…TAC GAT TAG CCT GCT G… Met － Leu － Ile － Gly － Arg	
フレームシフト変異 つくられるペプチド	…TAC GAT 欠 AGC CTG CTG… Met － Leu － Ser － Asp － Asp	塩基が 1 個欠損． 欠損場所からアミノ酸がすべて変わってしまう．
点突然変異 つくられるペプチド	…TAC GAT AAG CCT GCT G… Met － Leu － Phe － Gly － Arg	塩基が 1 個置換． 置換場所のみアミノ酸が変化する

1 傷ついた核酸

核酸の異常はすべてDNAの塩基配列の異常である．ヒトの細胞1個に含まれるDNAは，塩基対にしておよそ56億組あるといわれている．その中の塩基が，1個足らずに（フレームシフト），あるいは誤った塩基を（点突然変異）組込んでDNAを複製してしまうことがある．

2 障害のあるDNAによって起こる病気はタンパク質が異常

DNAの点突然変異によって引き起こされる代表的な遺伝子病が，鎌形赤血球症である．赤血球中の酸素を運般するヘモグロビンは，143個のアミノ酸よりなるα鎖2本と，146個のアミノ酸よりなるβ鎖2本から構成されるが（図2-14参照），表5-4に示すようにβ鎖上のたった1つのアミノ酸が置き変わってしまった（これをコードする塩基の1つがチミンからアデニンに突然変異）だけで，致命的な変化が引き起こされる．

表5-4 ヘモグロビンをコードするDNAの点突然変異による鎌状赤血球症

赤血球の変化	健常者	鎌状赤血球症
β鎖の6番目のアミノ酸	グルタミン酸	バリン
末梢血管での形態	正常形を維持	鎌型に変形
壊れやすさ	不変	促進
溶血性貧血	起こらない	著しい

表5-5 核酸異常によって引き起こされる主な病気

病気	原因と症状
フェニルケトン尿症	フェニルアラニンをチロシンに変化させる酵素を合成できないため，精神発育障害が起き，尿中にフェニルケトン体が排泄される．
血友病	タンパク質よりなる血液凝固因子を合成できないため，出血しやすい．

7▷ 細菌を使ってヒトのインスリンをつくる —遺伝子を操作する—

最近，いろいろな分野で「遺伝子操作」という言葉がよく聞かれるようになった．少し前までは，SF小説の中だけの出来事と思われていたことが，最近では現実となってきた．ここでは，糖尿病の治療薬としてよく知られているインスリン（アミノ酸からなるペプチドホルモンの1つ．第2章3▷参照）を例にあげて説明しよう．

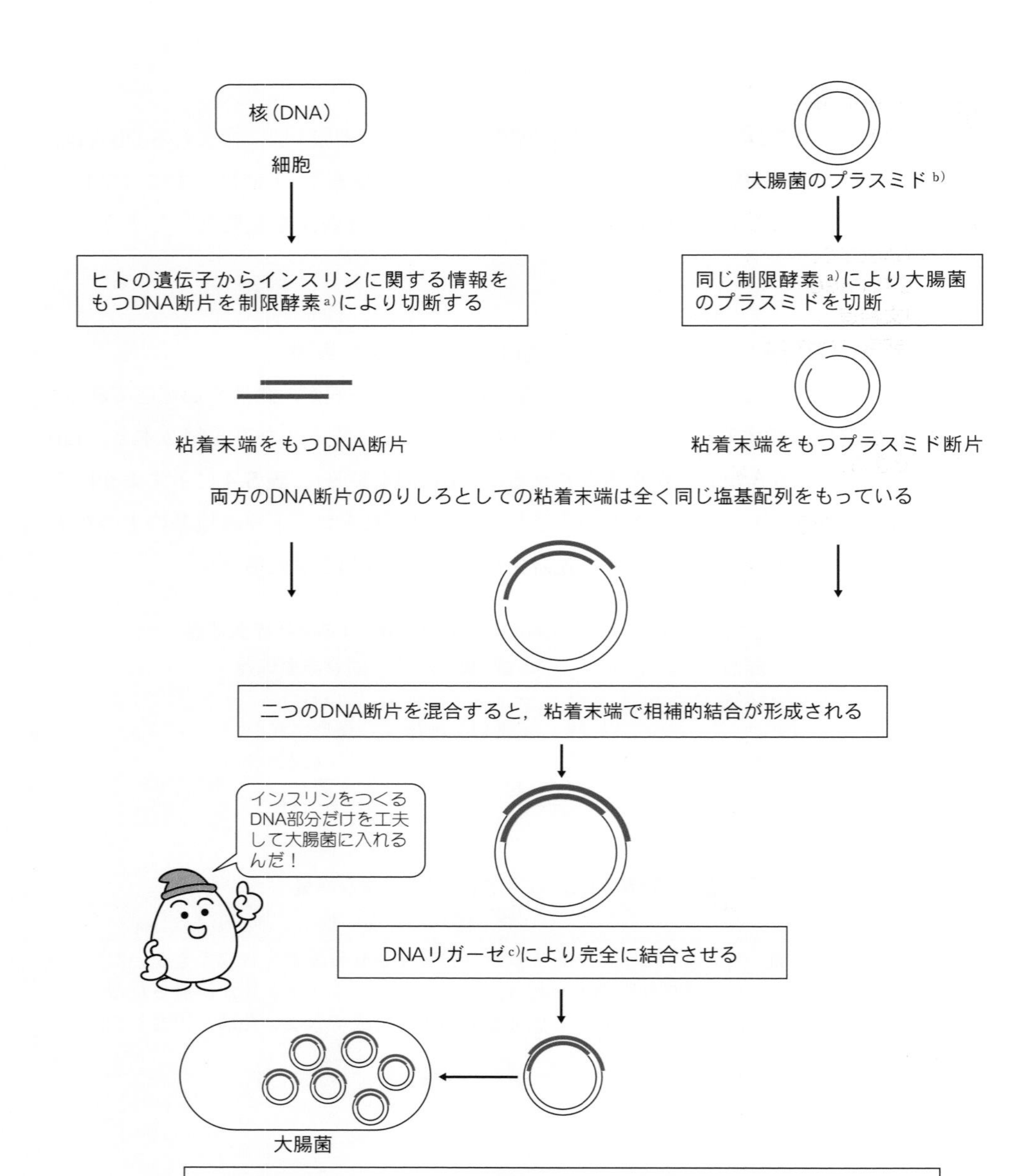
核(DNA)
細胞
大腸菌のプラスミド b)
ヒトの遺伝子からインスリンに関する情報をもつDNA断片を制限酵素 a)により切断する
同じ制限酵素 a)により大腸菌のプラスミドを切断
粘着末端をもつDNA断片
粘着末端をもつプラスミド断片
両方のDNA断片ののりしろとしての粘着末端は全く同じ塩基配列をもっている
二つのDNA断片を混合すると，粘着末端で相補的結合が形成される
インスリンをつくるDNA部分だけを工夫して大腸菌に入れるんだ！
DNAリガーゼ c)により完全に結合させる
大腸菌
大腸菌細胞へプラスミドを取り込ませる → 遺伝子が発現している細胞を捜す

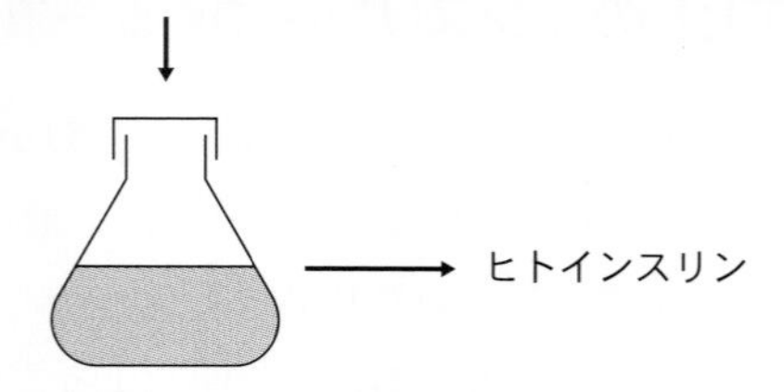
ヒトインスリン

大腸菌を大量に培養すると，ヒトの遺伝子をもとにしたインスリンが大量に生産される

図5-14 遺伝子操作によるヒトインスリンの製造

遺伝子操作を行なうために重要なもの

(a) 制限酵素（はさみ，図 5-14 の a）

多くの塩基配列の中から特殊な部位を選択して切断する酵素

……GGAGCT CC……⇨　切断……GGAGCT　CC……断面を比較すると……GGAGCT
……CC TCGAGG……　　　　……CC　TCGAGG……　　　　　　　……CC
回文構造　　　　　　　　　粘着末端
非常に特殊な配列　　　　　（のりしろ）

……GGAGCT
……CC
全く同じ構造

この酵素で DNA を切断すると，その切断面は，粘着末端をもち，相補的塩基配列によって再結合できる．

(b) ベクター（遺伝子の運び屋，図 5-14 の b）

細胞内へ遺伝子を運び込む役割をする．
大腸菌の場合はベクターとして，2 本鎖で環状構造をもつ核外遺伝子のプラスミドを使用する．

(c) DNA リガーゼ（のり，図 5-14 の c）

同じ制限酵素で，もとの DNA とベクターを切断し，同じ形の粘着末端をつくり，その 2 つを再結合させた後，ヌクレオチド間を完全につなぎ合わせるための酵素．
ここでヒトの遺伝子を大腸菌で発現させるという遺伝子操作を可能にする重要なことがある．それは，すべての生物において，遺伝情報は同じであるということである．
したがって，同じ塩基配列であれば，基本的には同じタンパク質が合成されてくる．

練習問題

❶ 核酸の役割を説明しなさい．
❷ 核酸の構成単位について説明しなさい．
❸ 核酸の種類を述べなさい．
❹ 核酸の塩基の相補的配列は，なぜ形成されるのか説明しなさい．
❺ 複製と転写の違いについて述べなさい．
❻ DNA の複製は，どのようにして行なわれるか説明しなさい．
❼ 4 種類の塩基により，どのようにして 20 種類のアミノ酸を表わすことができるのか説明しなさい．
❽ 3 種類の RNA の役割をまじえて，DNA の転写からタンパク質合成までを説明しなさい．
❾ 痛風はなぜ起こるのか説明しなさい．
❿ 核酸の変異にはどのような形式があるかを述べなさい．

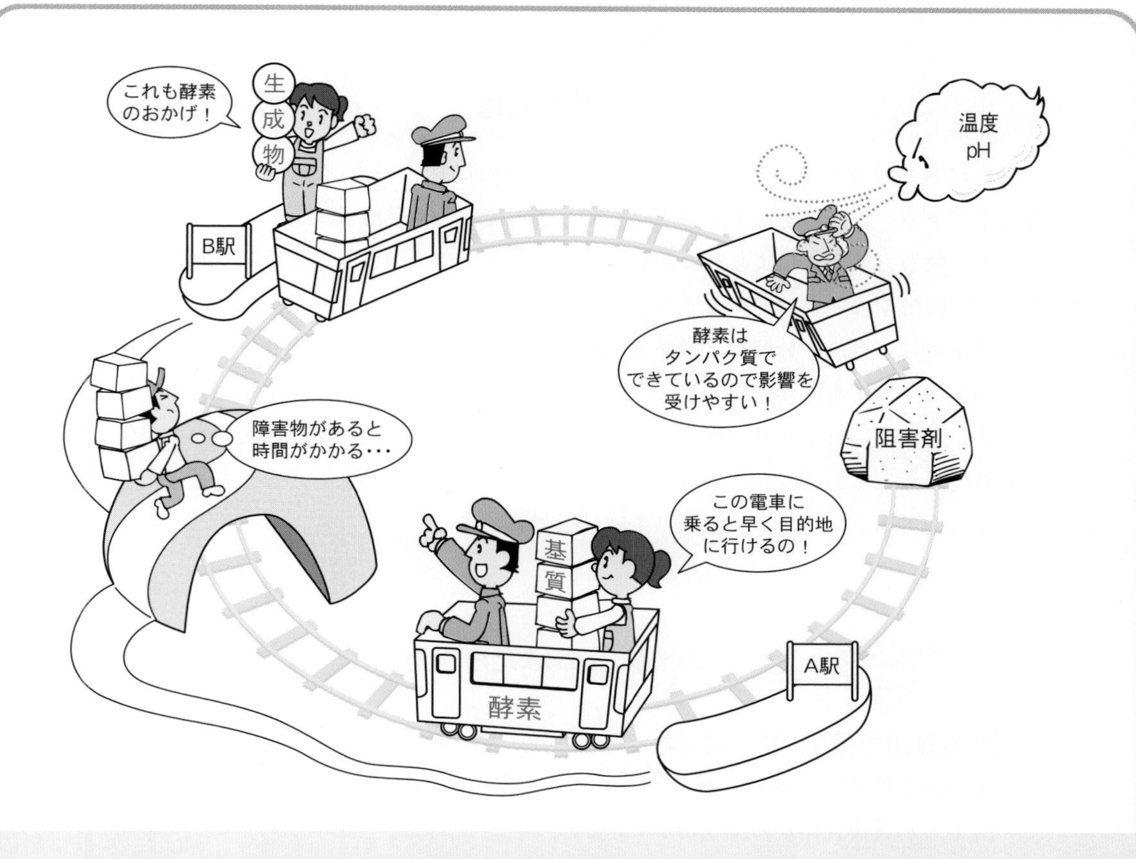

第6章
酵素の性質とはたらき

最近では洗濯の洗剤にまで含まれていることがある酵素．この酵素を電車にたとえて説明することにしましょう．東京には山手線，大阪には環状線と呼ばれる，始発駅と終着駅がどこかわからない円形の路線があります．この路線上のA駅から山を越えてB駅まで移動したいときに，山を汗だくで越えてB駅まで歩いていくこともできますが，トンネルを通る電車に乗ればとても早く着きます．この電車のはたらきと同じように，酵素はある物質を他の物質に変える速度をとても早めるはたらきをします．その上，B駅まで客を運んだ電車は，環状線であるがゆえにぐるっと回って再びA駅からB駅まで，何回でも人を運ぶことができます．酵素自身もまた物質が変化する速度を早めるだけで，自らの性質には変化が生じませんので何度でも使用可能です．しかし，環状線の電車が馬や車を運ばないように，酵素が作用しうる物質には大きな制限があります．また，暴風雨のときは電車の速度が落ちるように，酵素が反応する溶液の状態（温度やpH）によって反応速度は低下しますし，線路上には大きな岩が転がっていれば電車は止まってしまうように，反応液中に妨害物質（阻害剤）が存在すれば酵素反応は停止してしまいます．これらは，酵素がタンパク質でつくられていることによる性質です．

私たちの体の中には数えきれないほどの酵素があり，生理作用を調節しています．たとえば，食べた糖質からコレステロールがつくられますが，細胞内のコレステロール濃度が上昇すると，コレステロール自身がコレステロールをつくる酵素のはたらきを弱めるという性質があります．また，細胞内のATPが分解してその量が減れば，分解産物のADPやAMPがATPをつくらせるべく酵素を活性化します．このようにいろいろな物質の調節を受けながら,また酵素が互いに協調しながらはたらいて初めて物質の変化（代謝）が円滑に進みます．

では，詳しく説明することにしましょう．

1▷ 酵素とは

酵素に該当する英語“enzyme”は“in yeast”（酵母の中）という意味であり，まさに酵母の素である．これは酵母をすりつぶしてしまってもなお発酵は続き，その発酵は酵母の中にある物質（酵素）により行なわれていることがブフナーによって証明されたことによる．その後，酵素の研究はそのまま生命活動の本質の解明につながり，今日にいたっている．

生命活動は，合成や分解など数多くの化学反応が組み合わさって成り立っている．これらの反応のすべてを化学工場で行なうとしたら，かなり激しい反応環境を必要とするに違いない．しかし，ヒトの体は常に37 ℃に保たれ，すべての化学反応は緩やかな条件で行なわれている．この緩やかな条件のもとで反応が行なわれるのに重要な役割を果たしているのが酵素である．つまり，酵素は生体触媒である．

2▷ 酵素のはたらき方

1 酵素作用を模式的にみれば

酵素作用を模式的に眺めてみると酵素とまず基質が結合して酵素・基質複合体となり，その酵素・基質複合体から生成物ができる．

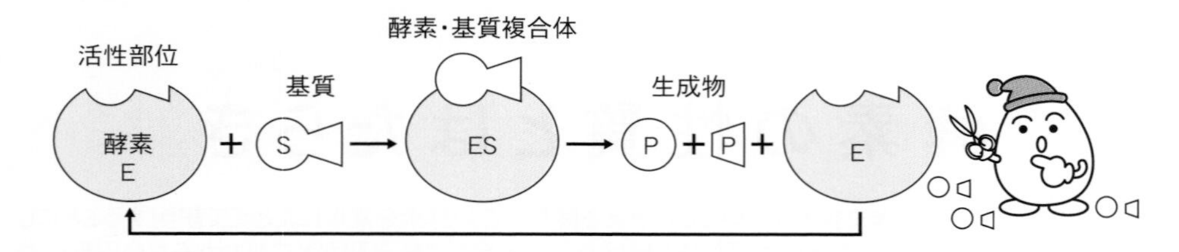

図6-1 酵素反応は酵素と基質が複合体をつくることから始まる

これは略号として

$$E + S \longleftrightarrow ES \longleftrightarrow E + P$$

とよく表わされる．

簡単に説明すると次のようになる．

酵素（E）……………………酵素はタンパク質であり，基質から生成物をつくる反応を助けた後，生成物から離れ再び次の基質と結合する．

基質（S）……………………酵素反応を受ける物質．

生成物（P）…………………酵素反応の結果つくられた物質．

酵素・基質複合体（ES）… 一時的に酵素と基質とが結合した中間体．

活性部位…………………… 酵素が基質と結合し，基質を変化させる部位．

2 酵素の構造を具体的にみると

膵臓から分泌され，小腸で食物のタンパク質を分解するキモトリプシンの立体構造を，図6-2に示す．A鎖（アミノ酸残基番号1-13），B鎖（16-146），C鎖（149-245）はS-S結合で結ばれている．基質が結合する場所（基質結合ポケット）に基質が入ると反応が起こる（このような立体構造はタンパク質の結晶にX線を当てて調べるとわかる）．

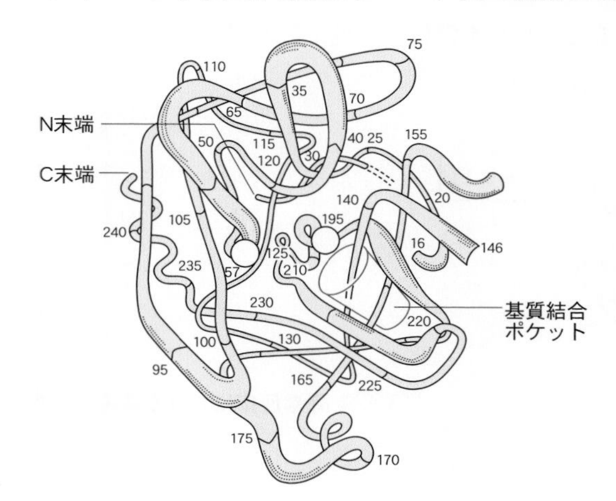

図6-2 キモトリプシンの立体構造

3 酵素反応はなぜ緩和な条件で進むのか

どんな化学反応においても，基質（S）が生成物（P）に変わるには，外からエネルギーが与えられて中間物質をつくる必要がある．この基質の中間物質をつくるまでに必要とするエネルギーを活性化エネルギーという．活性化エネルギーは，一般的には熱エネルギーとして供給されるので，多くの化学反応は加熱を必要とする．しかし，酵素反応の場合，酵素と基質の複合体をつくってから生成物をつくるが，複合体をつくっていると活性化エネルギーはきわめて低くてすむ．したがって，外から反応のために与えねばならないエネルギーが低くてすむので，緩やかな条件下で反応を進めることができる．

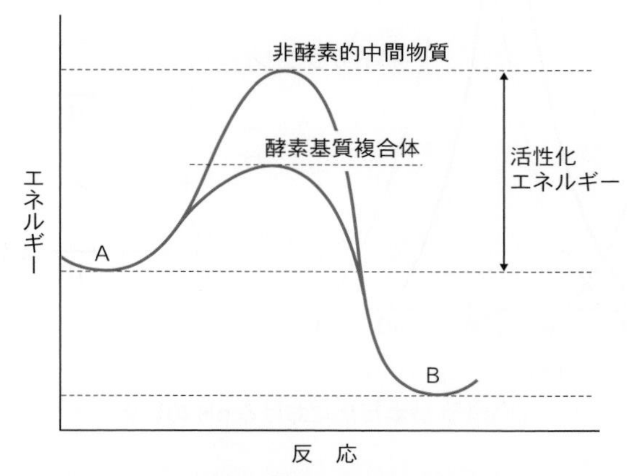

図6-3 酵素がある場合とない場合の活性化エネルギー

3▷ 酵素反応のさまざまな性質

1 酵素と基質との相性 ―基質特異性―

タンパク質分解酵素はでんぷんを分解できない．また，でんぷんの分解酵素はタンパク質を分解できない．このように酵素はその基質の選択が非常に厳密である．このような現象を基質特異性と呼んでいる．これはまた，基質を鍵に，活性部位を鍵穴にたとえられるように，酵素は特定の基質とのみ結合できる．

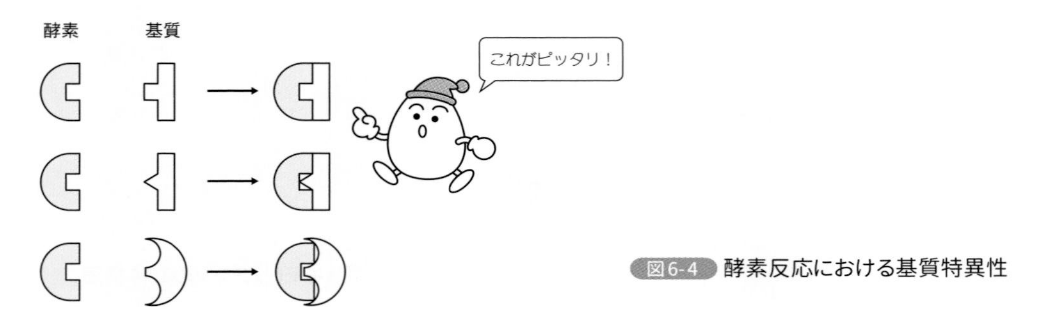

図6-4 酵素反応における基質特異性

2 酵素反応はpHで変わる ―pH依存性―

酵素は自分に最も適したpHでよくはたらくが，それ以外のpHではあまりはたらかない．これは酵素がタンパク質からできていて，タンパク質で説明したようにpHによって簡単に荷電と構造が変化する（第２章３▷参照）．変化のしかたは酵素の種類によって異なるため，酵素が最もよくはたらくpHは酵素の種類によりすべて異なり，最大活性が得られるpHを至適pHという．

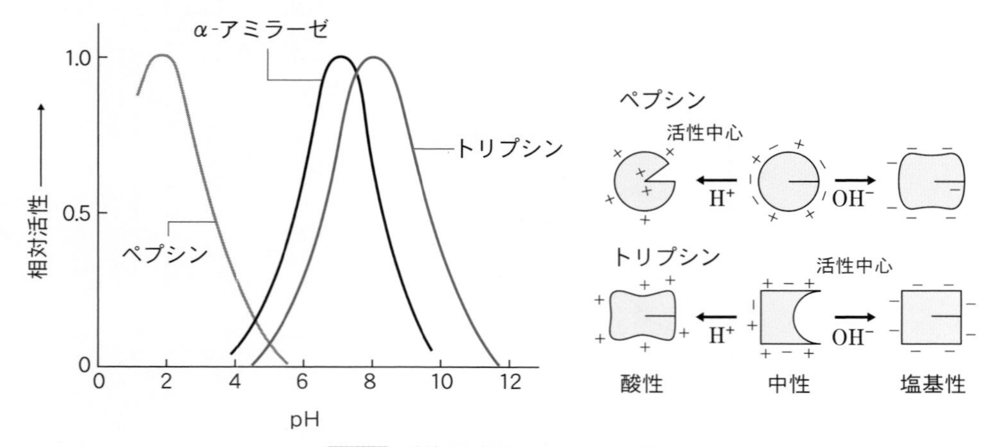

図6-5 酵素反応におけるpHの影響

3 酵素反応は温度で左右される —温度依存性—

酵素反応は，温度が上がれば基質と酵素の水溶液中での動きが活発になり，衝突回数が増えるので反応速度は大きくなる．しかし，酵素はタンパク質からなるため，一般的にはある温度以上になると酵素の構造が破壊され，急激に活性はなくなる．この相矛盾する条件を満足させるような温度（至適温度）で酵素は最もよくはたらく．私たちの体温は 37 ℃付近であるが，なかには 75 ℃でも成育する細菌（好熱菌）もあるので，酵素の至適温度は必ずしも 30 ～ 40 ℃とは限らない．

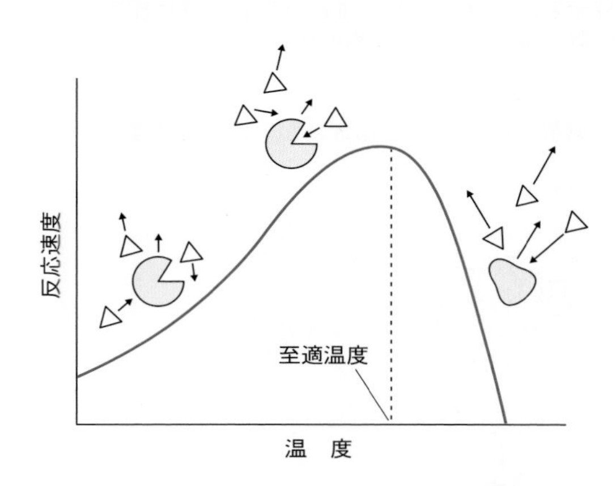

図6-6 酵素反応における温度の影響

矢印の長さは酵素や基質の移動し易さを示す．

4 酵素の能力は基質濃度を変えると見えてくる

(a) 基質濃度で反応速度がずいぶん変わる

酵素反応は基質の濃度によりその反応速度が大きく変化する（図 6-7）．

(b) 酵素反応を数式で表現すると

ミハエリス・メンテンの式

$$v = \frac{V\mathrm{max} \cdot [S]}{Km + [S]}$$

v：**反応速度**，$[S]$：**基質濃度**，$V\mathrm{max}$：**最大速度**，Km：**ミハエリス定数**（最大速度の 1/2 の速度を示すときの基質濃度のこと．値が小さいほど酵素と基質との親和力は大きい）

❶ 基質が低濃度のとき　$[S] \ll Km$

$$Km + [S] \fallingdotseq [Km]$$

$$v = \frac{V\mathrm{max}}{Km} \cdot [S]$$

$V\mathrm{max}/Km$ は定数，したがって v は $[S]$ に比例する．

❷ 基質が高濃度のとき　$[S] \gg Km$

$$Km + [S] \fallingdotseq [S]$$

$$v = V\mathrm{max}$$

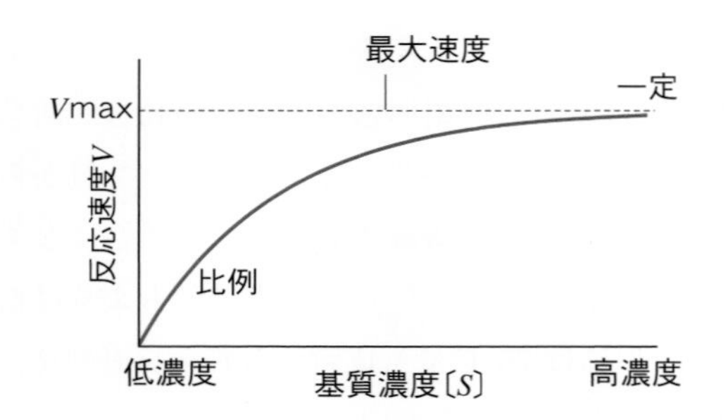

基質濃度が低いとき …基質濃度が上昇するにつれ基質との衝突回数が増加 … 反応速度は基質濃度に比例（直線関係）

基質濃度が高いとき …酵素の仕事量の限界 ……… 反応速度が一定値に達する

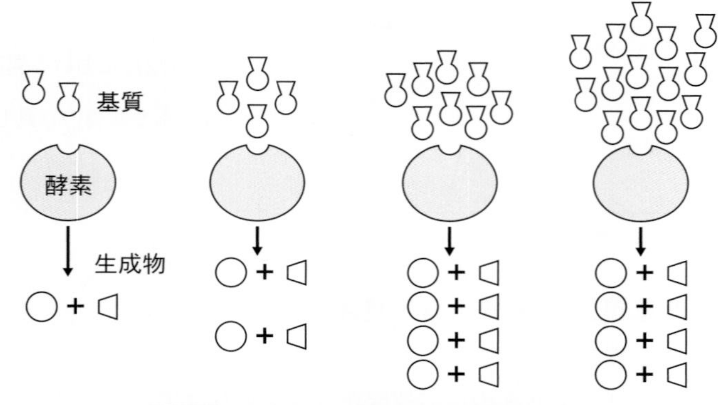

図6-7 酵素反応における基質濃度の影響

(C) 酵素の *Km* 値は何を意味するか

反応速度が最大反応速度の 1/2 に達するのに要する基質濃度を *Km* 値という．したがって，*Km* 値が小さい酵素は，基質の濃度が低い場合でも，反応を進行させることができることを意味する．

生体内でグルコースはヘキソキナーゼとグルコキナーゼの両酵素によりリン酸化されるが，グルコースが低濃度のときは主にヘキソキナーゼのみが，食後血糖値が上昇するとグルコキナーゼもはたらき始める．これは，前者の *Km* 値が 0.01 ～ 0.25 mM であるのに対して，後者の *Km* 値は 5 ～ 12 mM で，あまりにも酵素との親和性が異なるからである．

$$\text{グルコース} + \text{ATP} \xrightarrow[\text{グルコキナーゼ（}Km\text{ 大）}]{\text{ヘキソキナーゼ（}Km\text{ 小）}} \text{グルコース 6 -リン酸} + \text{ADP}$$

5 酵素反応の阻害

酵素反応を妨害（阻害）する因子がいろいろある．阻害する代表的な手段として，① 基質によく似ているニセの基質（プラスチックのりんご）を反応液に加えること，② 酵素タ

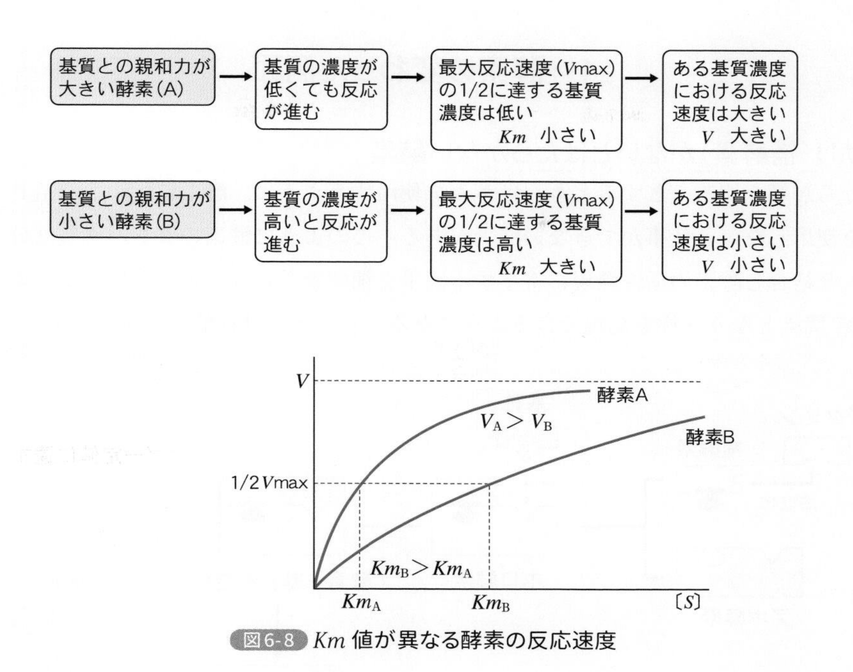

図6-8 Km 値が異なる酵素の反応速度

ンパク質の一部分に作用して酵素の形を変えてしまうこと（ペンチでつねられた酵素）．①による酵素反応の妨害を競争（拮抗）阻害といい，コハク酸デヒドロギナーゼに対するマロン酸などの例がある．②による酵素の反応の妨害を非競争（非拮抗）阻害という（図 6-9 参照）．

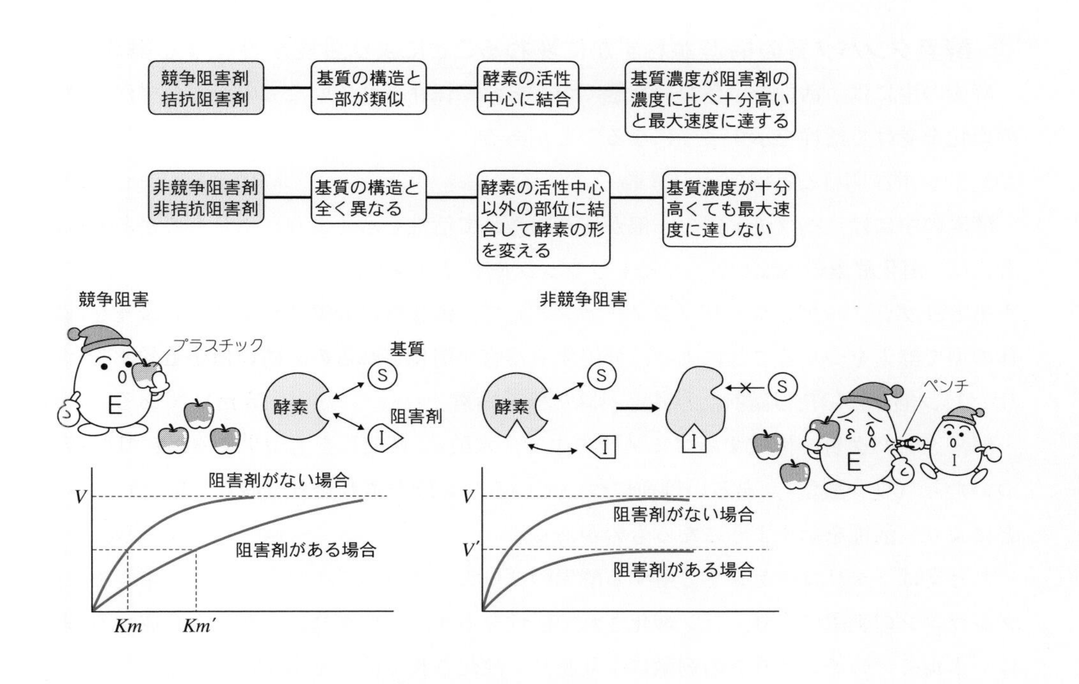

図6-9 阻害剤による酵素反応の妨害

4 ▷ 酵素の変わった側面

1 助け(補酵素)がないとはたらかない酵素

私たちが紙を切ろうとするとき，はさみを使用するように，酵素にも小さな道具（補酵素）を使用しないと仕事ができない酵素がある．このように酵素のタンパク質部分（アポ酵素）と結合し酵素の活性発現に寄与する因子を補酵素という．補酵素はアポ酵素と結合し，ホロ酵素となり活性を発現できるようになる．ビタミンは補酵素の主要な成分である．

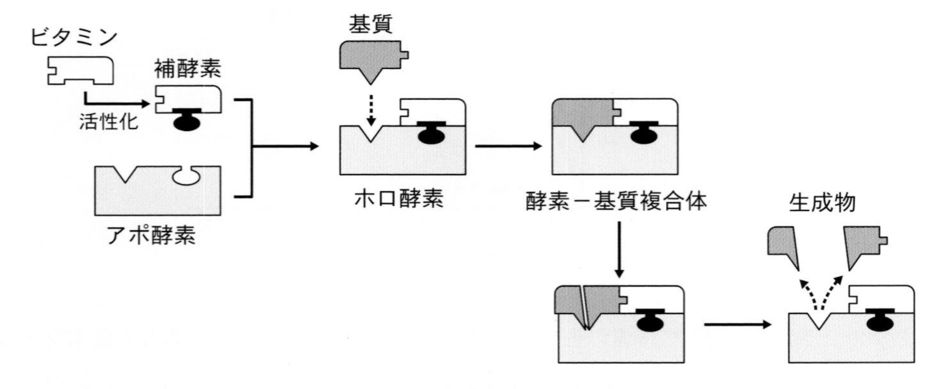

図6-10 酵素反応における補酵素の役割

2 酵素タンパク質の構造がわずかに変わることにより活性が変化する酵素

酵素の中には，活性を示さない状態でつくられて保存されていたものが，わずかな構造の変化を受けて活性を示すようになることがある．

(a) シッポが切れるとはたらく酵素

酵素の中には，ペプチド鎖の一部が切り離されて活性を示すようになるものがある．たとえば，消化酵素のペプシン，キモトリプシンやトリプシンは，前駆体のペプシノーゲン，キモトリプシノーゲンやトリプシノーゲンとして，消化管に分泌される．このような前駆体の型で酵素をつくることにより，分泌する器官が消化されるのを防いでいる．

(b) リン酸がついたり離れたりするとはたらく酵素

酵素タンパク質を構成するアミノ酸の中で，水酸基（OH）をもつアミノ酸にリン酸がついたり（リン酸化），あるいは逆についているリン酸が離れたり（脱リン酸化）することにより，活性を示すようになるものがある．

たとえば，グリコーゲンを分解する酵素のグリコーゲンホスホリラーゼは，ホルモンのグルカゴンの刺激により，リン酸化されて活性を示す．逆にグリコーゲンを合成する酵素は，ホルモンのインスリンの刺激により脱リン酸化されて活性を示すようになる．

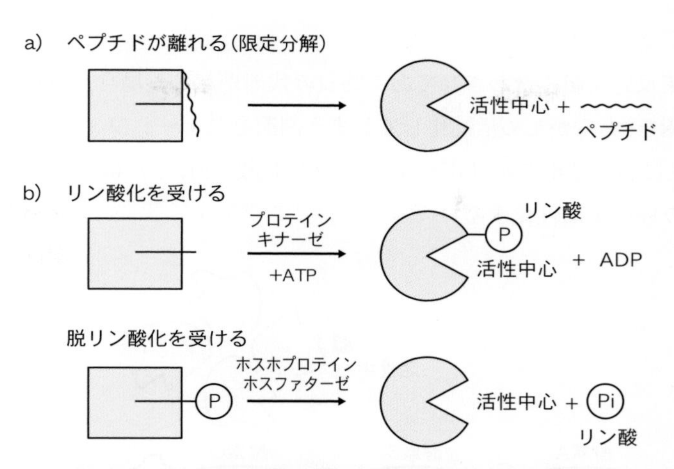

図6-11 酵素タンパク質の構造が少し変わると活性が変化する

3 何かが付着することにより活性が変わる酵素(アロステリック酵素)

酵素はタンパク質でできているが，かたい固定した形をしているのではなく，構造を変えることができる．たとえば活性中心以外の場所に効果物質（酵素反応の基質や生成物などで，アロステリック因子と呼ぶ）が付着すると，酵素全体の形が変化して活性中心の形が変わり，ある場合には基質との結合が抑えられて反応が進みにくくなり，またある場合には基質とより結合しやすくなる．この変化は可逆的で効果物質が離れると，もとの構造にもどる．このような変化を受ける酵素をアロステリック酵素という（図6-12）．

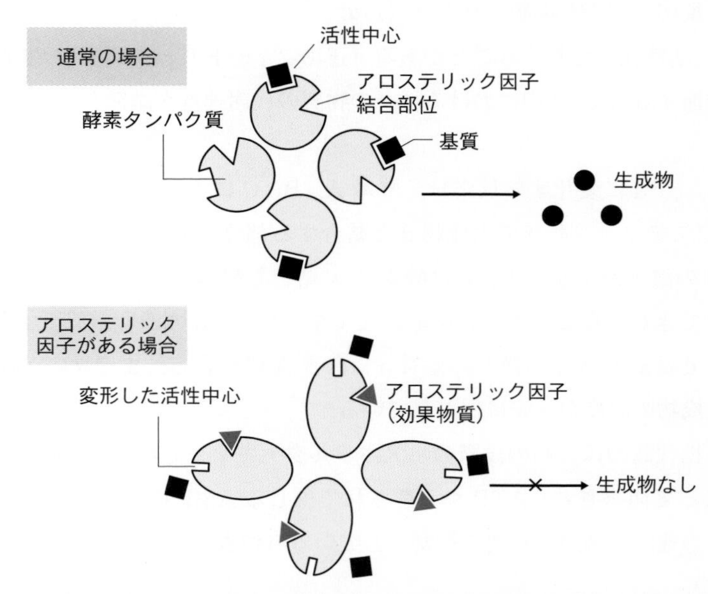

図6-12 酵素タンパク質にアロステリック因子が付着して活性が変化する

第6章 酵素の性質とはたらき

(a) フィードフォワード調節

数段階の酵素反応が組み合わされてある物質の代謝が起こる場合，最初の基質が後に起こる反応の酵素を，あらかじめ活性化してしまう調節をフィードフォワード調節という（核酸のIMP 合成においてホスホリボシル 1-ピロリン酸（PRPP）はアミドホスホリボシルトランスフェラーゼを活性化する）．

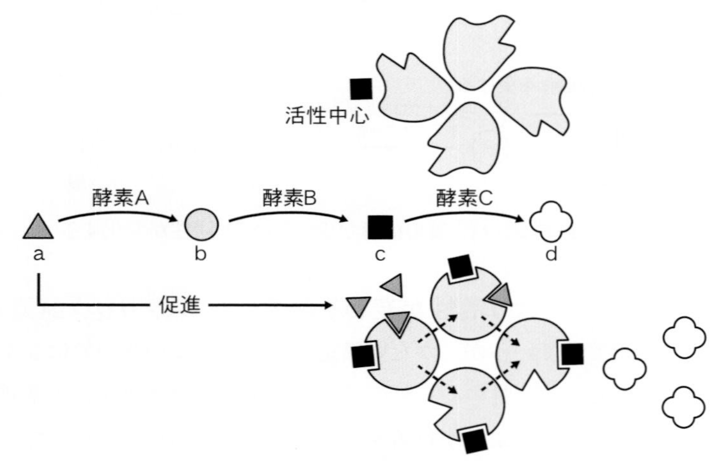

図6-13 フィードフォワード調節

(b) フィードバック調節

数段階の酵素反応が組み合わされてある物質の代謝が起こる場合，酵素反応の生成物が初めに起こる反応の酵素を抑制させたり（負のフィードバック調節またはフィードバック阻害という），活性化したりすることがある（正のフィードバック調節）．生成物が酵素反応の速度を調節するので，体内における種々の物質の代謝速度が調節されることになる（図6-14）．

基質 a が b，c，d に変化する反応は，酵素 A，B，C によって触媒されているとする．酵素 A はアロステリック酵素で生成物 d と結合する部位をもっている．一連の反応が進んで生成物 d の濃度が上がると，d は酵素 A に結合し酵素 A の活性中心の形が変わり，基質 a が結合できなくなる．すると反応が進まなくなり，d の濃度が低下する．d の濃度が低下すると d は酵素 A から離れ，基質 a は酵素 A に結合し，また反応が進む．このような方法で生成物の濃度が一定に保たれている．

たとえば，糖代謝のはじめの段階のホスホフルクトキナーゼは，生成物である ATP やクエン酸によって阻害され，ATP が消費されて生じる AMP により活性化される．このことは解糖系の速度の調節に重要な役割をしている（付表 7 参照）．

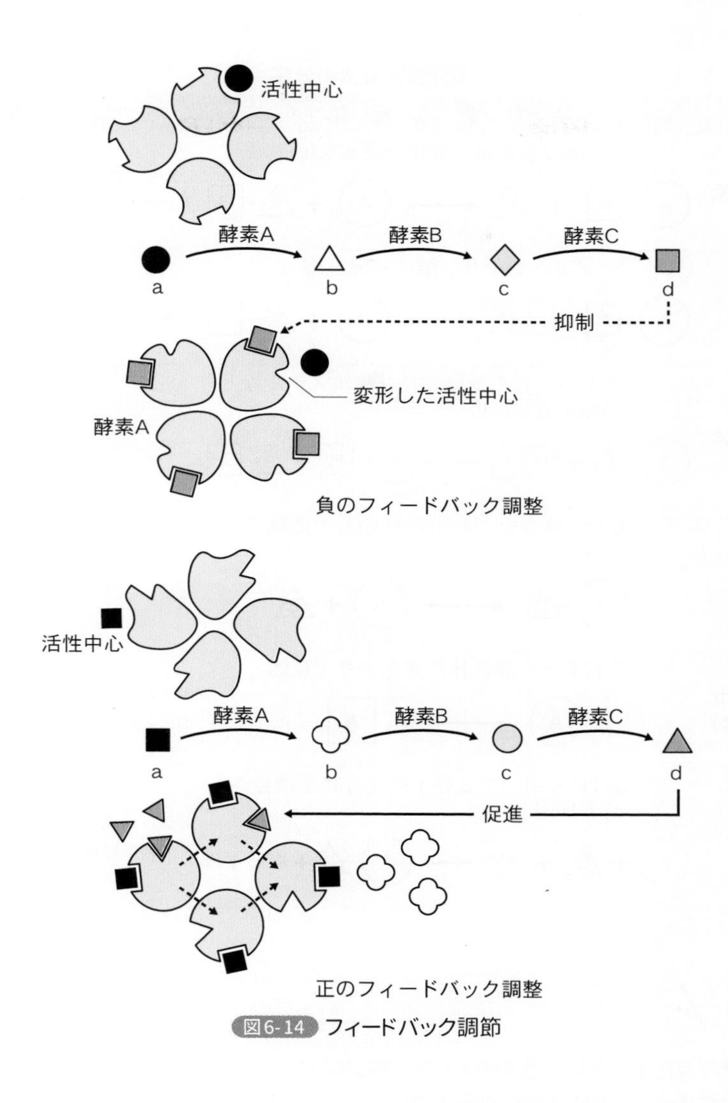

図6-14 フィードバック調節

5▷酵素の命名と分類

酵素名は，トリプシンやペプシンのように発見当時の名称が用いられてきた．しかし，つぎつぎに発見される酵素を系統的に命名するために，国際生化学連合の酵素委員会は酵素反応の型を6種類に分類し（**表6-1**），基質名や反応形式の語尾にaseを付して呼ぶことにした．たとえば，タンパク質（protein）の分解酵素はプロテアーゼ（protease），アルコール（alchol）脱水素酵素はアルコールデヒドロゲナーゼ（alchol dehydrogenase）．

表6-1 酵素の分類

分類	触媒する反応	例
(1) 酸化還元酵素	2種の基質間の酸化—還元反応 A–H_2 ＋ B ⟷ A ＋ B–H_2	ピルビン酸デヒドロゲナーゼ チトクロム c オキシダーゼ
(2) 転移酵素	アミノ基やリン酸の移転反応 A–X ＋ B ⟷ A ＋ B–X	アラニンアミノトランスフェラーゼ ヘキソキナーゼ
(3) 加水分解酵素	タンパク質や糖質，リン酸エステルなどの加水分解反応 A–B ＋ H–OH ⟶ A–H ＋ B–OH	ペプシン，トリプシン，アミラーゼ スクラーゼ，マルターゼ，ホスファターゼ
(4) リアーゼ (脱離酵素)	C—C 結合などの切断や CO_2 を遊離させる反応 A–B ⟷ A ＋ B	フルクトースビスリン酸アルドラーゼ ピルビン酸デカルボキシラーゼ
(5) イソメラーゼ (異性化酵素)	基質をその異性体に変化させる反応 A ⟷ A′	ホスホヘキソースイソメラーゼ ホスホグリセリン酸ホスホムターゼ
(6) リガーゼ (合成酵素)	ATP を用いて2分子の化合物を結合させる反応 A ＋ B ＋ ATP ⟶ A–B ＋ ADP ＋ Pi	アシル CoA シンテターゼ アセチル CoA カルボキシラーゼ

練習問題

❶ 酵素は化学反応でどのような役割をするか説明しなさい．

❷ 酵素の活性中心と基質特異性を説明しなさい．

❸ ミハエリス・メンテンの式の中の $V\mathrm{max}$ と Km の意味を述べなさい．

❹ 酵素活性の最適 pH を例をあげて説明しなさい．

❺ 酵素活性の最適温度はなぜ現われるのか説明しなさい．

❻ 解糖系の一番はじめの酵素であるヘキソキナーゼとグルコキナーゼは，両方ともグルコースをリン酸化する反応を触媒する．ヘキソキナーゼはグルコース濃度の低いときに作用し，グルコキナーゼはグルコース濃度が高くなったときにはたらく．これは酵素のどのような性質によりきまるのか説明しなさい．

❼ 負のフィードバック調節を説明しなさい．

❽ ホスホフルクトキナーゼは ATP によって阻害され，AMP により活性化される．正と負のフィードバック調節を説明しなさい．

❾ 酵素の前駆体とは何か．ペプシンを例にあげて説明しなさい．

❿ グリコーゲン合成酵素とグリコーゲンホスホリラーゼは，リン酸化によりどのように活性が変わるか述べなさい．

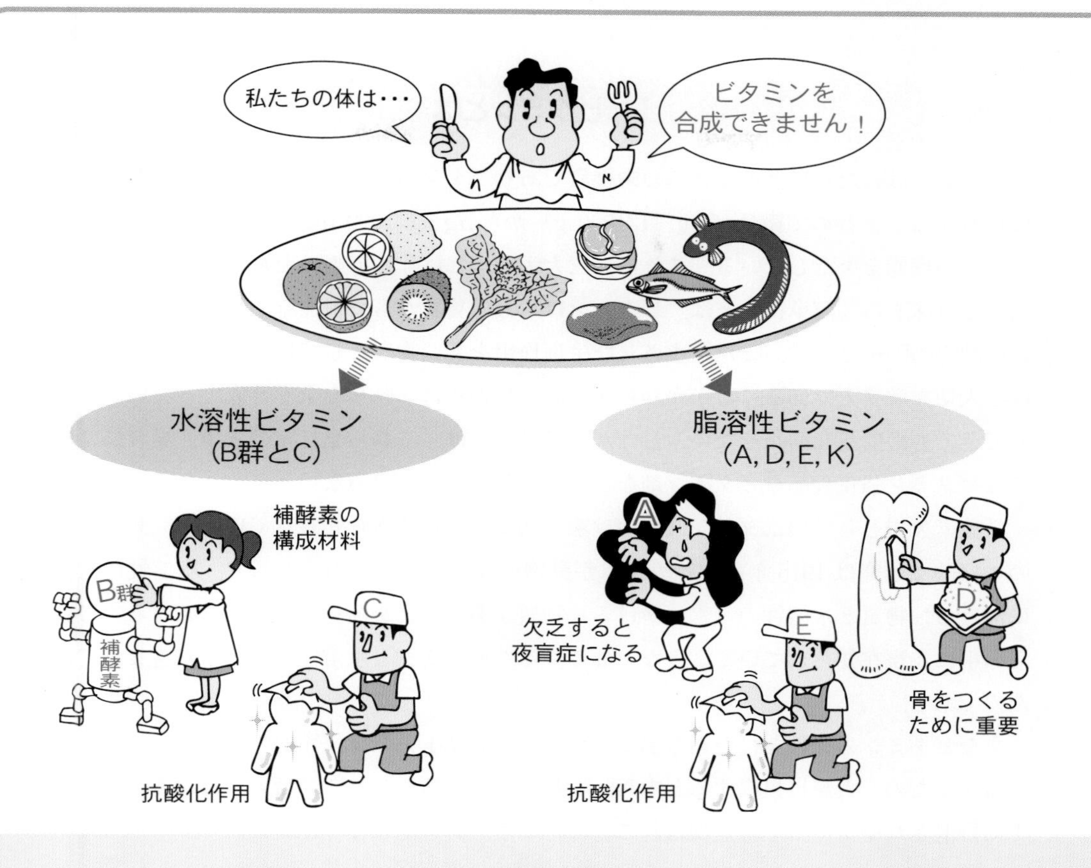

第7章
ビタミンの種類とはたらき

体内でエネルギーをつくりだすこともなければ体の構成成分にもならないのに，必須の栄養素としてビタミンがあります．ビタミンは体の中で何をしているのでしょうか．

私たちの体の中では，たくさんの酵素反応がまるで運動会のリレー（A→B→C→D→……）のように次から次へとつながって反応しています．一連の酵素反応の中で，たとえばB→Cの反応は，Bが酸化されて（すなわちBから水素が取りのぞかれて）Cに変化する反応である場合，Bの水素を引き取ってくれる相手がいないことには，たとえ酵素とBがたくさんあってもCは生成しません．Cができなければそれ以降の反応がまったく生じなくなってしまいます．したがって，Bの水素を引き取ってくれる相手がとても大切になりますね．私たちの体の中では，FADやNADと呼ばれる補酵素が，この水素の引き受け人になります．前者はビタミンB_2から，後者はナイアシンというビタミンから体内でつくられます．補酵素の中には水素の受け渡しだけでなく，酵素タンパク質に直接作用して基質の化学変化を促進するはたらきを示すものもあります．このようにある種の酵素反応に欠くことのできない補酵素は，私たちが食事で摂取したビタミンから体の中でつくられます．したがって，ビタミンは体の構成成分やエネルギー源になりませんが，酵素反応（すなわち生理作用）の調節因子として，体にとってなくてはならないものなのです．

上に述べた補酵素としてのはたらきは，水溶性のビタミンがもつ共通の生理的機能ですが，脂溶性ビタミンはそれぞれ異なった役割をもっています．たとえば，ビタミンAは，私たちの目が明暗を感じ分けるときに大切であり，ビタミンDは腸管からのカルシウム吸収に大きな役割を果たしています．

この章では，いろいろな種類のビタミンのはたらきについて学びます．

では，詳しく説明することにしましょう．

1 ▷ ビタミンとは

ビタミンは私たちにとって必須の栄養素であり，タンパク質，糖質，脂質の三大栄養素に比較するときわめて微量（mg《1/1000 g》から μg《1/1000 mg》で表わせる量）で十分にその機能を果たしている．これは，三大栄養素とは体内でのはたらきが異なっていることを意味する．簡単にいえば，ビタミンは三大栄養素がもつ機能を十分に発揮させるための触媒的因子として，またさまざまな生理作用をもつ物質としてはたらいている．これほど大切な栄養素であるにもかかわらず，私たちの体はこれらを全く合成できないか，合成できても必要量を満たせない．したがって私たちは，これらを日常の食事，場合によってはビタミン強化食品やビタミン剤などで摂取しなければならない．

栄養素欠損としてのビタミン欠乏症は壊血病などが古くから知られていたが，ビタミンの本格的な研究は1915年にマッカラムが動物の成長に必須の因子として，脂溶性の（油に溶ける）物質と水溶性の（水に溶ける）物質があることを発見したことに始まる．これらの中に，現在知られているような一群の脂溶性ビタミンと水溶性ビタミンが含まれていたのである．

主なビタミンの種類とはたらきおよび欠乏症を表 7-1 に示す．脂溶性ビタミンは体内に沈着するため，大量に摂取すると中毒症を起こす．水溶性ビタミンは水に溶けるので，尿中に排泄されやすく，中毒症状は起こりにくいが，欠乏症になりやすい．

2 ▷ 脂溶性ビタミンのはたらき

脂溶性ビタミンが栄養素の利用に，また生理機能の一端をどのように担っているかをいくつかの具体的な例でみてみよう．

1 ビタミンA

(a) カロテン（カロチン）はビタミン A に変わる

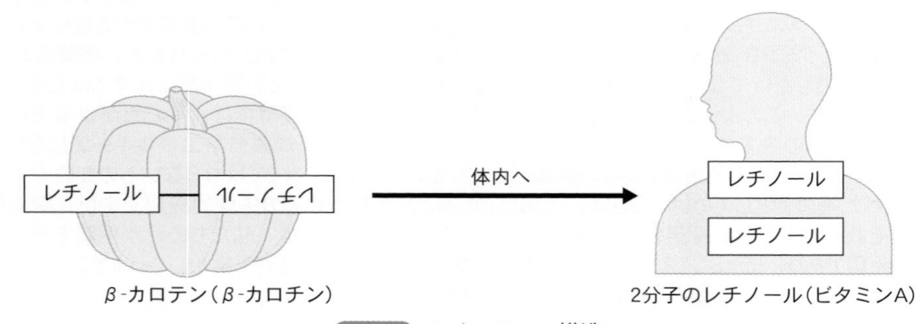

図7-1 β-カロテンの構造

野菜に含まれるβ-カロテンは2分子のビタミン A（レチノール）がつながった型をしており，体内でビタミン A に変換されるプロビタミン A である．

表7-1 主なビタミンのはたらきと欠乏症

脂溶性ビタミン

名称	化学名または誘導体	作用	含有する食物	欠乏症状
ビタミンA プロビタミンA	レチノール レチナール カロテン	視紅として視覚に関与，皮膚，粘膜上皮細胞の機能保持，コンドロイチン硫酸の合成	うなぎ，レバー（にわとり，牛，豚），卵，バター，マーガリン，チーズ，魚油，牛乳，緑黄色野菜（にんじん，ほうれん草，トマトなど）	夜盲症，角膜乾燥症，眼球乾燥症，結膜炎，角膜軟化症，毛包性角化症，皮膚疹，発育障害，感染症にかかりやすい，味覚・嗅覚・聴覚の変化
ビタミンD	コレカルシフェロール エルゴカルシフェロール	小腸からのCa，Pの吸収促進，骨，歯の石灰化促進	レバー，肝油，卵黄，魚（いわし，しらす干，まぐろ，かつおなど），きのこ，酵母，干ししいたけ	くる病，骨軟化症，骨および歯の発育不全
ビタミンE	α-トコフェロール β-トコフェロール γ-トコフェロール δ-トコフェロール	生体膜の安定化，抗酸化作用，ビタミンAおよびカロテンの酸化防止	レバー，牛肉，豚肉，卵，魚（かつお，さけなど），玄米，とうもろこし油，ひまわり油，マーガリン，マヨネーズ	不妊症，習慣性流産，しもやけ，皮膚の硬化，しみ，指のしびれ，感染症にかかりやすい
ビタミンK	フィロキノン（K_1） メナキノン（K_2） メナジオン（K_3）	血液凝固因子の生成と保持	緑黄色野菜，海藻類（あおのり，わかめ，ひじきなど），茶（緑茶，紅茶など），納豆，豆類，レバー	頭蓋骨内出血，血液凝固遅滞，肝障害

水溶性ビタミン

名称	化学名または誘導体	作用	含有する食物	欠乏症状
ビタミンB_1	チアミン アノイリン	酸化的脱炭酸酵素の補酵素	豆類，玄米，胚芽米，麦，酵母，豚肉，レバー，ごま，あおのり，落花生，やつめうなぎ	脚気，多発性神経炎，食欲減退，消化不良，疲れやすい，ウェルニッケ脳症
ビタミンB_2	リボフラビン	酸化還元酵素の補酵素	牛乳，バター，レバー，卵黄，酵母，豆類，わかめ，干ししいたけ	成長停止，口角炎，口唇炎，舌炎，脂漏性皮膚炎
ビタミンB_6	ピリドキサール ピリドキサミン ピリドキシン	アミノ酸代謝の補酵素	肉類，魚類，レバー，卵，豆類，とうもろこし，はちみつ	多発性神経炎，皮膚炎，貧血，痙攣
ナイアシン（ニコチン酸）	ナイアシン ニコチンアミド	酸化還元酵素の補酵素	とり肉，豚肉，牛肉，レバー，魚（まぐろ，いわしなど），小麦胚芽，米ぬか，落花生，緑黄色野菜	ペラグラ
パントテン酸		補酵素A（CoA）の構成成分	肉類，レバー，牛乳，ナッツ類，納豆，大麦，胚芽米，玄米	足の焼灼痛，皮膚炎，知覚異常
ビオチン		炭酸固定反応の補酵素	動物の内臓（レバーなど），牛乳，酵母，穀類，豆類，卵，野菜類	脂漏性皮膚炎，皮膚湿疹，貧血
葉酸		炭素1原子転移反応の補酵素	レバー，牛乳，胚芽米，卵黄	巨赤芽球性貧血
ビタミンB_{12}	コバラミン	炭素1原子転移反応に関与	動物性食品（鳥獣肉類，魚介類，牛乳，チーズ，卵，他）	悪性貧血
ビタミンC	アスコルビン酸	コラーゲンの生成，生体内の還元作用	野菜類，いも類，果物類	壊血病，疲れやすい，かぜをひきやすい，しみ，そばかす

（構造式については巻末の付図を参照）

ビタミンAは視覚の保持，粘膜や上皮細胞の正常な発育と分化に必要なビタミンである．動物性食品にはビタミンAのエステル（レチニールエステル）として含まれ，植物性食品（主に緑黄色野菜）には，体内でビタミンAに変化するカロテン類（とくに生理作用の強いのはβ-カロテン）として含まれている．β-カロテンは私たちの体の中に入ると2分子のビタミンAに変化する．このように体内でビタミンに変化する前駆体のことをプロビタミンと呼んでいる．

(b) 目が見えるための化学的メカニズムとビタミンA

ビタミンA（レチノール）は眼の中で，アルコール脱水素酵素によりレチナール（ビタミンAアルデヒド）となる．レチナールにはシス，トランスと呼ばれる2つの型がある．光のエネルギーを受け取った11-シスレチナールは，そのエネルギーを電気信号に変えて視神経に伝え，レチナール自身はallトランス型へともどり，暗所で再度11-シス型につくり変えられる．これを視覚サイクルと呼ぶ．ビタミンAが不足すると視覚機能が正常にはたらかず，夜盲症になる．著しいビタミンA欠乏状態では視覚障害から失明に至ることもある．

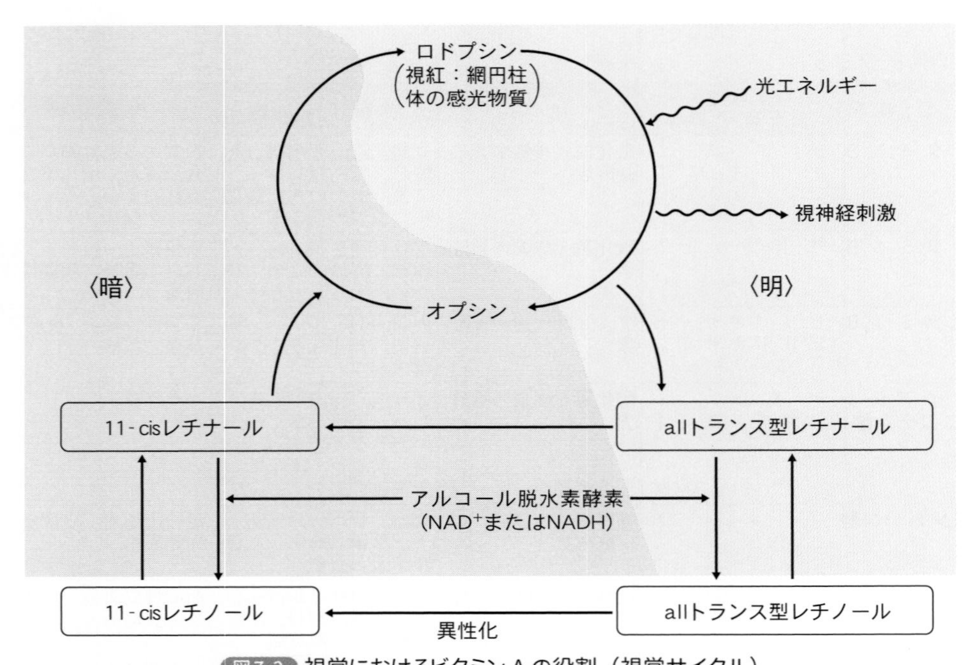

図7-2 視覚におけるビタミンAの役割（視覚サイクル）

レチノール：ビタミンA　**レチナール**：ビタミンAアルデヒド

(C) ビタミンA不足と癌（がん）

ビタミンAは視覚に対する作用以外に，細胞の正常な分化に大切な因子であることが明らかになってきた．ビタミンAが不足すると粘膜や上皮細胞の正常な発育，分化が妨げられ，がん様の変性を生じたり，がん細胞ができやすくなったりするといわれている．したがって，ビタミンAは発がんを予防する効果のあるビタミンとも考えられるが，大量に摂取すると過剰症となるので，中毒作用が少なくがん抑制効果の強い物質を求めて数多くのビタミンA誘導体（レチノイド）が合成されている．

2 ビタミンD

(a) 紫外線がつくり出すビタミン

抗くる病作用をもつビタミンとして発見されたビタミンである．食品中のエルゴステロールや皮膚に存在する7-デヒドロコレステロールは，紫外線が当たることにより，それぞれビタミンD_2，ビタミンD_3に変わる（図7-3）．

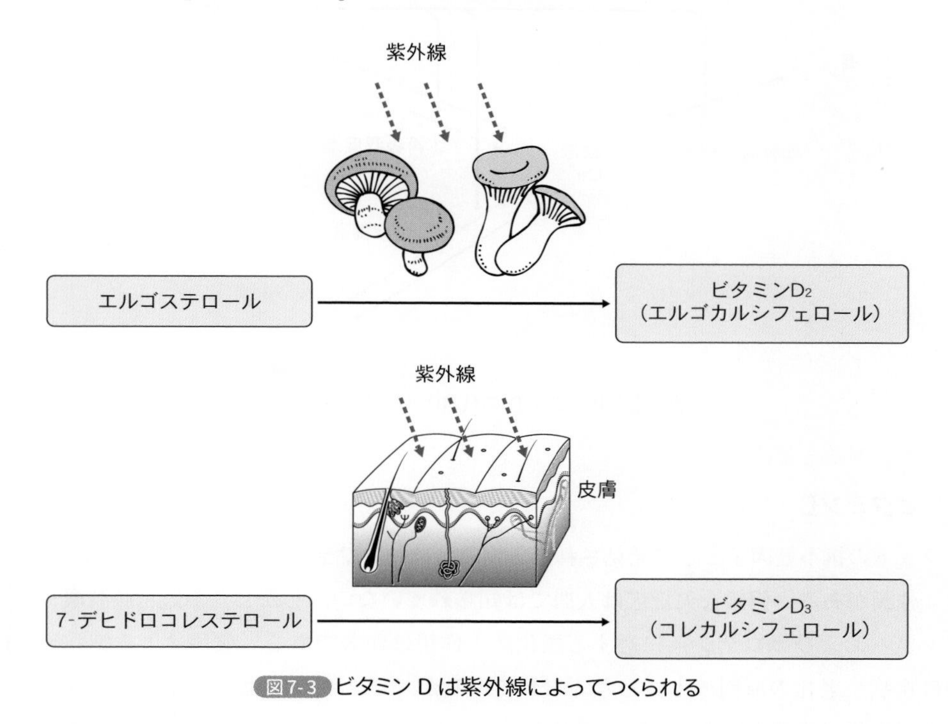

図7-3 ビタミンDは紫外線によってつくられる

(b) 骨をつくるためのビタミン

皮膚で生成されたビタミンD_3や食物から取り入れたビタミンD_3は肝臓と腎臓でそれぞれ水酸化されて1,25-ジヒドロキシビタミンD_3（活性型ビタミンD，1,25 $(OH)_2$ -D_3）になり，生理作用を発揮する．まず，小腸粘膜でのカルシウム結合タンパク質の生合成を高めることにより，カルシウムおよびリン酸の吸収（能動輸送）を促進する．そして，腎臓におけるカルシウム，リン酸の再吸収を促進し，血中カルシウム濃度を上昇させる（図7-4）．

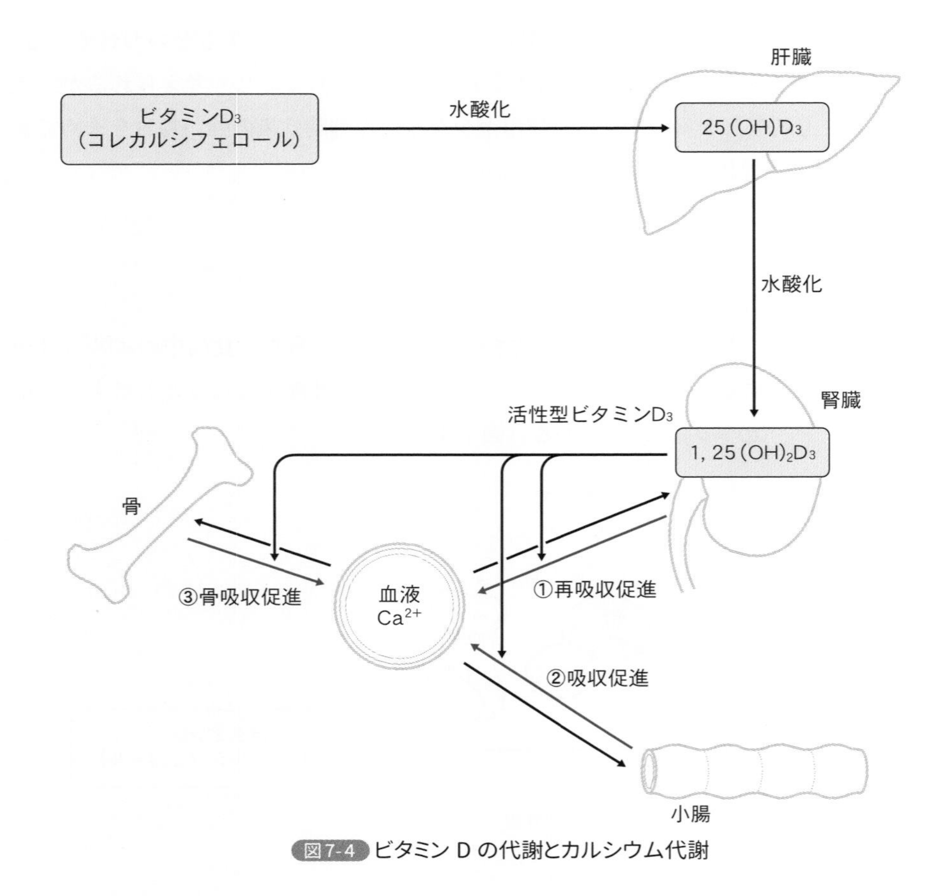

図7-4 ビタミン D の代謝とカルシウム代謝

3 ビタミンE

ラットの抗不妊因子として発見された．化学名はトコフェロールといい，α，β，γ，δ の 4 種類がある．明確な欠乏症は人間では知られていない．しかし，不飽和脂肪酸やビタミン A（およびカロテン）に対する酸化防止作用は顕著である．酸化による細胞膜の破壊は疾病や老化の原因の 1 つと考えられているが，ビタミン E は抗酸化作用を通じて生体内で脂質の過酸化による細胞の損傷を防ぎ，細胞の機能を正常に保つ役割を果たしているとされている．

4 ビタミンK

抗出血性ビタミンとして発見された．天然には K_1，K_2 があり，K_3 ～ K_7 は化学合成品である．中でも K_3 が最も強い生理作用をもつ．ビタミン K はプロトロンビンをはじめとする血液凝固因子（Ⅶ，Ⅸ，Ⅹ）の生合成に不可欠であるため，K が不足すると血液凝固が阻害される（図 7-5）．なお，ビタミン K は腸内細菌によって体内（大腸）で合成されるので，欠乏症を生じることは少ない．

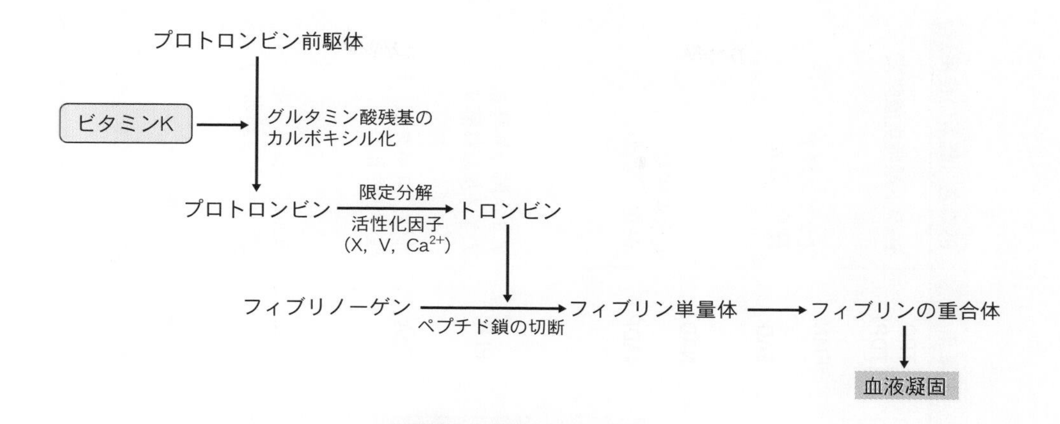

図7-5 血液凝固とビタミンK

血液凝固系の一部を示す．血液凝固反応が完了するためにはビタミンKが不可欠である．

3▷ 水溶性ビタミンのはたらき

水溶性ビタミンが，栄養素の代謝にどのように関わっているかを，いくつかの具体的な例でみてみよう．

1 ビタミンB群

水溶性ビタミンのうち，B_1, B_2, B_6, B_{12}, ナイアシン（ニコチン酸），パントテン酸，葉酸，ビオチンなどをビタミンB群と呼ぶ．これらは，動物の成長に必要な水溶性の因子が発見された際，単一の成分と考えられて最初，ビタミンBと名付けられた．しかしその後，それぞれはたらきの異なる数多くのビタミンがその中に含まれていることが判明したものである．B群に属するビタミンは，生体内において物質代謝に関与する**補酵素の構成材料**として重要な生理機能を発揮している（**図7-6**）．B群のビタミンを構成成分とする補酵素の構造と補酵素としての作用を，**表7-2**に示す．リン酸と結合して補酵素作用を表すビタミンも多いが，中にはB_2（FAD），ナイアシン（NAD，NADP），パントテン酸（CoA）のようにビタミンに糖とアデニンが結合して，ヌクレオチドとして補酵素作用を発揮するものもある．

2 ビタミンC —水溶性の抗酸化ビタミン—

ビタミンCは，壊血病（スコルビック）に対抗（アンチ）する物質で，柑橘類に含まれている酸として発見され，アスコルビン酸と命名された．ビタミンCが欠乏すると壊血病になるが，これは生体内の結合組織を構成するコラーゲンの合成に必要な酵素（プロ

表7-2 ビタミンB群と補酵素

ビタミン	補酵素の構造*	補酵素名*	酵素名（酵素の作用）
B_1	B_1—リン酸—リン酸	TPP (TDP)	α-ケト酸脱炭酸酵素
B_2	B_2—リン酸	FMN	フラビン酵素（酸化，還元）
	B_2—リン酸—リン酸—リボース—アデニン	FAD	
ナイアシン	ナイアシン—リボース—リン酸—リン酸—リボース—アデニン	NAD	脱水素酵素（酸化，還元）
	ナイアシン—リボース—リン酸—リン酸—リボース(—リン酸)—アデニン	NADP	
B_6	B_6—リン酸	PLP	アミノ酸分解酵素 アミノ基転移酵素
パントテン酸	システアミン—パントテン酸—リン酸—リン酸—リボース(—リン酸)—アデニン	CoA	酢酸，コハク酸，脂肪酸の活性化
ビオチン	ビオチン		カルボキシラーゼ（カルボキシ基転移）
葉酸	5,6,7,8-テトラヒドロ葉酸	THFA	（C_1 基転移）
B_{12}	デオキシアデノシル基—B_{12}		（異性化，メチル化）
	メチル基—B_{12}		

＊ 補酵素の正式名称と構造式は付図を参照のこと．

水素の受け渡し（酸化還元反応）

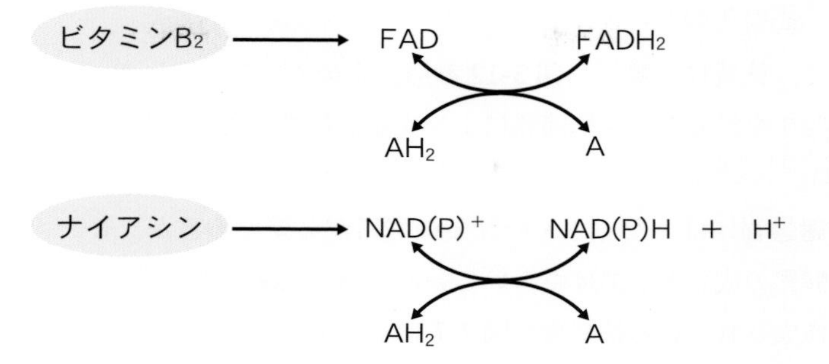

アミノ基の受け渡し（アミノ基転移反応）

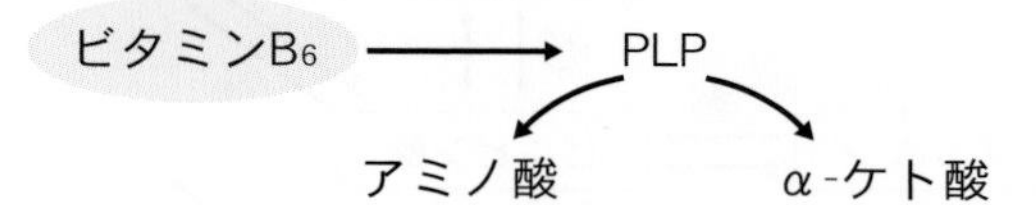

アセチル基, アシル基の受け渡し

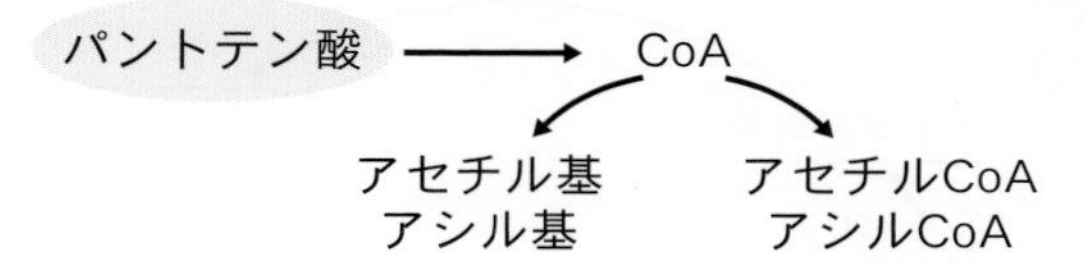

二酸化炭素を取り除く（酸化的脱炭素反応）

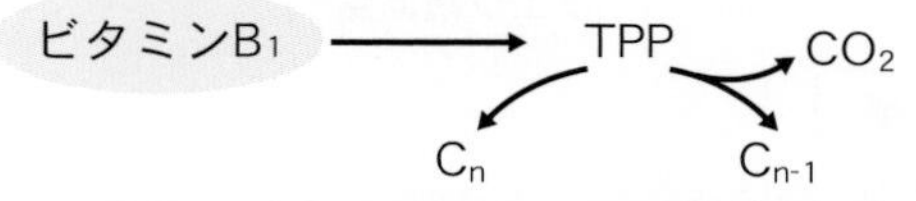

図7-6 主な水溶性ビタミンの補酵素としてのはたらき

リンヒドロキシラーゼ）が，ビタミンCを要求するからであり，ビタミンCが欠乏するとコラーゲン合成ができなくなるためである

このビタミンには強い還元作用がある．この還元作用はたとえば，皮膚の黒い“しみ”の原因であるメラニンの合成酵素を強く阻害する．また，食品添加物として使用されている亜硝酸からニトロソアミン（発がん物質）が生成されるが，ビタミンCはこの合成を阻害する．ビタミンEが脂溶性ビタミンとして生体内における抗酸化作用を発揮しているのに対し，ビタミンCは水溶性ビタミンとして生体内の抗酸化に一役かっている．

なお，ビタミンCを体内で合成できないのはヒト，サル，モルモット，ゾウなどである．これらはビタミンC合成の最終段階に必要な酵素（L-グロノ-γ-ラクトンオキシダーゼ：巻末の「代謝マップ」を参照）をもっていないためであるが，これをもっている他の動物にとってはアスコルビン酸は「ビタミン」ではない．

3 水溶性ビタミンは栄養素の代謝にどのような役割を果たしているか

(a) 糖質・脂質代謝とビタミン

生体内で，糖質は解糖系（図 3-12 参照）を経てクエン酸回路に（図 3-14 参照），また脂質はβ酸化を経てクエン酸回路により代謝されて二酸化炭素と水にまで代謝される（図 4-11 参照）．

この代謝過程には，たくさんの種類の酵素が必要であるが，ビタミン B 群はそれらの酵素の補酵素の成分としてはたらいている．糖質代謝と脂質代謝に関与するビタミンとそれらより構成されている補酵素を図 7-7 に示す．

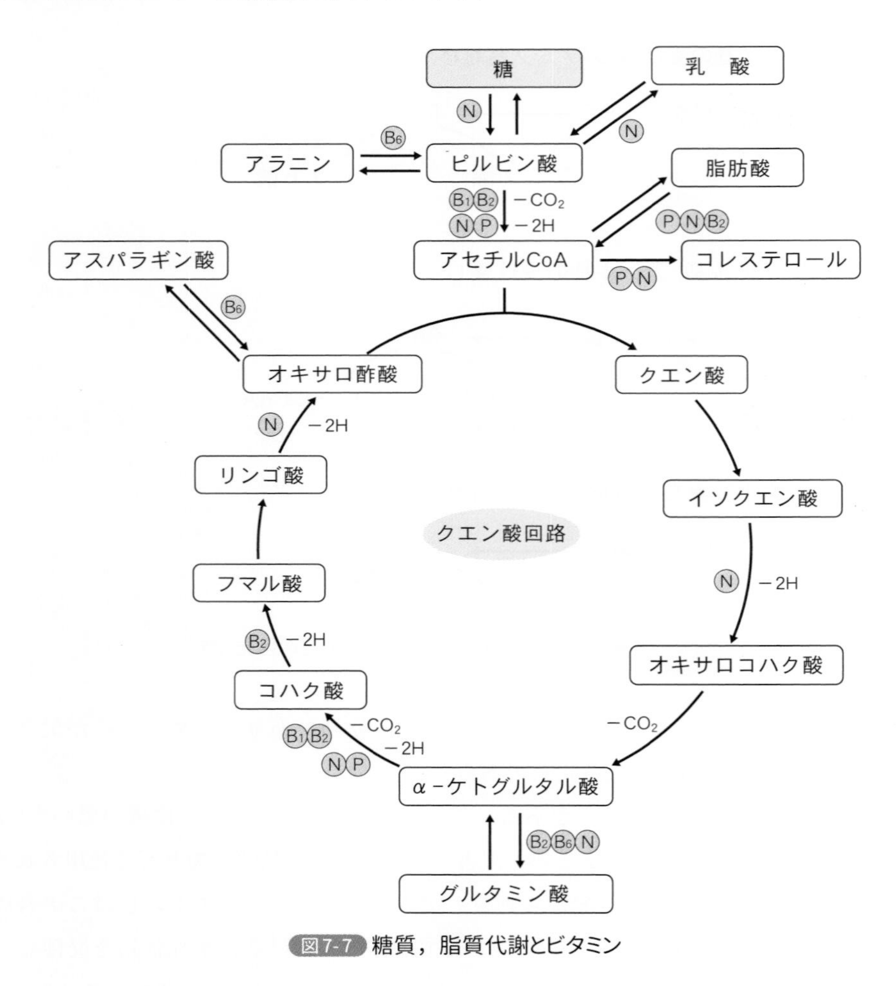

図 7-7 糖質，脂質代謝とビタミン

ビタミン	そのビタミンを成分とする補酵素
Ⓑ1：ビタミン B_1	TPP
Ⓑ2：ビタミン B_2	FMN，FAD
Ⓑ6：ビタミン B_6	PLP
Ⓝ：ナイアシン	NAD
Ⓟ：パントテン酸	CoA
Ⓑ：ビオチン	

たとえば，ピルビン酸は解糖系で糖質より生成されるが，このピルビン酸からアセチル CoA を生成する反応にはビタミン B_1 を補酵素とする酵素が不可欠である．そのため糖質を多く摂取した場合は，ビタミン B_1 を多めにとる必要がある．

(b) タンパク質代謝とビタミン

アミノ酸代謝においてビタミン類が補酵素の成分などとして果たす役割の例を示す．

アミノ酸代謝（第2章）には，①アミノ基転移反応を促進する酵素の補酵素としてピリドキサルリン酸（PLP）があるが，この補酵素はビタミン B_6 からつくられる．②脱アミノ反応を促進する酵素の補酵素として FAD や NAD があるが，FAD はビタミン B_2 から，NAD はナイアシンからつくられる．ナイアシンは体内でトリプトファンから合成されるので，トリプトファンの摂取が十分であればナイアシンの欠乏は起こらない．③ビタミン C は，その強い還元力によりコラーゲンの合成やチロシンの代謝に関与している．ただし，ビタミン C の場合はビタミン B 群と異なり，補酵素としての関与ではない．

練習問題

❶ビタミンとは何か．
❷脂溶性ビタミンの特徴と種類について述べなさい．
❸水溶性ビタミンの特徴と種類について述べなさい．
❹プロビタミンとは何か．
❺ビタミン A の生理作用について説明しなさい．
❻ビタミン D の生理作用について説明しなさい．
❼B 群に属するビタミンの種類と生体内代謝との関連，特に補酵素との関係について説明しなさい．
❽ビタミン C の生理作用について説明しなさい．
❾生体内酸化におけるビタミンの役割について説明しなさい．
❿糖質・脂質代謝におけるビタミンの役割について説明しなさい．
⓫タンパク質代謝におけるビタミンの役割について説明しなさい．

形を自由に変える赤血球

赤血球のはたらきは酸素運搬である．この目的をはたすためには，酸素を結合するヘモグロビンさえ含んでいればよい．そこで成熟赤血球は，核やミトコンドリアなどの小器官をすべて吐き出し，中にはヘモグロビンの他にエネルギーをつくり出す解糖系酵素群と他の酵素類を少し含むまでに分化してしまった．また，肺や組織でのガス交換には表面積が広いほど有利なことから，面積を少しでも広くしようと，貫通はしていないが，ドーナツみたいに真ん中が凹んだ形をしている．

ところでこの赤血球，体内のすべての細胞に酸素を与えなければならないので，場合によっては自分自身の直系（およそ 8 μm）よりも狭い毛細血管（たとえば 5 μm）を通らなければならないこともある．さてどうするか？　なんと赤血球は，つきたての餅のように自由自在にその形を変えることができ，狭い毛細血管のなかではビヨーンと伸び，そこを通り抜けるとまた元のドーナツ状にすばやくもどることができる．なんともうまくできているではないか．

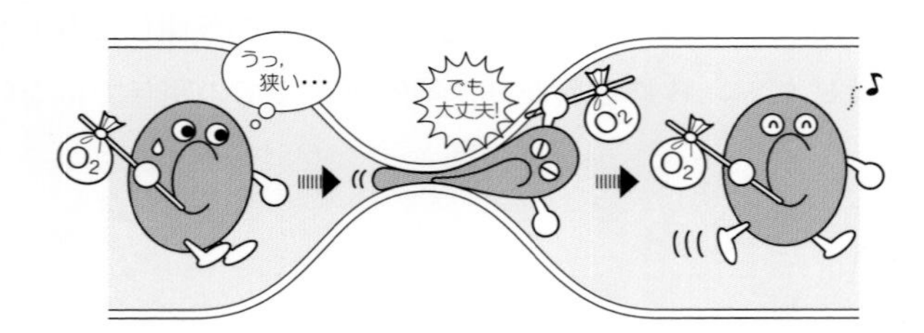

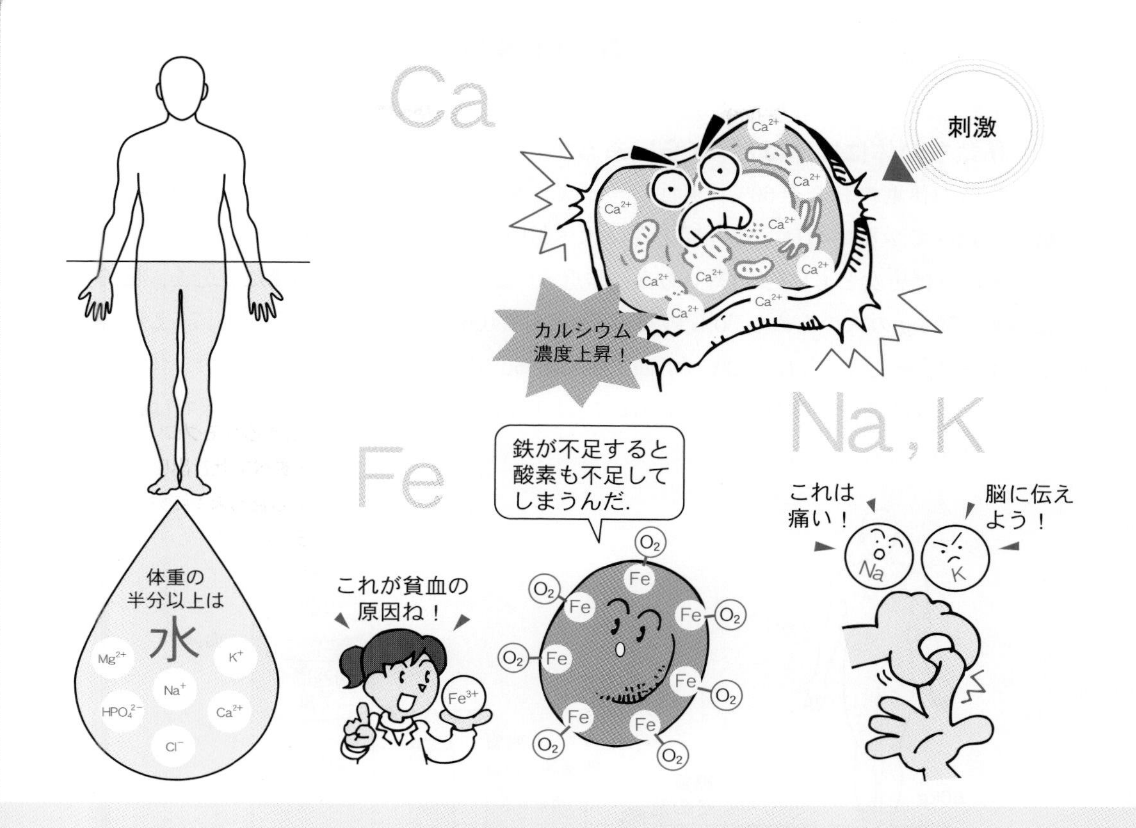

第8章

水・無機質のはたらき

あなたの体重の半分は，ナトリウムやカリウムなどの無機質を含んだ水（体液）の重さである，といったら信じられますか．私たちの体を構成する数十兆個の細胞内では，無数の酵素反応が生じて生理機能を維持していますが，これらの酵素反応は「水」の中ゆえに起こること，血液の80%は「水」であること，さらに汗として「水」を発散することによって体温を一定に維持していることなどを考えると，水が生体にとっていかに大切かがわかると思います．このことは，ごはんを食べなくても水さえ飲んでいればかなりの期間は生きられることからもわかりますね．

体液の中に溶けているいろいろな種類の無機質もまた，とても大切な生理機能を果たしています．たとえば，「カルシウムの生理的役割は?」と問えば，皆さんはすぐに骨を想像されるでしょう．もちろん，骨がもろくなってしまう骨粗鬆症の予防として，カルシウムの補給は大切です．しかし，細胞内液に溶けているカルシウムの役割も，とても大切です．通常は，家庭のお風呂に耳かき1杯程度のカルシウムが溶けているようなきわめて低い濃度ですが，細胞外からの何らかの刺激によりこの濃度が数倍に上昇することは，私たちが"感電"したくらいのショックを細胞に与えます．

若い女性に多く見られる貧血の治療と予防に，「鉄」をたくさん含んだ食事がすすめられますね．なぜ貧血と鉄が関連すると思いますか?

指先をつねったときの痛みは，神経細胞内のカリウムと細胞外のナトリウムのはたらきによって脳にまで伝えられる，といったら信じられますか．

この章では，水やいろいろな無機質の生理的な役割を学びます．

では，詳しく説明することにしましょう．

1▷ 水の重要さ

1 私たちの体には水はどれくらいあるか

私たちの体重のおよそ60%（男性）～55%（女性）は水である．女性の水分の比率が男性に比べて少ないのは，女性は男性に比べ脂肪が多いためで，脂肪を除いた体重に対する水の量は男女ともに約70%である．体重50 kgの人のおよその体構成成分を，図8-1に示す．50 kgの人の占める30 Lの水のうち，20 L（66.7%）が細胞内液にあり，7.5 L（25%）が細胞間液，そして2.5 L（8.3%）が血漿中にある．この平衡状態がくずれると，体が"むくんでくる"浮腫になったり，あるいは脱水状態になる．しかし，健康な状態では絶えずバランスがとられている．

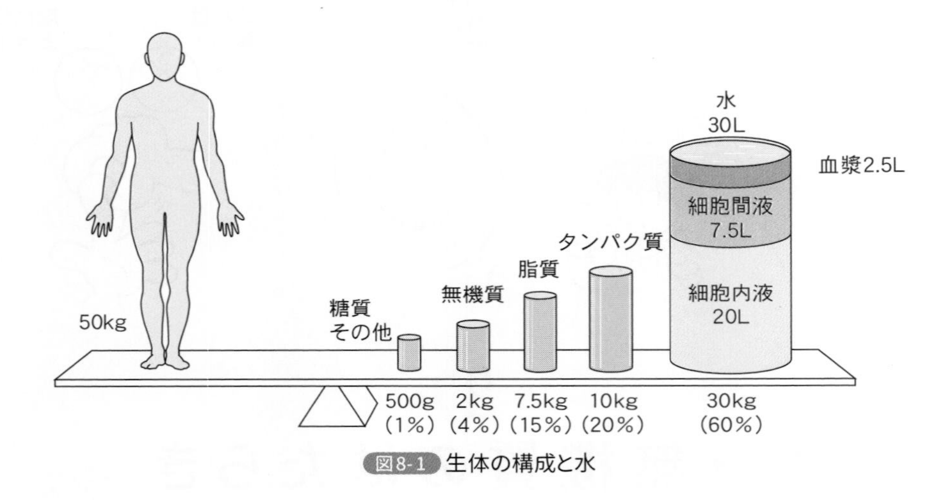

図8-1 生体の構成と水

2 体の中での水のはたらき

私たちは毎日，食物や茶などの飲み物から1日に約2～2.5 Lの水を摂取する．水のはたらきは次のような点から重要である．食物が消化されてゆく過程ではいろいろな酵素が作用するが，酵素反応はすべて水溶液中で行なわれる．この消化酵素がはたらくための分泌液として唾液，胃液，膵液，胆汁，腸液などが消化管に出る．また，消化された栄養素も水溶液として吸収される．このように水は，

(a) 生命活動の基本となる酵素反応の場を提供する．粉末の酵素と粉末の食物を混ぜただけでは何の反応も生じない．

(b) 栄養素を必要な組織に運搬し，その組織で生じた老廃物や他の組織で必要とするホルモンなどを運搬する．

(c) 俗にいう"水に流す"の言葉の通り，不要物を尿または糞便中に排泄する際の重要な溶媒である．

(d) 暑い夏の日の発汗からもわかるように，体温調節の重要な溶媒ともなっている．

3 水はどのように代謝されているか

水は私たちの体には絶えず供給され，排泄されている．体内におけるおおまかな水の出納を図 8-2 に示す．

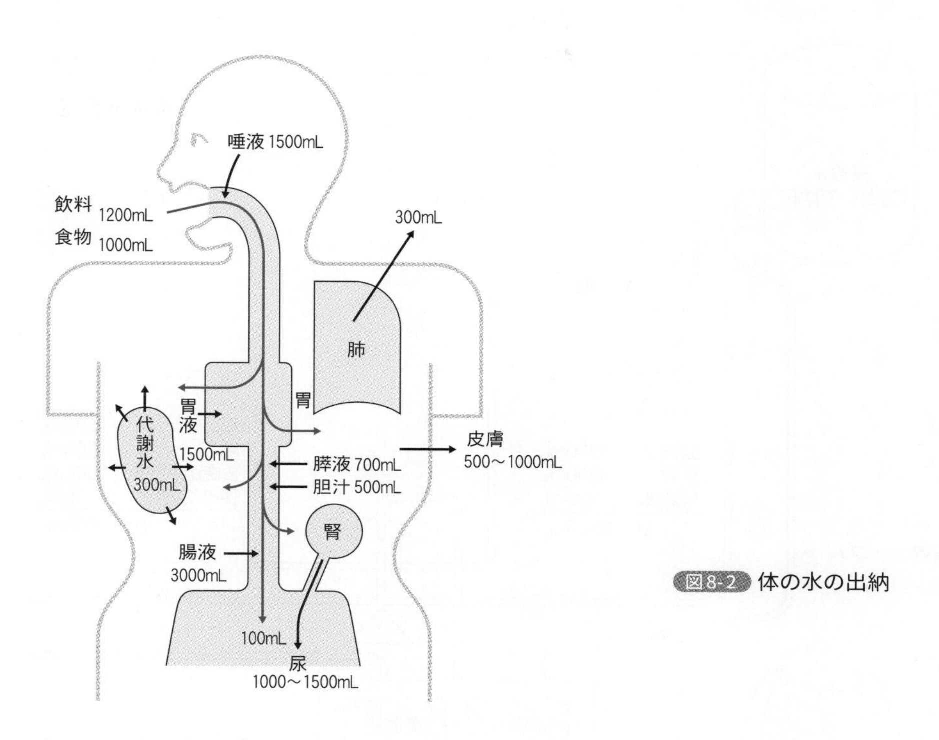

図8-2 体の水の出納

4 代謝水（酸化水）とは

水の供給には，食物や飲み水の他にクエン酸回路や β 酸化などで生じた NADH，$FADH_2$ などが電子伝達系で酸化されて発生する水（代謝水）がある（図 3-15 参照）．代謝水の生成量は，エネルギー摂取量と摂取する栄養素の種類により異なる（図 8-3）．したがって，その量は個人により変動するが，およそ 300 mL/ 日と考えられている．

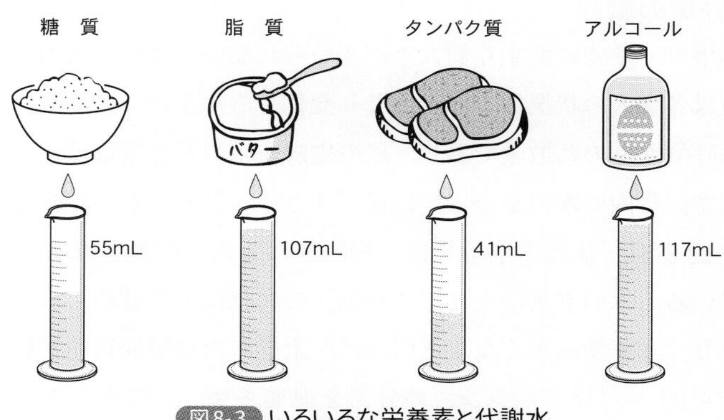

図8-3 いろいろな栄養素と代謝水

各栄養素 100 g が代謝されたとき生じる水の量．

5 水の出納を詳しくのぞいてみると

私たちの体の水の摂取量と排泄量を少し詳しくみると（**図 8-4**），およそ 2.5 L の水を摂取し，2.5 L の水を排泄していることになる．

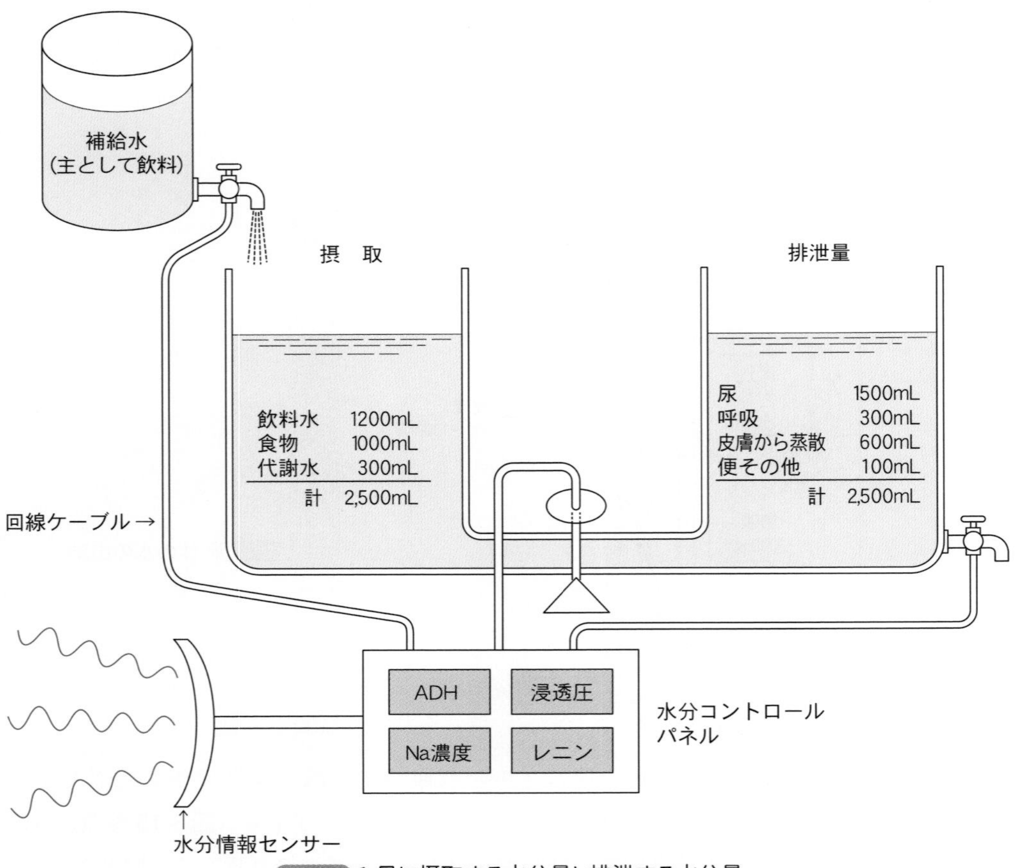

図8-4 1 日に摂取する水分量と排泄する水分量

6 体内の水分量の調節

摂取する水の中で，量的にあまり個人差が認められないのは代謝水のみで，飲料水と食物からの摂取量は各個人の状況により，かなり変化する．また，排泄量においてもあまり変化がないのは呼気からの蒸散量であり，尿や皮膚からの蒸散量は環境により大きく変化する．したがって，体内の水の量を一定に保とうとするとき，かなり複雑なコントロールが要求される（**図 8-5**）．体内の水分量は，摂取される水と排泄される水とのバランスの上に成り立っている．水の不足は主として浸透圧の変化により認められる．浸透圧が上昇すると口渇になり，水を飲みたくなると同時に，上昇した血漿浸透圧が脳下垂体後葉の抗利尿ホルモン（ADH ＝バソプレシン）の分泌を促進させ，このホルモンが腎における水の再吸収を促進し，尿量を減少させる．

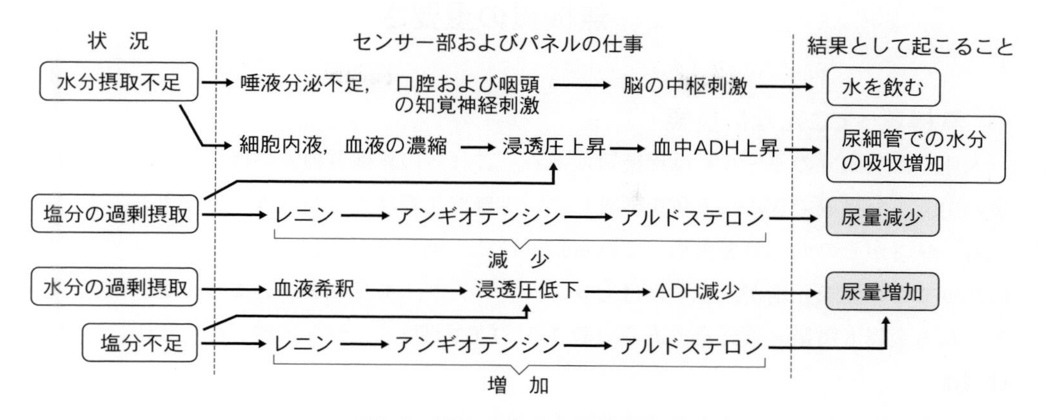

図8-5 体内水分量の調節とホルモン作用

7 ヒトは，絶食しても1カ月は生きられるのに，絶水ではなぜ1週間しか生きられないのか

ヒトが1日に必要とする水の量はいったいどれくらいなのだろうか？　それは，1日にどれくらい水を排泄しなければならないかによりきめられる．排泄には尿や糞便に含まれる水とともに，不感蒸泄と呼ばれる呼気や皮膚からの蒸散などで，合計約900 mLを失う．冬のカラッと晴れた寒い朝の満員バスの窓が水蒸気で濡れるのは，乗客の呼気中に含まれる水分や皮膚から蒸散した水蒸気が窓に結露したからである．目にも見えず，排出しているとの意識が全くなくても私たちの体は常に，かなり多量の水を蒸散させている．水の摂取量がきわめてわずかになっても，体内で生成した老廃物などを排泄するために1日約400 mLの尿を排泄しなければならない．この尿のことを不可避尿と呼ぶ．前述の不感蒸泄の水と不可避尿の水は人にとって避けることのできない水の排泄量である．したがって，人は1日に最低約1.3 Lの水を摂取しなければ生きていけないことになる．

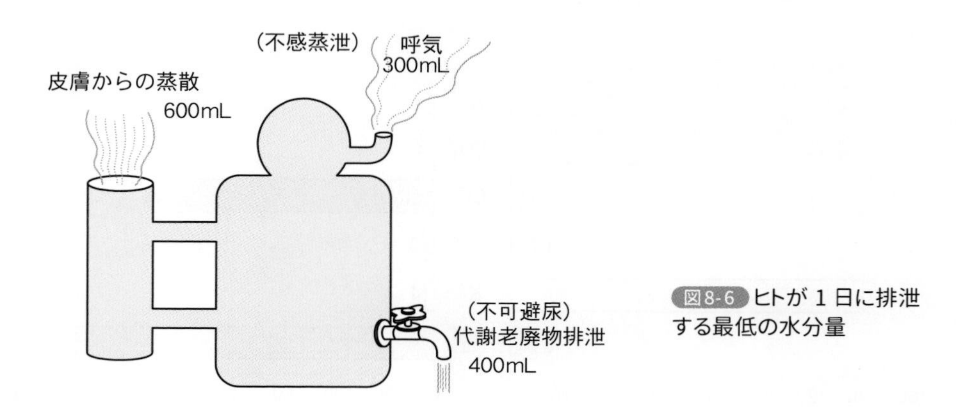

図8-6 ヒトが1日に排泄する最低の水分量

2 ▷ 無機質の重要さ

1 無機質ってこんなに重要

人体の構成成分の 4 ～ 6％は無機質である．これらの無機質の大半は私たちの日常の食事の中で十分摂取できる．人体を構成している無機元素はカルシウム，カリウム，ナトリウム，リンがその大部分を占め，これら以外に鉄，銅，マグネシウム，ヨウ素など微量ではあっても重要な元素が，さらにはセレン，クローム，モリブデンのように毒性の方が心配される金属も微量必須元素である（表 1-5，1-6 参照）．これら無機質の生体内における役割は，

(a) 骨，歯などのように体の骨格をつくる
(b) タンパク質，脂質，糖質などと結合して機能性成分（酵素やヘモグロビンなど）になる
(c) 細胞内外液の浸透圧や酸塩基平衡（pH を一定にする）を保つ
(d) 情報伝達の媒体としての作用　　などである．

2 細胞内外液の組成と浸透圧

細胞内液，細胞間液，血漿の主な構成成分を図 8-7 に示す．いずれの溶液も無機イオンが最も多い．まさに，無機水溶液に私たちの体が浸かっているようなものである．

3 細胞の内液と外液では無機物質のイオン組成に大きなアンバランスがある

細胞の内液と外液に含まれる無機イオンの濃度を，図 8-8 に示す．細胞外液には，陽イオンとしてナトリウムイオンが，陰イオンとしてクロール（塩素）イオンが多く，一方，内液には陽イオンとしてカリウムイオンが，陰イオンとしてリン酸イオンが多く存在している．これらのイオンは，細胞や血漿の浸透圧を調節する重要な因子である．

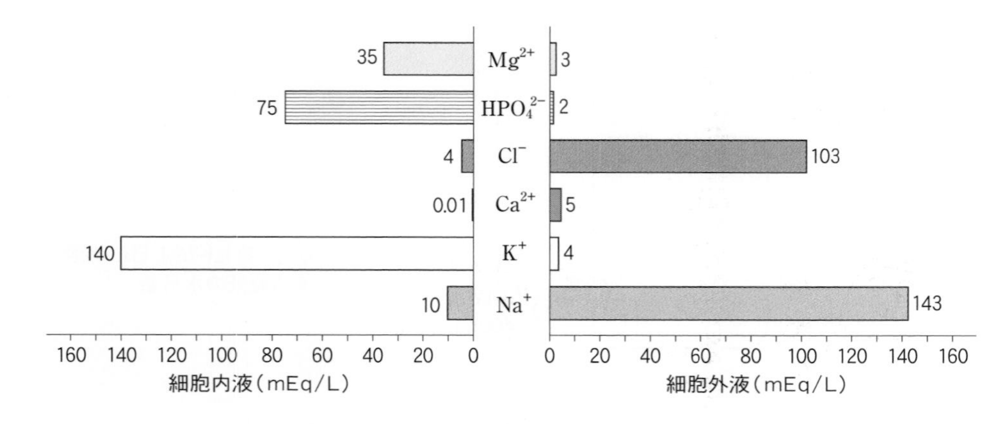

図 8-8 細胞内液と細胞外液の主なイオン

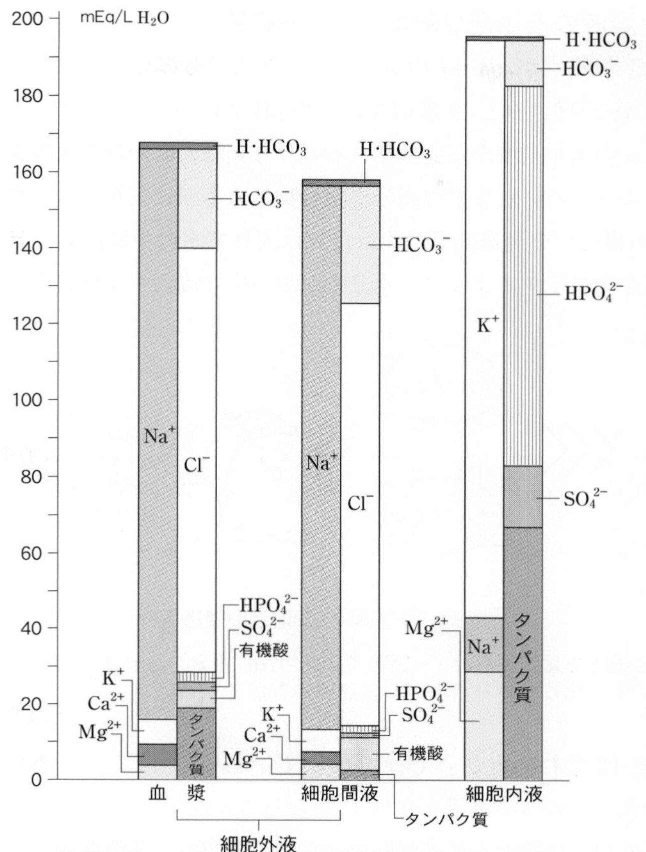

図8-7 細胞内液，細胞間液，血漿の主な構成成分

4 浸透圧とは

浸透圧とは，水分子は自由に通過できるが水以外の分子は通りにくいような穴があいている膜（半透膜という）を隔てて，一方の溶液に溶けている物質（溶質）の濃度が他方に比べてかなり高いときに，膜に発生する圧力である（図8-9）．浸透圧は$PV=nRT$（P=浸透圧，V=体積，n=溶質のモル数，R=気体定数，T=絶対温度）で示されるように，溶質のモル数（分子数）に比例する．溶質がイオン化している場合，そのモル数はイオンの当量で計算される．

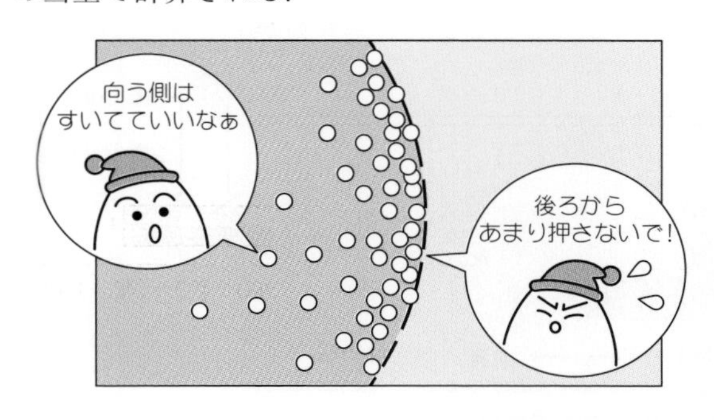

図8-9 浸透圧

5 アルブミン溶液の浸透圧はみかけによらず高い

アルブミンは，等電点が pH 4.7 の血漿タンパク質である．ナトリウムや塩素イオンに比べると濃度はかなり低いが，生理的な血漿の pH 7.4 ではかなり強くイオン化しているため，アルブミンのモル濃度から計算されるよりも実際にはかなり大きな浸透圧を与えている．このようなタンパク質などの高分子化合物による浸透圧を膠質（こうしつ）浸透圧と呼ぶ．アルブミン溶液（4%程度）を半透膜でつくった袋に入れて水の中に沈めると，袋の内外で生じている浸透圧を少なくするように，水分子が袋の中に流入する性質がある．

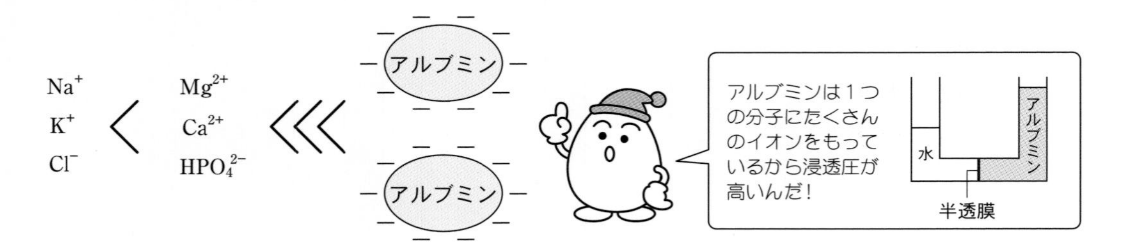
Na^+
K^+
Cl^-
＜
Mg^{2+}
Ca^{2+}
HPO_4^{2-}
＜＜＜
アルブミン
アルブミン
アルブミンは1つの分子にたくさんのイオンをもっているから浸透圧が高いんだ！
水
アルブミン
半透膜

図8-10 アルブミン溶液の浸透圧

同じ濃度での浸透圧を比較すると，一価のイオン（Na^+ など）よりも二価のイオン（Ca^{2+} など）が高く，さらにイオン化しているアルブミン溶液の方がより高い．

6 膠質浸透圧は思わぬところではたらいている

動脈血から静脈血への血液循環を介して，私たちの体は栄養素や老廃物を運搬している．栄養素を体の各細胞に供給するには動脈血から細胞間質へ，また各細胞からの老廃物を集めるには細胞間質から静脈血へのスムーズな水の流れが必要となる．この流れは，血液中のアルブミンを中心とした膠質浸透圧と血圧との差による．すなわち，前項で述べたように血液中の膠質浸透圧（28 mmHg）により絶えず細胞間質の水は血管の中に流れ込もうとする．しかし，動脈側の毛細血管の血圧は約 38 mmHg で膠質浸透圧よりも高いため，血液中の水は細胞間質に流出し，逆に静脈側の毛細血管の血圧は 18 mmHg で，膠質浸透

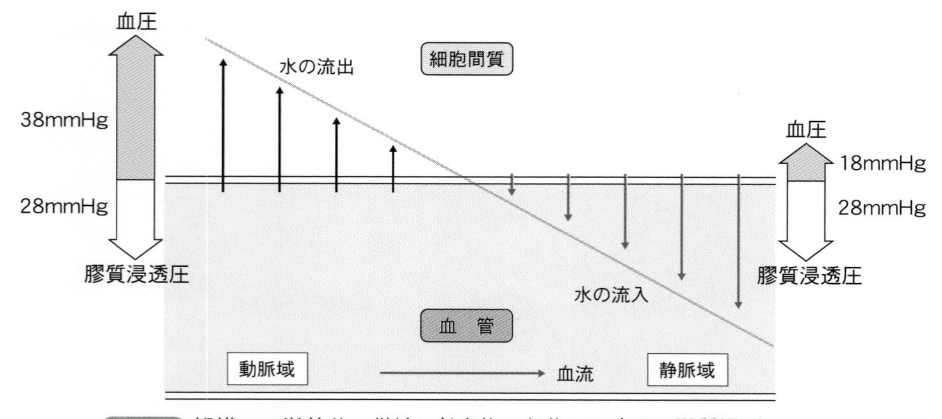

図8-11 組織への栄養分の供給と老廃物の収集は，血圧と膠質浸透圧による

圧よりも低いので細胞間質の水が血管の中に流入する．この水の流れに乗って，多くの栄養素は組織に供給され，老廃物が組織から集められる．

3▷ さまざまな無機質のはたらき

1 ナトリウムは血液量を調節する主役

ナトリウムイオンは，塩素イオンとともに細胞外液の主たるイオンであると同時に，血液量や細胞間液などの液量の調節を行なっている．たとえば，多量の発汗などにより血液から水分が失われると，腎の血流量が減少し，副腎皮質からアルドステロン（ミネラルコルチコイド）が分泌される．このホルモンは腎の尿細管でのナトリウムイオンの再吸収を促進させる結果，血液中のナトリウムイオン濃度が上昇し，最終的には浸透圧の上昇が引き起こされる．浸透圧の上昇は前述のように抗利尿ホルモンであるADHの分泌を促進し，血流中の水分量を増加させる．結局，血液濃度はアルドステロンとADHによって調節されているが，直接的にはナトリウムイオンが両ホルモンに対しての情報の供給源となっている．ナトリウムイオンは図8-7に示したように血漿中に多く，細胞内に少ない．これは，細胞膜にあるナトリウム・カリウムATPアーゼ（Na^{+}- K^{+}ATPase）という一種のポンプが，ATPを消費しながら細胞内に流入したナトリウムイオンを細胞外へ汲み出しているからである（図8-12）．このポンプはナトリウムを汲み出すとき，カリウムを取り込む（図1-7参照）．

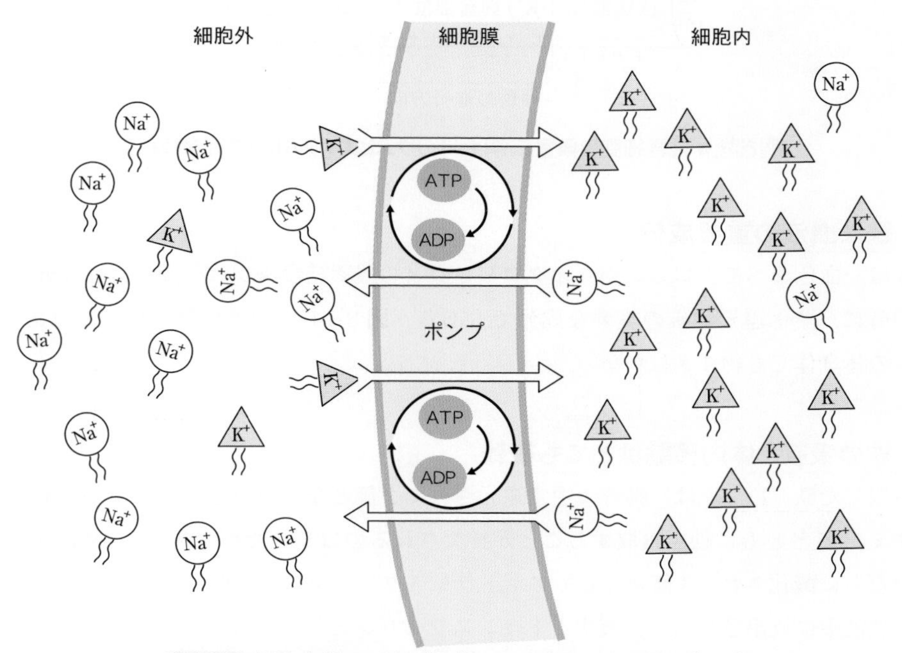

図8-12 細胞内外のイオン組成とナトリウム・カリウムポンプ

2 カリウムは神経刺激の伝達者

カリウムは，すでに説明したように細胞内に最も多く存在する陽イオンである．これは，前項で述べたようにナトリウム・カリウム ATP アーゼ（ポンプ）により細胞内に絶えず取り込まれているからである．細胞内にカリウムイオンが多く，細胞外にナトリウムイオンが多いということは，私たちの体にとってきわめて重要な意義をもっている．それは，図 8-13 に示すように，神経細胞膜を興奮が伝わっていくための電流を起こすはたらきをしているからである．すなわち，細胞外のナトリウムが細胞内に流入し，細胞内のカリウムが外に流出すると神経は興奮し（脱分極と呼び，細胞膜上に活動電位が生じる），ナトリウム・カリウム ATP アーゼでナトリウムを細胞から汲み出し，カリウムを汲み込むともとの静止状態に回復する．神経細胞膜上を，次々にこの現象が生じていくことが，興奮伝導であると考えられている．カリウムの血漿濃度は 5 mEq/L 程度しかないが，これが 10 mEq/L ぐらいになると心臓停止が起こることがある．

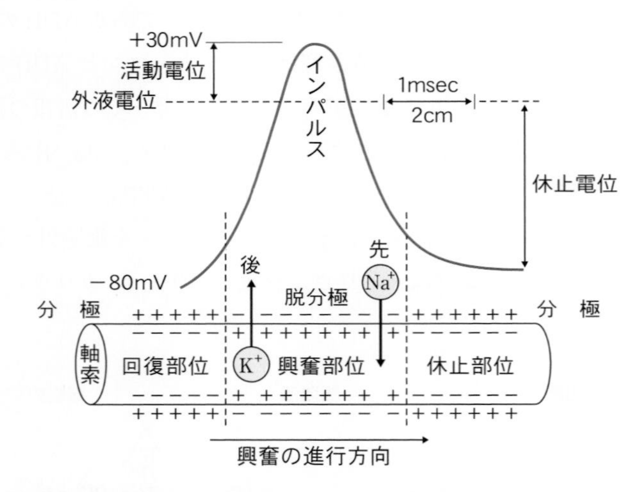

図8-13 神経細胞の興奮伝導はナトリウムとカリウムにより行なわれる

3 鉄は血液の重要成分

鉄は，血色素ヘモグロビンやミオグロビンなどの酸素結合タンパク質の構成成分であると同時に，酸化還元酵素の重要な成分でもある（図 8-14）．血液の構成成分ではあるが，成人の体全体でも約 4 g しかない．

4 鉄の吸収と体内移動はとても複雑

摂取した鉄（Fe^{3+}）は，腸管の中で還元されて 2 価となり吸収される（還元作用のあるビタミン C とともに鉄を摂取することが推奨されるのはこのためである）．吸収された鉄はただちに酸化され，3 価鉄としてアポトランスフェリンに渡されトランスフェリンとなり，血液中に放出される．血液中をトランスフェリンとして運搬された鉄は目的の臓器で

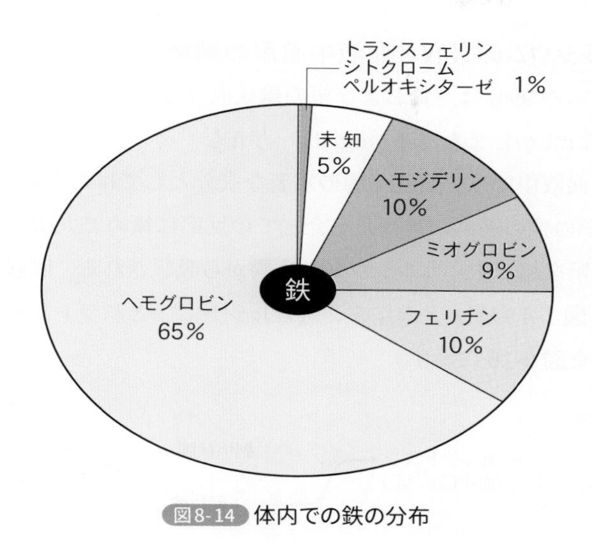

図8-14 体内での鉄の分布

アポフェリチンに渡されてフェリチンとなり，貯蔵鉄として保存されるか，あるいは骨髄などで利用される（図 8-15）．

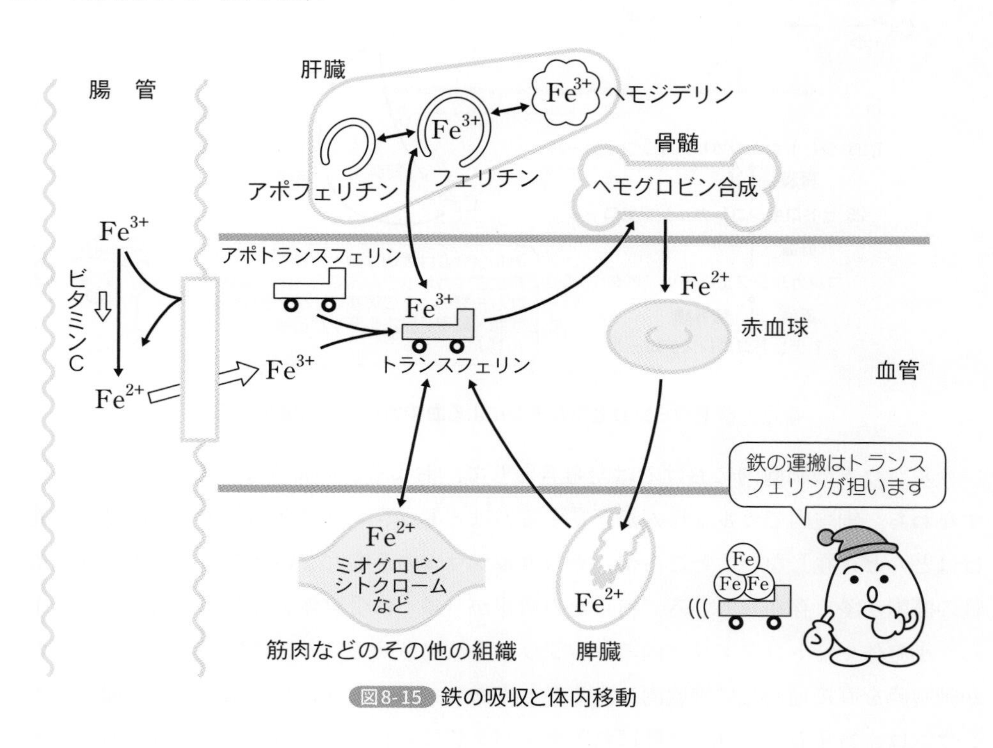

図8-15 鉄の吸収と体内移動

5 骨のもとカルシウムの吸収と血液中濃度の調節

体内のカルシウムの99%は，骨および歯の構成成分として存在している．血液中にはおよそ2.5 mM（5 mEq/Lまたは10 mg/dL）存在し，その約半分はアルブミンと結合して存在している．血液中では，血液凝固の重要な成分としてはたらいているのみならず，pHの調整，心臓その他の筋肉の神経系を介しての反応に極めて大切な役割を果たしており，不足すると痙攣を起こす．カルシウムは小腸から吸収される．吸収を促進するビタミンDのはたらき（図7-4参照）とホルモン（カルシトニンとパラトルモン）作用による血中濃度の調節機構を図8-16に示す．

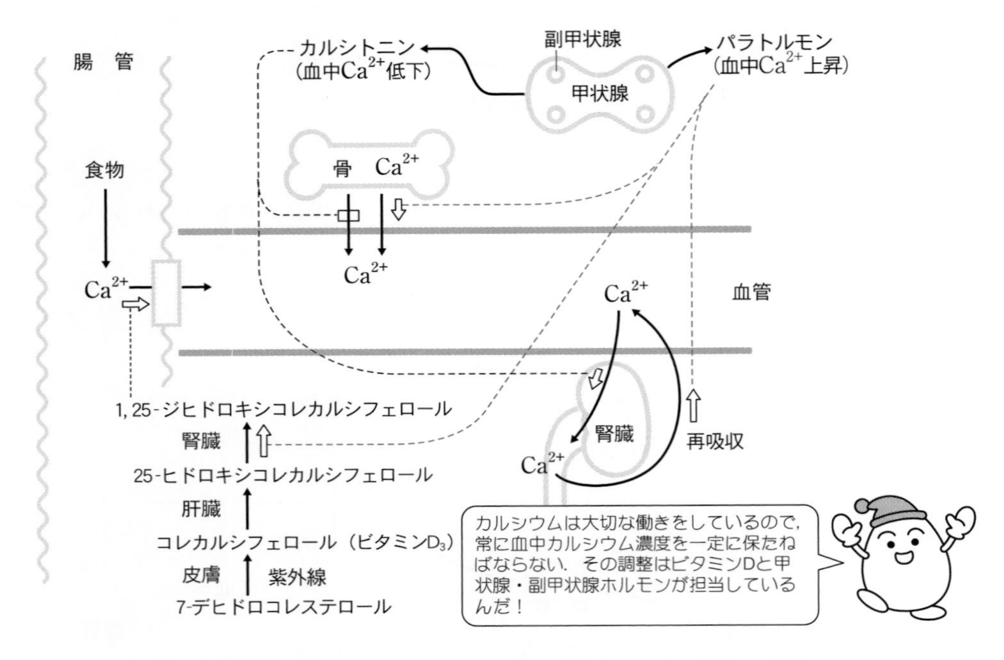

図8-16 ビタミンDとホルモンによる血中カルシウム濃度の調節

カルシウムの細胞内におけるはたらきとして，およそ次のようなことがわかっている．すなわち，細胞内でカルシウムが存在するのはミトコンドリアと小胞体ぐらいでその他にはほとんど存在しない．ところが，そのカルシウムの存在しないところにカルシウム依存性の酵素が多く存在している．何らかの情報が（多くは受容体を介して）細胞に到達すると，小胞体やミトコンドリア内のカルシウムを放出させる．ときには細胞外のカルシウムが細胞膜を直接通過して細胞内に入ることもある．このようにして細胞内に増加したカルシウムは，カルモジュリンと呼ばれるタンパク質に結合し，このタンパク質が活性型となり，カルシウム依存性の不活性型酵素を活性化する（図8-17）．

6 生体が必要とする主な無機質をまとめてみると

私たちにとって重要な無機質の体内分布およびそれらの作用を，**表8-1**に示す．

表8-1 生体が必要とする主な無機質

無機質	体内分布	主な作用	異常
Ca カルシウム	大部分は骨，歯に存在 筋　70 mg/100 g 神経　15 mg/100 g 血液中　10 mg/100 mL { Ca^{2+}　5 mg/100 mL { Ca^{2+}-タンパク　5 mg/100 mL	支持組織の形成，筋収縮，代謝制御，血液凝固	欠乏：テタニー，くる病，骨粗鬆症
P リン	大部分は骨，歯に存在 筋　200 mg/100 g 神経　350 mg/100 g 血液中　40 mg/100 mL	維持組織の形成，タンパク質のリン酸化，ATPなどエネルギー供給化合物	欠乏：くる病，骨軟化症
Na ナトリウム	血漿中　330 mg/100 mL (140 mM) 全Naの1/3は骨中にある (細胞外液)	浸透圧の調節，血液量の調節，神経機能	欠乏：低張性脱水症 過剰：高張性脱水症，高血圧症，浮腫
K カリウム	細胞内液 400～500 mg/100 mL (150 mM)	神経機能，浸透圧の調節	欠乏：筋麻痺 過剰：心停止
Cl 塩素	血漿中　350 mg/100 mL (100 mM) 細胞内　180 mg/100 mL (50 mM)	胃酸の形成，浸透圧の調節	嘔吐…Cl^-の喪失 下痢，発汗…〃
Fe 鉄	総量　4～5 g ヘモグロビン　60～70% トランスフェリン } フェリチン } 30% ミオグロビン　4%	ヘムの構成成分	欠乏：鉄欠乏性貧血
Mg マグネシウム	総量　～20 g 骨　70% 血漿　3 mg/100 mL 赤血球　6 mg/100 mL 筋肉中　200 mg/100 g	骨・歯の形成，キナーゼのコファクター，神経筋調節	欠乏：成長遅滞，痙攣 過剰：筋力低下，昏睡
Cu 銅	総量　～0.1 g 筋肉，骨　65% 肝臓　10%	・銅タンパク成分として作用 ・シトクロムオキシダーゼなどの酵素成分として作用	欠乏：メンケス病，貧血，白血球減少 過剰：肝機能障害，神経障害，精神障害，関節障害

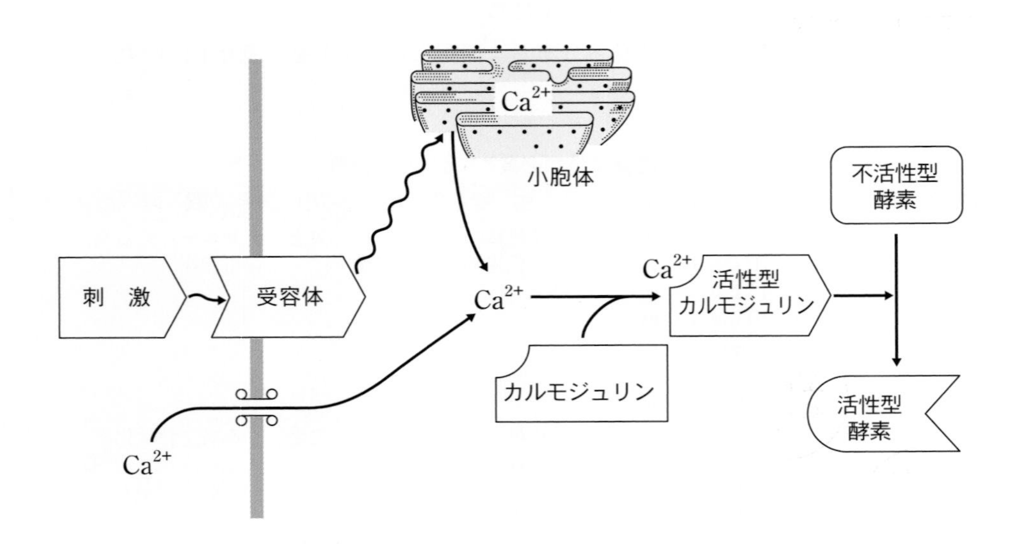

図8-17 細胞内カルシウム濃度の増加による酵素作用の発現

練習問題

❶ 人体の水の含量はどれくらいか．また，その水はどのようなはたらきをしているか．
❷ 代謝水とは何か．
❸ 水の摂取が不足したとき，体の中はどんなふうに対応するか．
❹ 不感蒸泄と不可避尿とは何か．
❺ 無機質の主なはたらきを説明しなさい．
❻ 細胞内液，外液の陽イオンおよび陰イオンの最も含量の高いものは何か．
❼ 組織へ栄養素が供給され，老廃物が排泄されることと浸透圧の関係について説明しなさい．
❽ ナトリウム，カリウムの細胞内における濃度はどのように調節されているか．
❾ 鉄の吸収と運搬に関与するタンパク質を鉄の荷電とともに説明しなさい．
❿ Ca，P の代謝に関係のあるビタミンとホルモンについて簡単に説明しなさい．

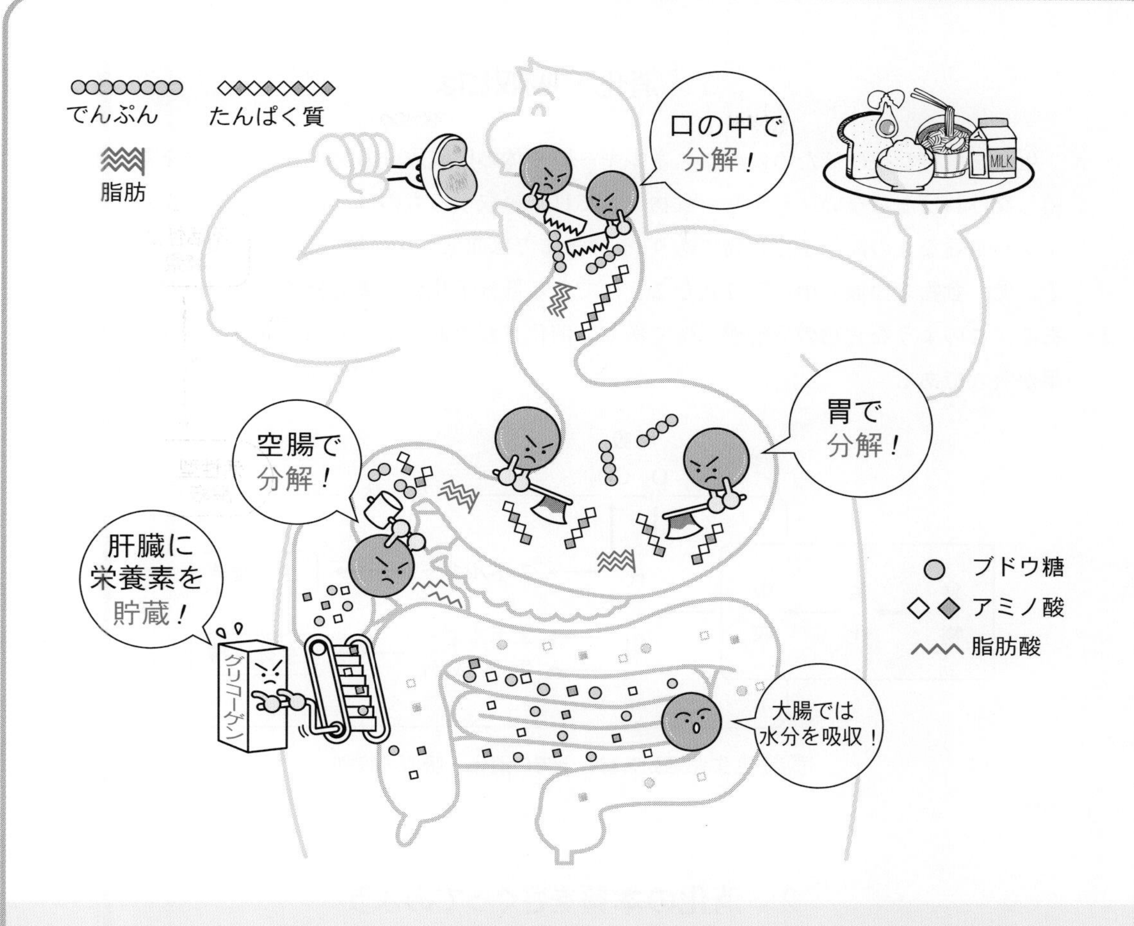

第9章
栄養素の消化・吸収

私たちが日常摂取している食物の多くは，アミノ酸が数百結合したタンパク質や，ブドウ糖が数百万結合したでんぷんなどの高分子化合物，あるいは水に全く溶けない脂肪ですので，そのままでは消化管の細胞を通過することができません．口から肛門まで続く8～9 mの長い管の中を食物が流れていく間に，唾液や胃液に含まれている消化酵素や，膵臓から分泌される消化酵素の作用を受けて，タンパク質はアミノ酸に，でんぷんはブドウ糖に，脂肪は脂肪酸とグリセロールにまで分解されて吸収されます．ときには例外もあって，アミノ酸が2, 3個結合したままで，またブドウ糖が2個結合したままで吸収と同時に分解される場合もあります．

消化管の中を流れてきたブドウ糖やアミノ酸などの濃度が，血液中の濃度よりも高ければ，「水は低き方に流れる」ように栄養素は吸収されるはずですが，逆になったら吸収されないのでしょうか．いやいや，私たちの体は大事な栄養素を少したりとも逃すまいとして，エスカレーターに相当するシステムを完備しました．エスカレーターに乗ってしまえば，濃度が低い消化管から濃度が高い血液中へも栄養素を運搬することができます．すなわち，動くエスカレーターがナトリウムイオンであり，その階段を何度も上下に回す電気はATPというエネルギーに相当します．もし，このシステムがなければ，摂取した栄養素のかなりの部分はトイレに出てしまうことになります．うまい仕組みを開発したものと思いませんか．

では，詳しく説明することにしましょう．

1▷ 消化・吸収とは

生命を維持し続けるためには，エネルギー源や体の構成成分の材料となるものを常に補給しなければならない．しかし，食物として日常摂取するものは，ほとんどがでんぷんやタンパク質などの高分子化合物であり，そのままでは血液の中に取り込むことができない．そこで，食物を血液の中に取り込むことができる低分子化合物まで分解することが必要である．このような食物の分解が消化であり，消化された低分子のものを血液に取り込む作用が吸収である．

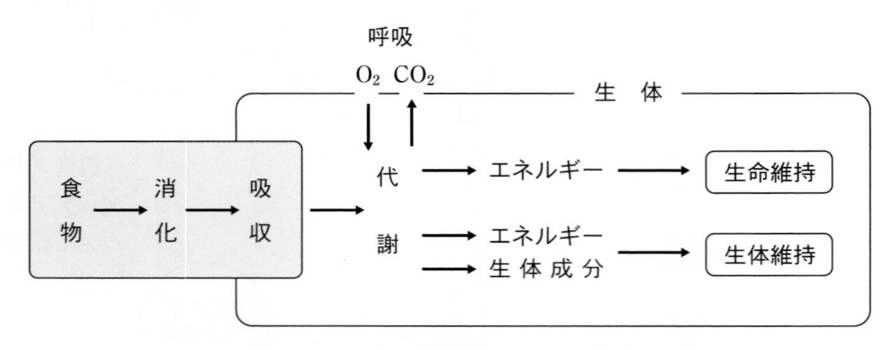

図9-1 生命活動を営む上での消化・吸収の役割

2▷ 消化の本質をさぐってみよう

1 消化の種類

消化には，胃や膵臓から分泌される消化酵素による分解だけでなく，口の中で食べ物をかみ砕く消化や，腸内細菌による食物の消化などもある．

表9-1 消化作用の種類

消化のタイプ	食物に起こる変化	例
物理的消化	機械的な細分化	咀嚼，蠕動運動
化学的消化	消化酵素による分解	唾液，胃液，膵液など
生物的消化	腸内細菌による分解	大腸内の細菌

物理的消化作用と化学的消化作用の関係は，次のように考えられる．

物理的消化作用（機械的な細分化） ＝ 食物の破砕による表面積の増加

⬇

化学的消化作用（消化酵素による細分化）

2 消化に関与する主な臓器

摂取された食物は，図 9-2 のような消化管を通る間に消化される．

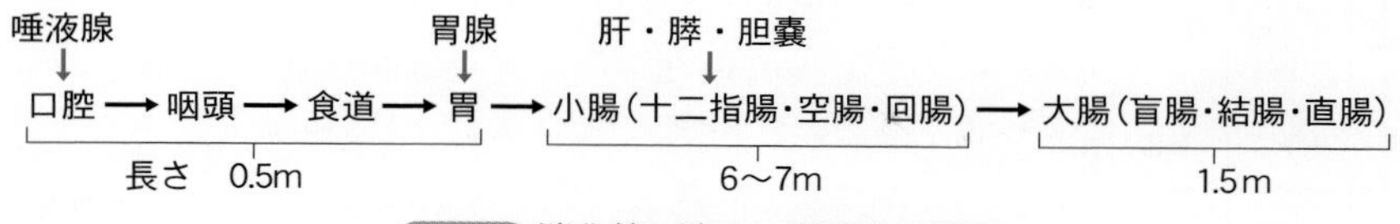

図9-2 消化管と消化に関連する臓器

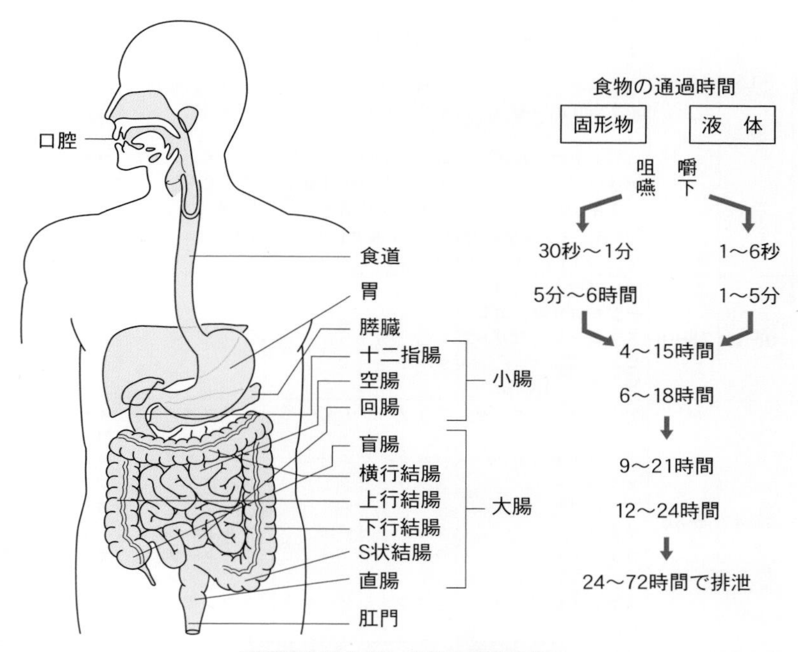

図9-3 消化管と食物の通過時間

食物の通過時間に幅があるのは，食物成分によって消化時間にかなり差があるからである．たとえば，食物繊維は，人の消化酵素では分解できないために早く排泄しようとするので，通過時間が短い．しかし，肉などは，消化酵素で分解できるため，通過時間が長くなる．

3 消化にはたらく酵素群と消化液

消化酵素類は，唾液，胃液，膵液，腸液中に含まれている．唾液や膵液の pH は，中性から弱アルカリ性であるのに対して，胃液の pH は強酸性である（表 9-2 参照）．

4 膜消化

消化と吸収の区別は一般にはっきりとつけにくい．すなわち，消化の最終段階と吸収の最初の段階とは小腸粘膜上皮細胞膜において同時に行なわれるものであり，これを膜消化という．たとえば，アミノ酸が 2 ～ 3 個結合しているジペプチドやトリペプチドは，小腸

表9-2 消化管分泌液の組成および主な消化酵素の性質と生成物

分泌液名（分泌器官）	分泌量（L/日）	分泌液のpH	分泌液中の主な成分	消化酵素（酵素の活性化物質）	基質	主な生成物
唾液（顎下腺，耳下腺，舌下腺）	1-1.5	6-7	α-アミラーゼ	α-アミラーゼ（Cl^-）	でんぷん	デキストリンやマルトース
			リパーゼ	リパーゼ	短鎖中鎖脂肪	脂肪酸とジグリセリド
胃液（胃壁）	1.5-2	1-3	ペプシノーゲン[1] H^+，Na^+，Cl^-	ペプシン	タンパク質	ペプトンやプロテオース等のポリペプチド
膵液（膵臓）	1-1.5	7.5-8.0	トリプシノーゲン[2]	トリプシン	ポリペプチド	アミノ酸数個のオリゴペプチド
			キモトリプシノーゲン[3]	キモトリプシン	ポリペプチド	アミノ酸数個のオリゴペプチド
			プロカルボキシペプチダーゼ[4]	カルボキシペプチダーゼ	ポリペプチド	オリゴペプチドとアミノ酸
			α-アミラーゼ	α-アミラーゼ	デキストリン	マルトースとイソマルトース
			リパーゼ	リパーゼ	長鎖中鎖脂肪	脂肪酸とモノグリセリド
			ホスホリパーゼ A_2	ホスホリパーゼ A_2（Ca^{2+}）	リン脂質	脂肪酸とリゾリン脂質
			コレステロールエステラーゼ	コレステロールエステラーゼ（胆汁酸）	コレステロールエステル	コレステロールと脂肪酸
			デオキシリボ（リボ）ヌクレアーゼ Na^+，HCO_3^-，Cl^-	デオキシリボ（リボ）ヌクレアーゼ	DNA（RNA）	ヌクレオチド ヌクレオチド
胆汁[5]（胆嚢）	0.5-1	7.8-8.6	胆汁酸塩，ホスファチジルコリン，コレステロール，ビリルビン Na^+，Cl^-，HCO_3^-			
腸液[6]（小腸）	3.5-4	5-8.6	アミノペプチダーゼ	アミノペプチダーゼ	オリゴペプチド	オリゴペプチドとアミノ酸
			ジペプチダーゼ	ジペプチダーゼ	シペプチド	アミノ酸
			スクラーゼ	スクラーゼ	スクロース	フルクトースとグルコース
			マルターゼ	マルターゼ	マルトース	2分子のグルコース
			ラクターゼ	ラクターゼ	ラクトース	ガラクトースとグルコース
			ヌクレオシダーゼ Na^+，Cl^-	ヌクレオシダーゼ	ヌクレオシド	核酸塩基とリボース

1-4) いずれも不活性型として分泌されるが，1) は胃酸，2) はエンテロキナーゼ，3),4) はトリプシンにより活性化される．
5) 胆汁中に，消化酵素はほとんど含まれない．
6) 腸液に含まれる酵素のあるものは，小腸粘膜上皮細胞の膜に固定されており，膜消化酵素としてはたらいている．

粘膜の上皮細胞膜にある酵素によって，アミノ酸に分解されると同時に吸収される．

消　化（体外）* 消化管内に取り込んだ食物（高分子化合物）を分解し，吸収できる形に変える．

⬇

膜 消 化 小腸粘膜上皮細胞表面において，消化と吸収が同時に行われる**．

⬇

吸　収（体内） 消化された栄養素（低分子化合物）が消化管の上皮細胞を通して，血管またはリンパ管へ取り込まれること．

* 消化管内は体の外と直接つながっているので体外とみなされる．体の中を水道のホースが通っていると思えばうなづける．それゆえに，消化酵素が消化管内へ分泌されることを外分泌という．

** 小腸粘膜上皮細胞膜には，各種栄養素（糖質，タンパク質など）の最終消化にあたる酵素（膜消化酵素）が局在している．

3▷ 栄養素は消化管の細胞膜をどのように通過して，どこへいくのか

1 栄養素の細胞膜透過

(a) エネルギーのいらない栄養素の吸収（受動輸送）

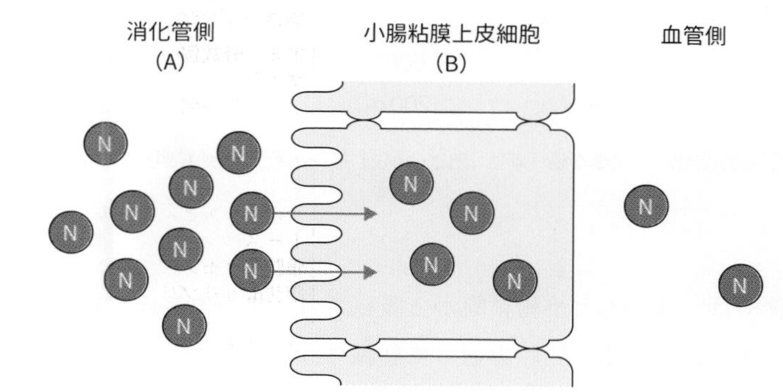

図9-4 単純拡散による栄養素の吸収

この輸送方法では，濃度の高い方（A）から低い方（B）へ栄養素（Ⓝ）は移動するが，両方の濃度が等しくなると，それ以上（B）へ移動できなくなる．

(b) エネルギーを必要とする栄養素の吸収（能動輸送）

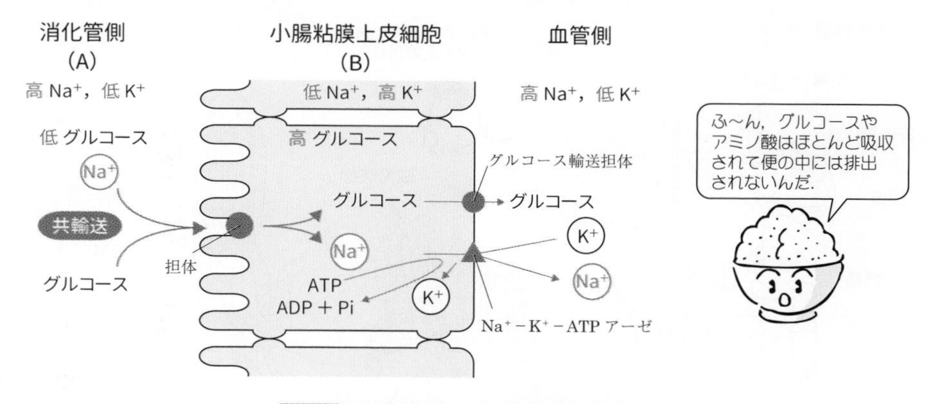

図9-5 能動輸送による栄養素の吸収

能動輸送の場合，まずエネルギー（ATP）を消費しながら酵素（Na^+-K^+ ATPase）を使って，図のB（腸管上皮細胞内部）の Na^+ 量を極度に減少させる．B内の Na^+ が少ないのでAからBへ Na^+ が流れ込もうとするが，この Na^+ が栄養素を引き連れて流れ込むので（これを共輸送という），たとえB内の栄養素の量が多くてA内の栄養素量が少なくとも，濃度に逆らって栄養素を吸収することができる．グルコース，ガラクトース，アミノ酸の輸送はこの方法による．

2 小腸の表面積はテニスコートほど広い

栄養素および水の吸収は主に小腸で行なわれる．小腸は1日に10 Lもの水を吸収しているが，全長6～7 m，太さ4 cmの管でそのようなことがなぜ可能なのであろうか．その秘密は小腸の絨毛にある．絨毛は，空腸上部でとくに発達しており，回腸へ向かうにしたがって減少している．図9-6に示すように，絨毛により，私たちの小腸の表面積は，実にテニスコートに匹敵する程の広さをもっている．これほど広い面積をもつからこそ，栄養素や水の吸収を速やかに行なうことができるのである．

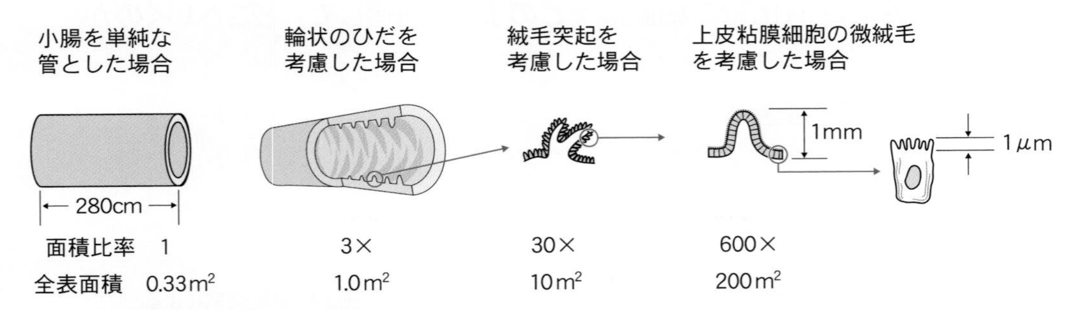

図9-6 小腸の絨毛構造と表面積の関係 （武藤泰敏「新版 消化・吸収」第一出版，1990参照）

3 吸収後の経過

消化により低分子化した各栄養素は，ほとんど小腸粘膜から吸収され，糖質やアミノ酸は普通の血管を通って体内に拡散することなく，門脈を通って肝臓へ直行するが，脂質はリポタンパク質を形成したのちリンパ管に移行し，その後血液に入って肝臓へと運ばれる．

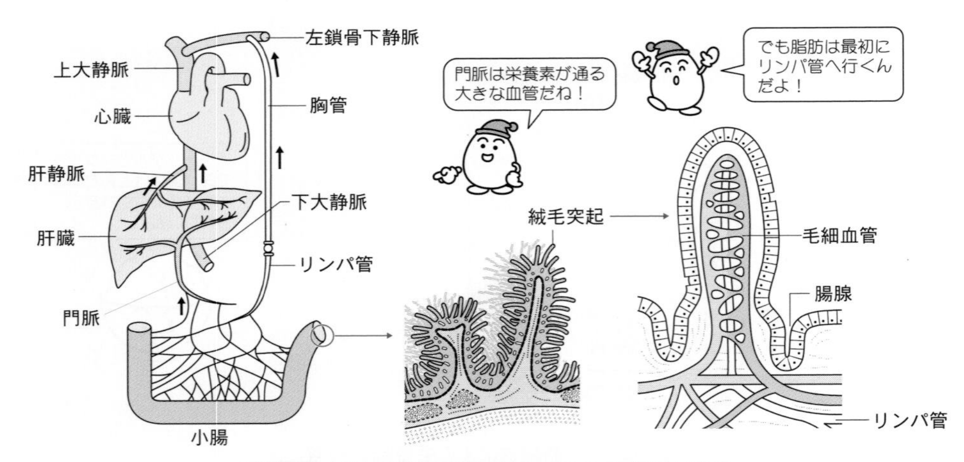

図9-7 小腸の柔毛突起と吸収された栄養素の通路

4 腸管内での水の吸収

消化管のうち，胃での水の吸収はわずかであり，そのほとんどは小腸および大腸で吸収される．腸管での水の吸収は，私たちの体にとって非常に重要であり（図8-2参照），下痢などで水の吸収が困難になると，脱水症状を引き起こす．

表9-3 大腸における水の吸収と内容物の状態

大腸の部位			内容物の状態
盲腸	回腸大腸開口部より下の部分	糞便の形成↓	液体
結腸	上行結腸（20 cm）		半流動性
	横行結腸（25 cm）		粥状
	下行結腸（50 cm）		半粥状
	S状結腸（45 cm）		固形化
直腸	（20 cm）		固形の糞便

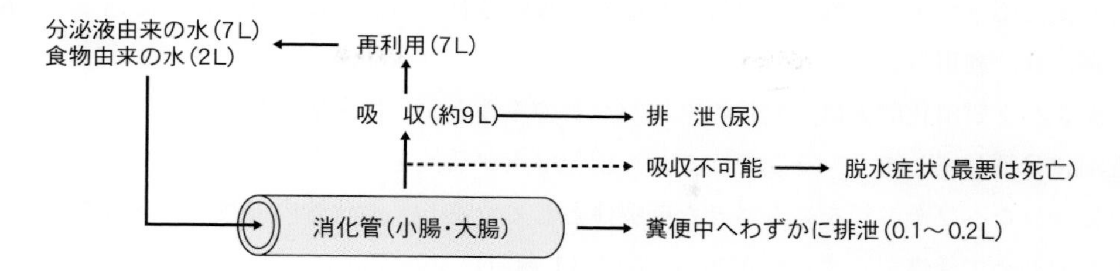

図9-8 消化管での水の流れ

4▷ 三大栄養素の消化と吸収

食物として摂取したいろいろな栄養素は，それぞれの性質に応じて特徴的な消化・吸収過程を経て，体内へ取り込まれる．

1 タンパク質の消化・吸収

タンパク質は，消化管内で数種類の消化酵素によって，アミノ酸が数個つながったオリゴペプチドやアミノ酸にまで分解される．オリゴペプチドは，小腸上皮細胞の膜に存在す

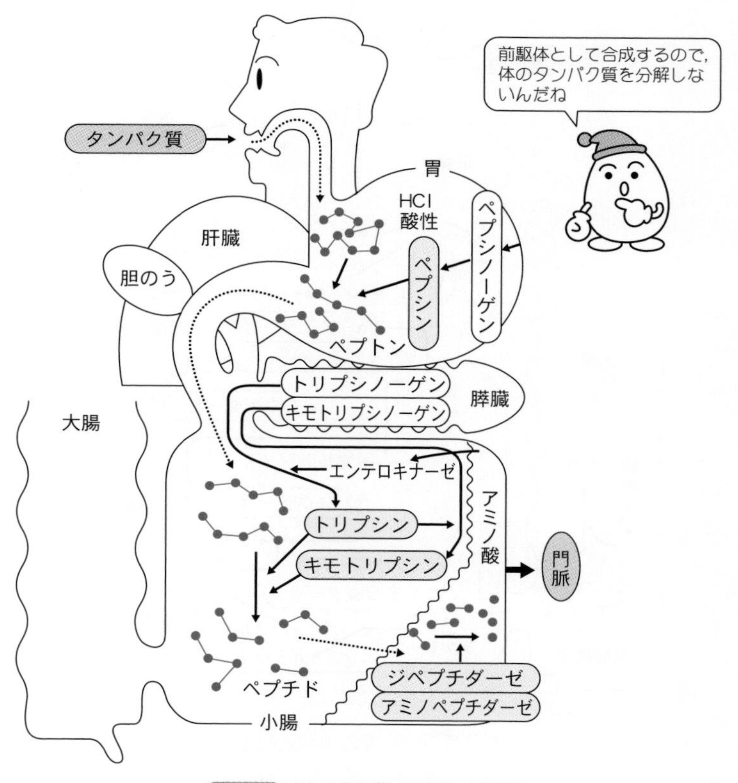

図9-9 タンパク質の消化・吸収

る酵素によってアミノ酸まで分解されながら吸収されて血液中に入り，門脈を通って肝臓に運ばれ，利用される．

タンパク質消化酵素は，食物のタンパク質のみならず，体を構成しているタンパク質をも消化分解してしまう．そこで，これら消化酵素が活性を示さないように，酵素タンパク質に余分なペプチド鎖を結合させた前駆体として分泌し，消化管内でペプチド鎖を切りはなして初めて活性を示すものが多い（図 6-11 参照）．

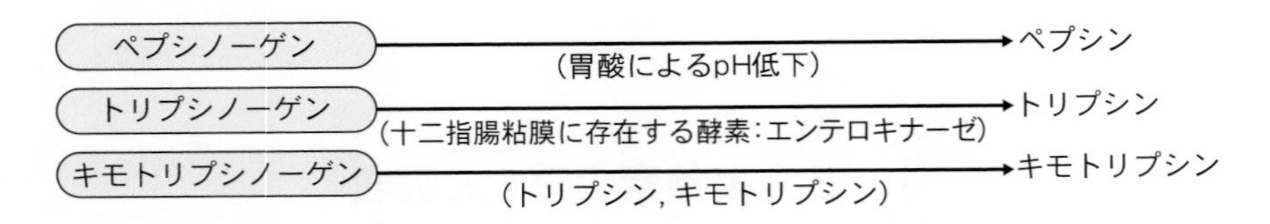

図9-10 タンパク質の消化酵素の活性化

2 糖質の消化・吸収

糖質は，一部は唾液α-アミラーゼで二糖類になるが，大部分は膵α-アミラーゼによっ

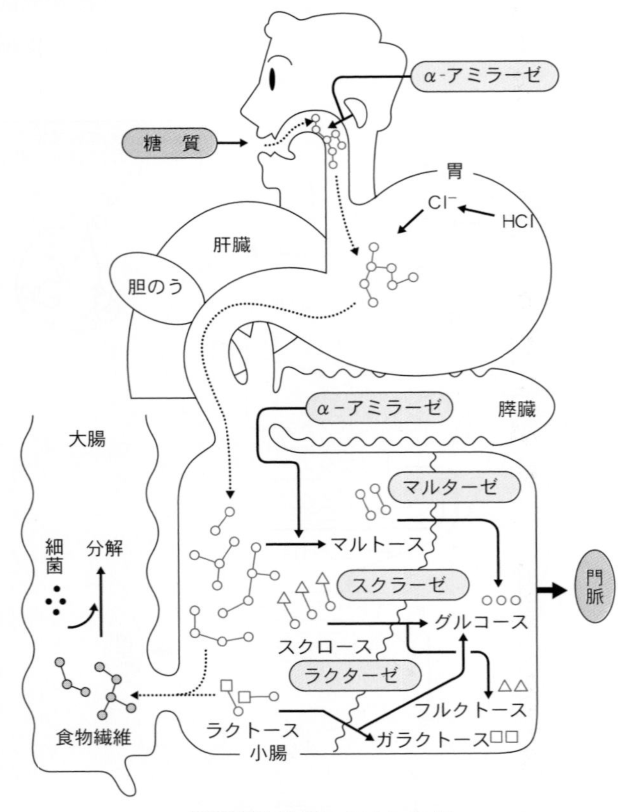

図9-11 糖質の消化と吸収

て二糖類にまで分解される．ついで小腸粘膜の上皮細胞膜に存在する酵素（スクラーゼ，ラクターゼ，マルターゼ）により単糖（グルコース，ガラクトース，フルクトース）にまで分解されて吸収され，門脈を通って肝臓に運ばれ，利用される．

3 脂肪の消化と吸収

脂肪は，タンパク質や糖質と異なり水溶性でないため，胆汁酸塩の力を借りて乳化されなければリパーゼの作用を受けることができない．脂肪はリパーゼによりモノグリセリドと脂肪酸に分解される．分解を受けた後も胆汁酸塩と複合ミセルを形成して吸収される．また，吸収後，ただちに脂肪（トリグリセリド）に再合成されリポタンパク質（カイロミクロン）を形成した後，リンパ管に移行し，左鎖骨下静脈に入る．ただし，短鎖および中鎖脂肪酸は糖質などと同じく，門脈経由で肝臓に運ばれる．長鎖脂肪酸よりも吸収が早いため，臨床栄養として使用されることがある．ミセル形成の役目が終わった胆汁酸塩は，回腸から吸収され，門脈を通って肝臓へもどり，再び利用される．これを胆汁酸の腸肝循環という（図4-9参照）．

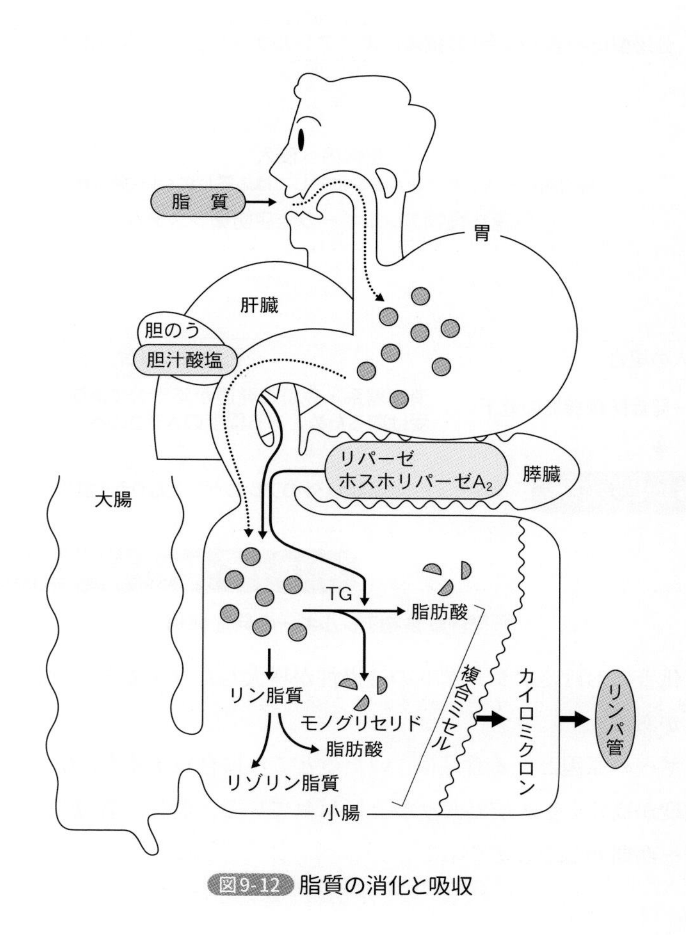

図9-12 脂質の消化と吸収

5 ▷ 食物アレルギー

アレルギーとは，アレルギー反応の原因物質であるアレルゲン（一般的にはタンパク質などの高分子化合物）が生体内に侵入した場合に，生体の免疫機構が過剰あるいは異常にはたらいて引き起こされてしまう反応である（**第 12 章**参照）．私たちは常にアレルゲンとなりうる食品を摂取しているが，ほとんどアレルギー症状を示さない．これは，**図 9-13** に示したような防御機構がはたらいているからである．

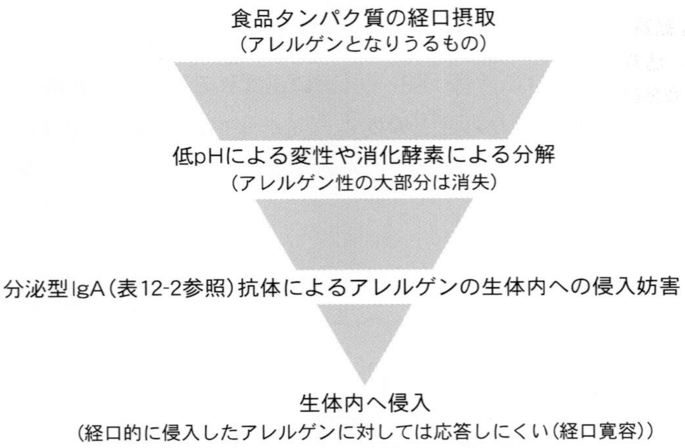

食品タンパク質の経口摂取
（アレルゲンとなりうるもの）

低pHによる変性や消化酵素による分解
（アレルゲン性の大部分は消失）

分泌型IgA（表12-2参照）抗体によるアレルゲンの生体内への侵入妨害

生体内へ侵入
（経口的に侵入したアレルゲンに対しては応答しにくい（経口寛容））

図9-13 食物アレルギーの発症防衛システム

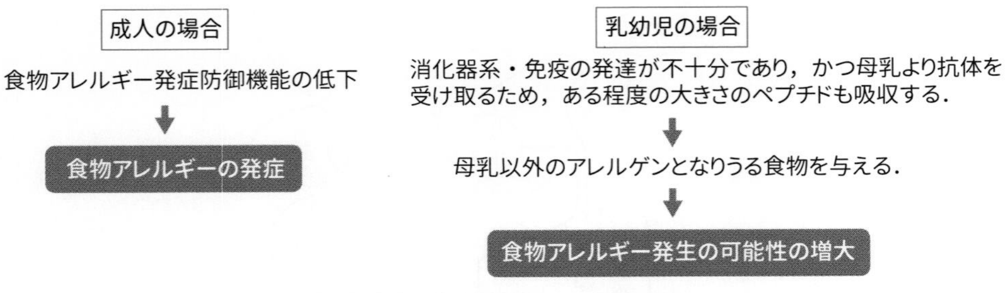

成人の場合

食物アレルギー発症防御機能の低下
↓
食物アレルギーの発症

乳幼児の場合

消化器系・免疫の発達が不十分であり，かつ母乳より抗体を受け取るため，ある程度の大きさのペプチドも吸収する．
↓
母乳以外のアレルゲンとなりうる食物を与える．
↓
食物アレルギー発生の可能性の増大

図9-14 食物アレルギーの発症機構

しかし，消化管におけるアレルゲンの透過性が増大したりすると，食物アレルギーを引き起こすことがある．

食物アレルギーの原因となる食品は，いたるところに存在するが，中でも，牛乳，鶏卵，大豆は発症頻度が高く，三大アレルゲンと呼ばれている．特に，乳幼児の場合，牛乳に対するアレルギーが問題となっている．

練習問題

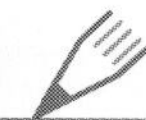

❶ 栄養素の消化・吸収とは何か．その概略を述べなさい．
❷ 消化作用にはどのような種類があるか述べなさい．
❸ 消化管の入口から出口までを説明しなさい．
❹ 消化器の分泌液について，分泌する部位とその作用について説明しなさい．
❺ 膜消化とはどのようなことか説明しなさい．
❻ 生体の自己消化を起こさないために，タンパク質分解酵素はどのような形で分泌されるか説明しなさい．
❼ タンパク質，糖質，脂質はそれぞれ吸収されるまでにどこでどのように分解されるのか述べなさい．
❽ タンパク質，糖質，脂質はそれぞれ吸収後どのような経路で輸送されるのか説明しなさい．
❾ 拡散輸送と能動輸送について説明しなさい．
❿ 腸管内での水の吸収はどのように行なわれているか説明しなさい．

酸っぱいものを甘くする木の実

アフリカの沼地に育つ木の実に不思議な性質がある．この赤い実を食べても何の味もしないが，その後でみかんやレモンなどの酸っぱいものを食べるととても甘く感じることができる．この効果は 2 時間くらい続く．この赤い実の中にミラクリンと名付けられた，191 個のアミノ酸が連なり糖も結合しているタンパク質が含まれていることがわかった．ミラクリンが舌に結合しているところに，酸味（水素イオン）が来るとミラクリンのタンパク質部分の立体構造が変わって，甘みの味蕾に結合するため甘く感じるようになるのだそうだ．ミラクリンの他に，マレーシアに野生しているクルクリゴにはクルクリンという 114 個のアミノ酸からなるタンパク質があり，同じような働きをする．植物にとってこのような実をつけることにどんな意味があるのだろうか．

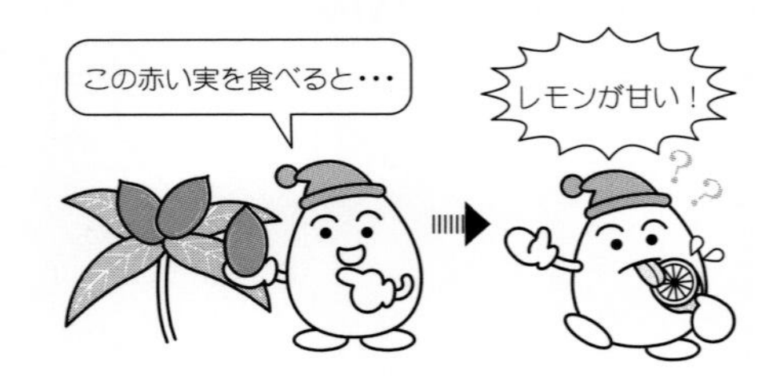

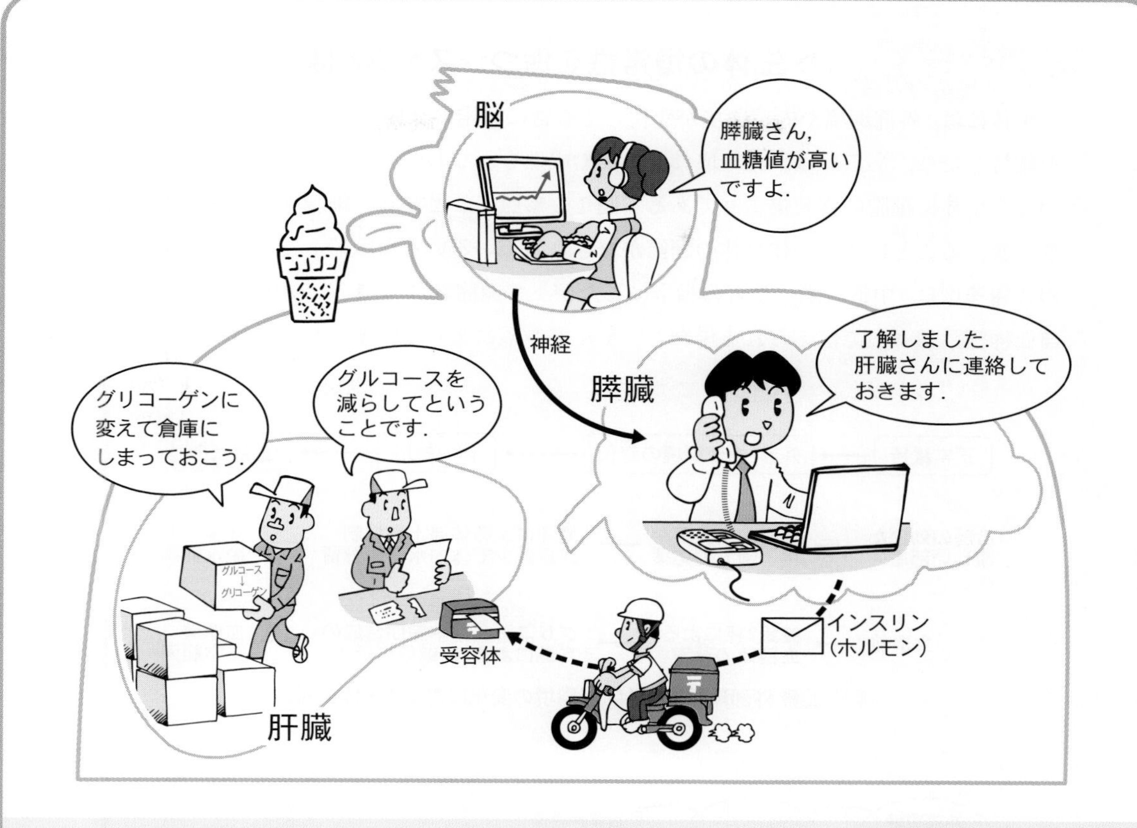
脳
膵臓さん，
血糖値が高い
ですよ．
神経
膵臓
了解しました．
肝臓さんに連絡して
おきます．
グリコーゲンに
変えて倉庫に
しまっておこう．
グルコースを
減らしてという
ことです．
グルコース
↓
グリコーゲン
受容体
インスリン
（ホルモン）
肝臓

第 10 章
生体の恒常性を保つシステム

ある地方で大きな災害が発生すれば，東京から即座にその地域へ電話で緊急指令が出されます．また，日用品が不足すれば，それを生産している場所へ増産依頼の手紙が出されることもあります．電話は電話回線を介して，手紙は縦横無尽に走っている道を通って運搬されることによって，情報が伝達されます．私たちの体の各器官は独立しているものの，電話回線に相当する神経を介して，あるいは血液の流れによって運搬される手紙に相当するホルモンを介して，お互いに連絡を取り合いながら常に一定の生理環境を維持しています．たとえば，暖かい部屋から寒い外へ飛び出した直後，ブルッブルッと震えておもわず身を縮めますね．これは寒い環境下でも体温が下がらないように，表面積を小さくせよ！　皮膚表面の血管を収縮させて熱の発散を防げ！　筋肉を動かして熱を発せよ！　との緊急電話が鳴ったからですね．さらに，貯蔵脂肪を燃やしてエネルギーをつくれ！　と指示を出すホルモンのはたらきも活発になります．私たちが寒いところへ飛び出しただけで，想像もつかない程の激変が体の中で生じているのです．

このようなシステムにより各組織や各臓器に届いた情報は，その後どうなるのでしょうか．組織に届いた情報は，その組織を構成する細胞内で酵素を活性化したり，あるいは酵素の生産を増進させることによって，指示に応対します．たとえば，血糖値が上昇すると，血糖値を下げるべく膵臓から分泌されたホルモンのインスリンは（この手紙の宛先は，肝臓および筋肉と書かれていることでしょう），目的の臓器や組織でグリコーゲン合成に関与している酵素作用を活発にさせ，血液中のブドウ糖を細胞内にどんどん取り込むと同時にグリコーゲンをつくり出し，結果的に血糖値を低下させます．

この章では，私たちの体の中のいろいろな器官（臓器）が，どのような手段でお互いに連絡を取り合っているのか，さらに細胞レベルでの情報の処理システムも学びます．

では，詳しく説明することにしましょう．

1▷ 生体の恒常性を保つシステムとは

生体には，外部環境や内部環境が変化しても常に一定の状態（恒常性，ホメオスタシス）を維持したり，あるいは調和の取れた成長や成熟を行なわせたりする仕組みがそなわっている．生体は細胞の寄せ集まりである（図 1-1 参照）ことから，細胞内での物質の代謝速度を変えることにより，体全体の調節がなされる．いろいろな臓器，器官を構成する細胞の代謝速度は，中枢（脳）からの指令にしたがって調節されるが，この中枢からの指令は，自律神経系によって伝えられる場合と，ホルモン系によって伝えられる場合がある．

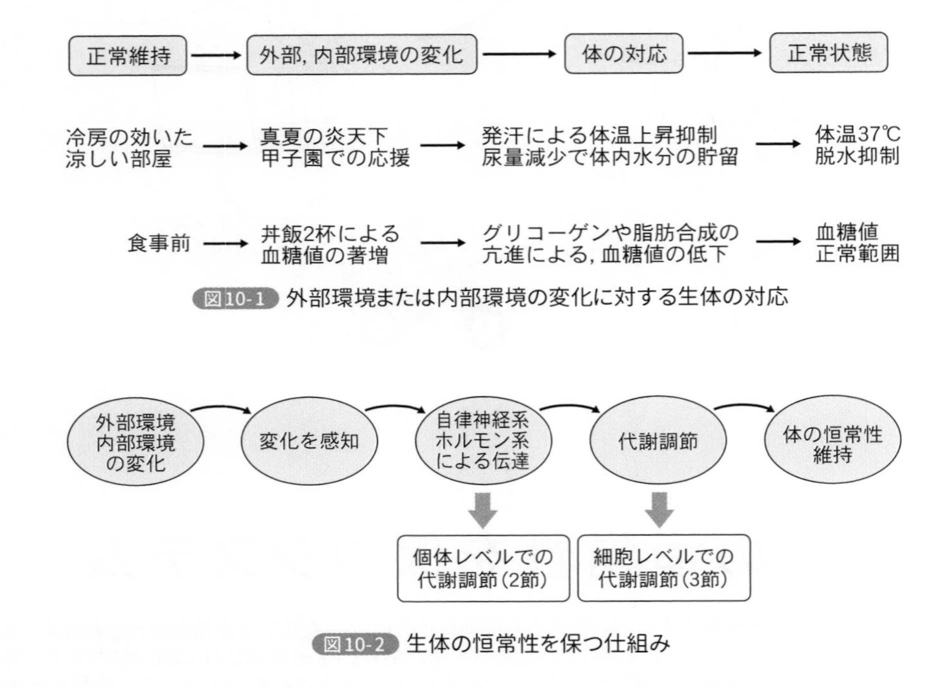

図10-1 外部環境または内部環境の変化に対する生体の対応

図10-2 生体の恒常性を保つ仕組み

2▷ 個体レベルでの代謝調節 ―情報の連絡網―

1 全身に張りめぐらされた電話回線と郵便網

中枢からの指令は，神経系（電話回線による伝達に相当）とホルモン系（郵便による伝達に相当）の２種類の方法で伝達され，体を常に一定の状態に維持しようとはたらく．

2 素早い対応の神経経路

自律神経系は体の恒常性を維持するため，自分の意志に関係なく内臓や血管などのはたらきを調節する．また，自律神経系は交感神経と副交感神経とに分かれており，各臓器，組織に対しそれぞれ相反する指示を出し，体の内部環境を調節している．

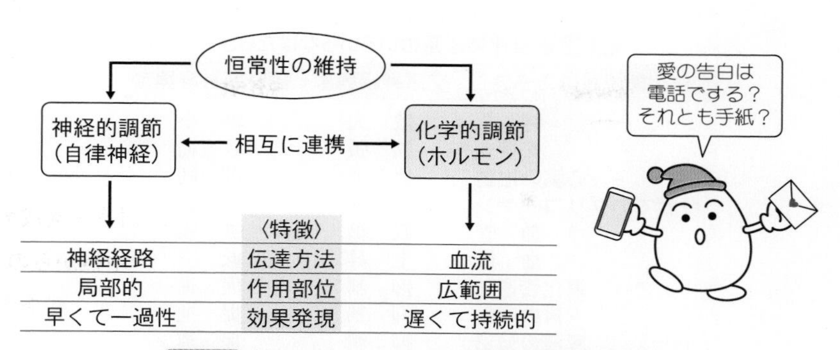

図10-3 神経系とホルモン系による情報の伝達と特徴

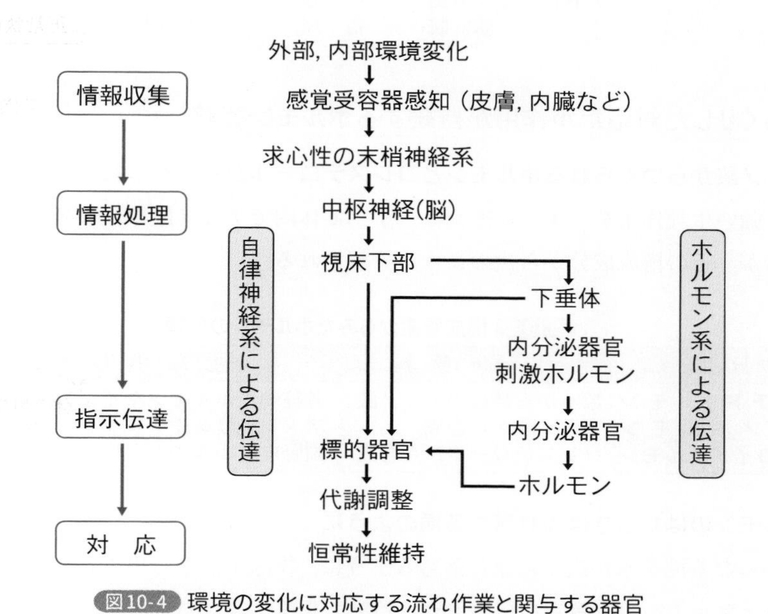

図10-4 環境の変化に対応する流れ作業と関与する器官

・心臓がドキドキ
・血管が収縮し，血圧が上昇
・瞳孔が拡大し，目がギラギラ
・消化器系のはたらき抑制

交感神経優位

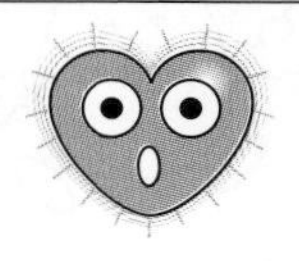

・心臓がゆったり拍動
・血管が拡張し，血圧は正常
・瞳孔が収縮し，笑顔
・消化器系のはたらき促進

副交感神経優位

同一器官が両者の
支配を受ける

図10-5 交感神経と副交感神経のはたらきとバランス

100 m 競争のスタートラインに着いたときやストレスがかかっているときは，脳からの指示で交感神経が興奮し，シーソーは左が下がり右が上がる．一方，夕食後の憩いのときなどは，副交感神経が興奮して，左が上がり右が下がる．

表10-1 自律神経系のいろいろなはたらき

作用部位とはたらき	交感神経興奮	副交感神経興奮
瞳孔	散大	縮小
気管支	拡張	収縮
心臓の拍動	促進	抑制
肝臓でのグリコーゲン	分解	合成
血管	収縮	拡張
血圧	上昇	低下
消化管運動	抑制	促進
胃の運動	抑制	促進
膵液の分泌	抑制	促進
腸管の運動	抑制	促進
アドレナリン分泌	促進	—
膀胱	蓄尿	排尿

3 ゆっくりした対応だが作用が持続するホルモン経路

① アミノ酸からつくられるホルモンとコレステロールからつくられるホルモン

微量で強い生理作用を示すホルモンは，すべて体内でアミノ酸やコレステロールからつくられるが，その構成成分から次のように分類される．

表10-2 構成要素からみたホルモンの分類

分類	成分・原料	主なホルモン
ペプチドホルモン	数十から数百のアミノ酸	各種刺激ホルモンやインスリンなど多数
アミノホルモン	アミノ酸から合成	アドレナリンやチロキシンなど
ステロイドホルモン	コレステロールから合成	副腎皮質ホルモンと性ホルモン

② ホルモンのはたらきは流れ落ちる滝のように

数段からなる滝を水が次々に流れ落ちるように，視床下部から出された代謝調節の指令は，次々とホルモン分泌器官に伝達され，効果を発現するものがある．

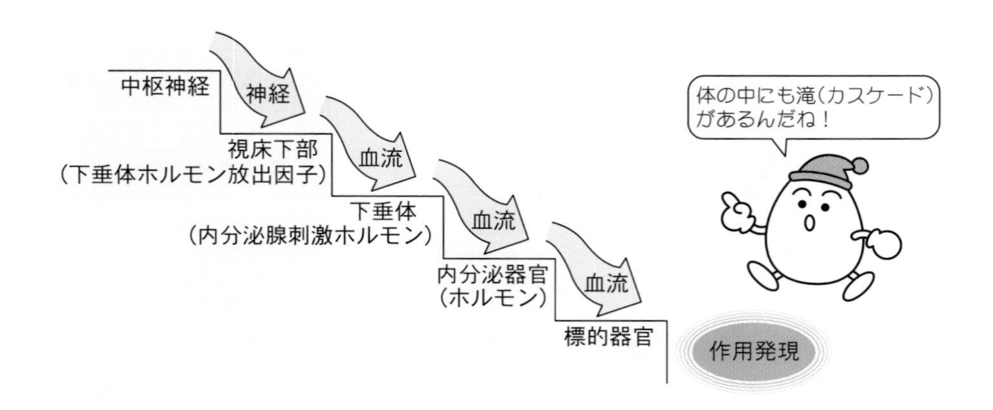

図10-6 連鎖的にはたらくホルモン

たとえば，体のどこかに炎症が生じると，これに対処するように脳から視床下部に指令が出る．視床下部は，ステロイドホルモンのコルチゾールで対応すべく，まずは副腎皮質刺激ホルモン放出因子を血中に放出する．この因子は下垂体にはたらきかけ，そこから副腎皮質刺激ホルモン（ACTH）が分泌される．ACTH は血流に乗って副腎皮質にたどり着く．そこで，コレステロールからコルチゾールの合成と分泌を促し，コルチゾールは炎症部位で強力な抗炎症作用を発揮する．

③ 各種ホルモンとその作用

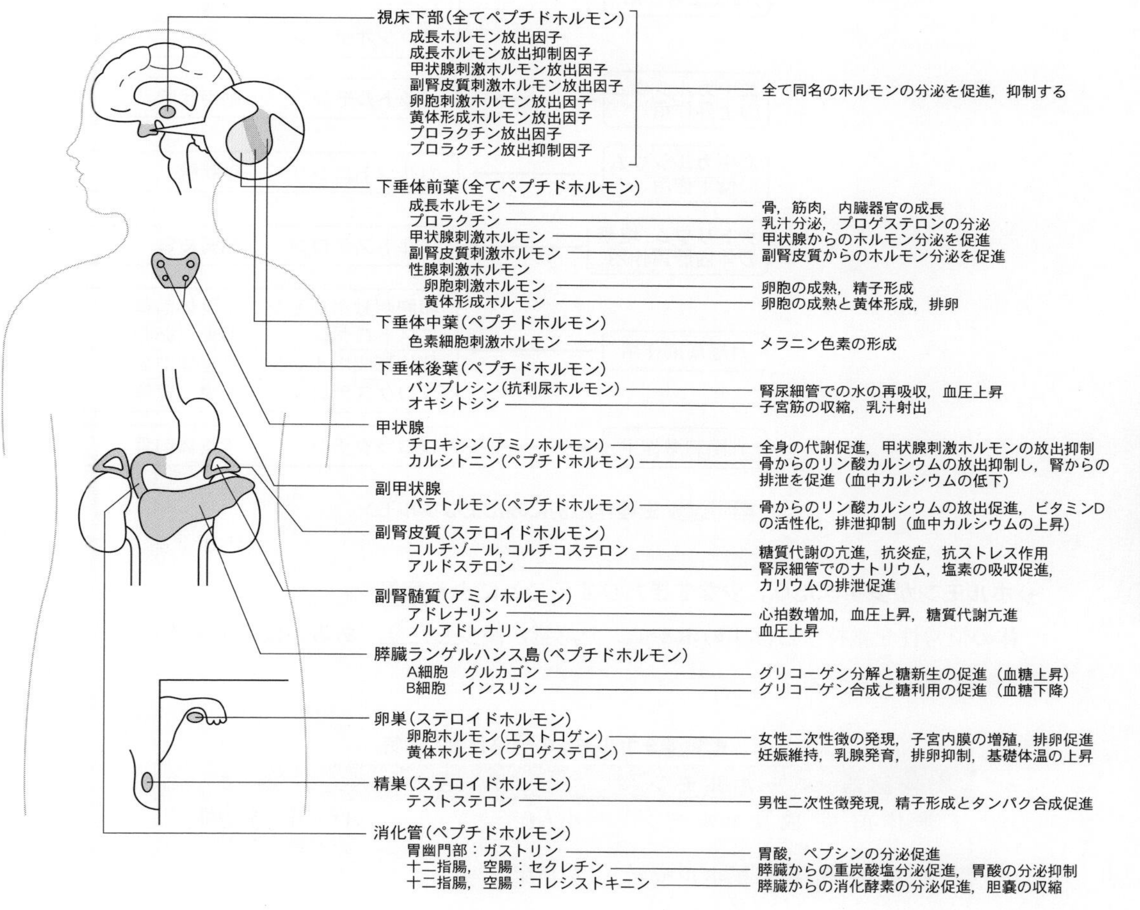

図10-7 内分泌腺と分泌されるホルモンおよびそれらの作用

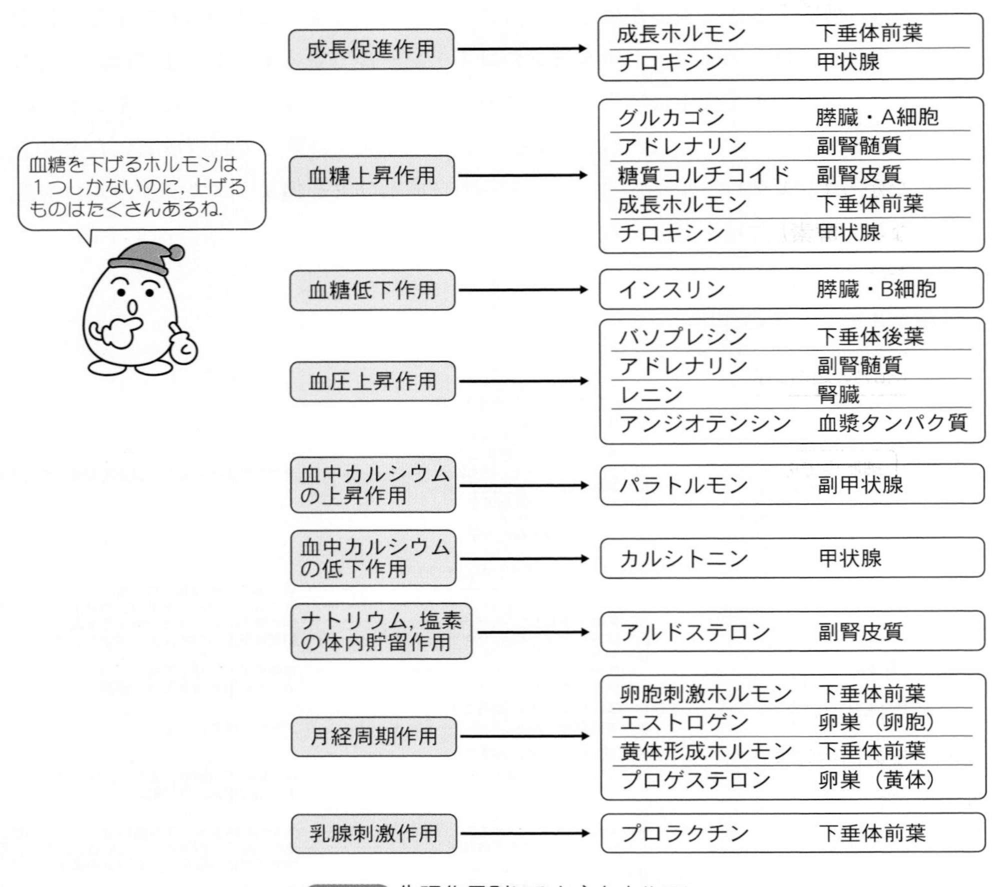

図10-8 生理作用別にみた主なホルモン

④ ホルモンが多すぎたり，少なすぎたりすることによる病気

体の恒常性を維持するはずのホルモン分泌量が減少したり，あるいは増加すると，特異的な疾患を生じさせる.

表10-3 ホルモンの分泌異常と病気

分泌臓器	ホルモン	不足	過剰
下垂体前葉	成長ホルモン	小人症	巨人症（発育期） 末端肥大症（成人後）
下垂体後葉	抗利尿ホルモン （バソプレシン）	尿崩症	—
甲状腺	甲状腺ホルモン （チロキシン）	クレチン病（幼児期） 粘液水腫（成人後）	バセドウ病
副甲状腺	副甲状腺ホルモン （パラトルモン）	テタニー	高カルシウム血症
膵臓	インスリン	糖尿病	
副腎皮質	副腎皮質ホルモン （糖質コルチコイド）	アジソン病	クッシング症候群

3▷ホルモン作用による細胞レベルでの代謝調節

1 ホルモンはどのようにして細胞内の代謝を変えるか

細胞内でのいろいろな物質の化学変化（代謝）は，すべて酵素反応により行なわれている．したがって，いろいろな物質の量を変化させるには，酵素反応の速度を変えればよいことになる．酵素反応速度は，(a) 酵素のはたらきを変化させる（活性化または不活性化）か，または (b) 酵素量を増加させることにより変化する．

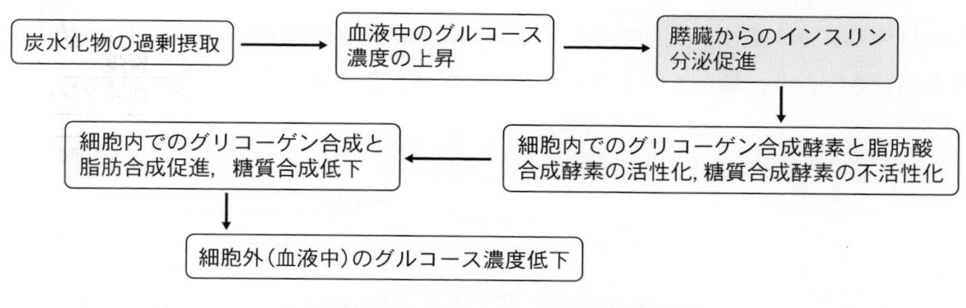

図10-9 インスリンによる血糖値の調節

(a) 酵素活性の変化による代謝調節

ホルモン作用により酵素タンパク質にリン酸がついたり，離れたりすることにより，酵素活性が変化する（図 6-11 参照）．グリコーゲン合成酵素はリン酸が離れて活性型となる．

(b) 酵素量（酵素タンパク質の分子数）の変化による代謝調節

酵素タンパク質の合成を促進させて，酵素量を増加させることにより代謝を促進するもので，ステロイドホルモンの作用が代表的である．

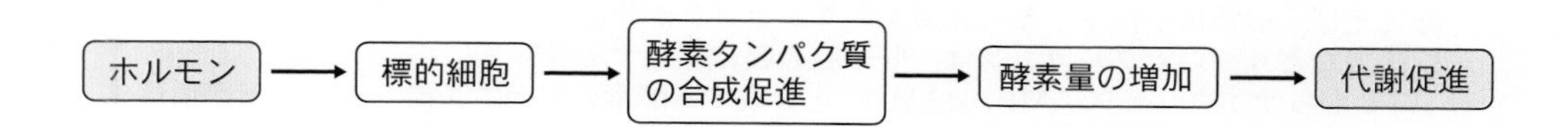
ホルモン
標的細胞
酵素タンパク質の合成促進
酵素量の増加
代謝促進

図10-10 酵素タンパク質の合成促進による代謝調節

2 ホルモンはどのようにして細胞にはたらきかけるか

豚のインスリンを医薬品として用いることが可能なように，ホルモンは，比較的「種特異性」は低いが，「臓器特異性」はきわめて高い．たとえば，性ホルモンは生殖器にのみ作用し，他の臓器には作用しないし，血中のカルシウム濃度を上昇させるホルモンは決して血糖値を上昇させることはない．これは，各々のホルモンが作用すべき器官や臓器を構成する細胞に，そのホルモンとのみ結合する受容体が存在し，その受容体にホルモンが結合して初めて作用を発揮するからである（宛名書きされた手紙は，目的の家のポストにのみ配達され，情報を伝えるのと同じ）.

ホルモンが細胞にはたらきかけるとき，そのホルモンの受容体が（a）細胞膜に存在するタイプと，（b）細胞内に存在するタイプに分けられる.

（a）細胞膜に存在する受容体にホルモンが結合して作用を発揮する場合

分子量が大きいペプチドホルモンや水溶性のアミノホルモンは細胞膜を通過できない. それゆえに，これらのホルモンの受容体にホルモンが結合すると，細胞内で二次情報伝達物質（セカンドメッセンジャー）であるサイクリック AMP（cAMP）がつくられたり，あるいはカルシウム濃度が上昇する．これらの二次情報伝達物質は，酵素タンパク質にリン酸を結合させたり，離したりすることにより酵素活性を調節する（図 10-11）.

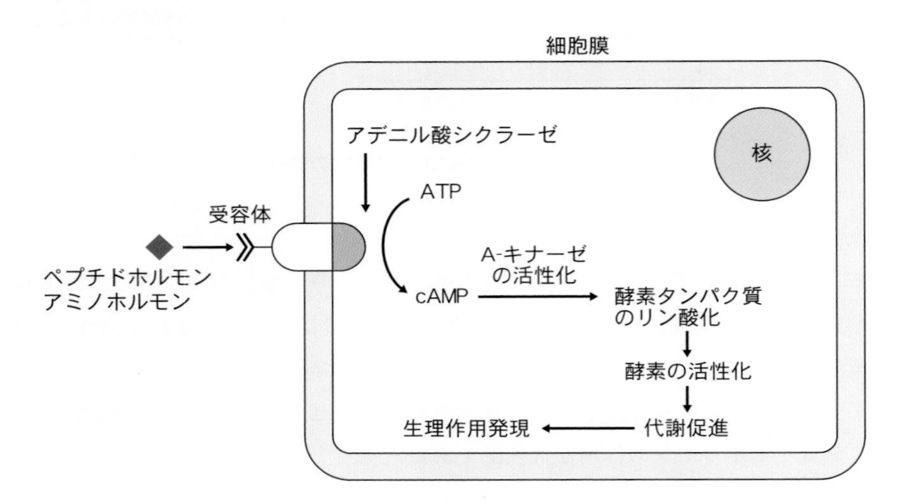

図10-11 細胞膜受容体に結合し，サイクリック AMP を上昇させることによって作用を発揮するホルモン

たとえば，血糖値が低下すると膵臓からグルカゴンが分泌される．血液の流れに乗って肝細胞までたどりついたグルカゴンは，肝細胞の膜に存在する受容体に結合すると，細胞内では ATP からサイクリック AMP（cAMP）を合成する酵素のアデニル酸シクラーゼが活性化され, 細胞内の cAMP 濃度が上昇する．この cAMP がタンパク質リン酸化酵素（A キナーゼ）を活性化し，グリコーゲンを分解する酵素タンパク質（グリコーゲンホスホリラーゼ）にリン酸を結合させる．リン酸化により活性化されたグリコーゲンホスホリラーゼはグリコーゲンを分解してグルコースにし，血液中に送り出すことにより血糖値を上昇させる.

標的細胞の細胞膜受容体に結合したホルモンは，リン脂質分解酵素であるホスホリパーゼ C を活性化して細胞膜の構成成分であるイノシトールリン脂質を分解する．分解産物のイノシトールリン酸がカルシウムをたくさん含んでいる顆粒から，カルシウムを引き出し，細胞内のカルシウム濃度を上昇させる．上昇したカルシウムはタンパク質リン酸化酵素（C-キナーゼ）を活性化し，特定の酵素タンパク質をリン酸化することにより，酵素を活性化する（図 10-12）.

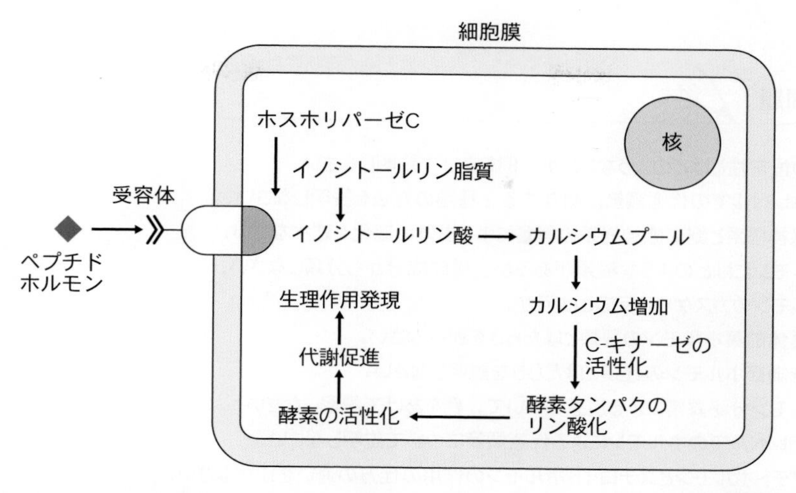

図10-12 細胞膜受容体に結合し，カルシウム濃度を上昇させることによって作用を発揮するホルモン

(b) 細胞内に存在する受容体に結合して作用を発揮する場合

脂溶性の高いステロイドホルモンや甲状腺ホルモンは，細胞膜を通過して細胞内に存在する受容体に結合して作用を発揮する．これらのホルモンは，核酸にはたらきかけて酵素タンパク質の合成を誘導するものが多い．

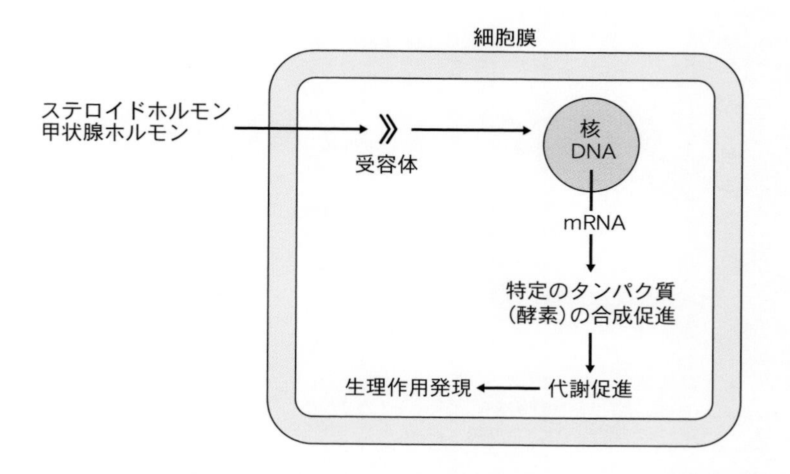

図10-13 細胞内受容体に結合し，酵素タンパク質の合成を促進することによって作用を発揮するホルモン

標的細胞の細胞内に存在する受容体に結合したホルモンは，DNA にはたらきかけてタンパク質合成のもとである mRNA の合成を促進させ，酵素タンパク質の合成を促進させることにより，代謝を調節する．

練習問題

❶ 体の恒常性とはどのようなことか．例をあげて説明しなさい．
❷ 個体レベルでの代謝調節に関与する 2 種類の方法を説明しなさい．
❸ 交感神経系と副交感神経系の興奮による生体の変化を述べなさい．
❹ ホルモンにはどのような種類があるか．構成成分から分類しなさい．
❺ ホルモンのカスケード反応とは何か．
❻ 下垂体前葉ホルモンの種類とはたらきを述べなさい．
❼ 血糖調節ホルモンの種類とはたらきを説明しなさい．
❽ ホルモン分泌異常による疾患について，例をあげて説明しなさい．
❾ 細胞レベルでのホルモンによる代謝調節について説明しなさい．
❿ ペプチドホルモンとステロイドホルモンの作用の仕方の違いを述べなさい．

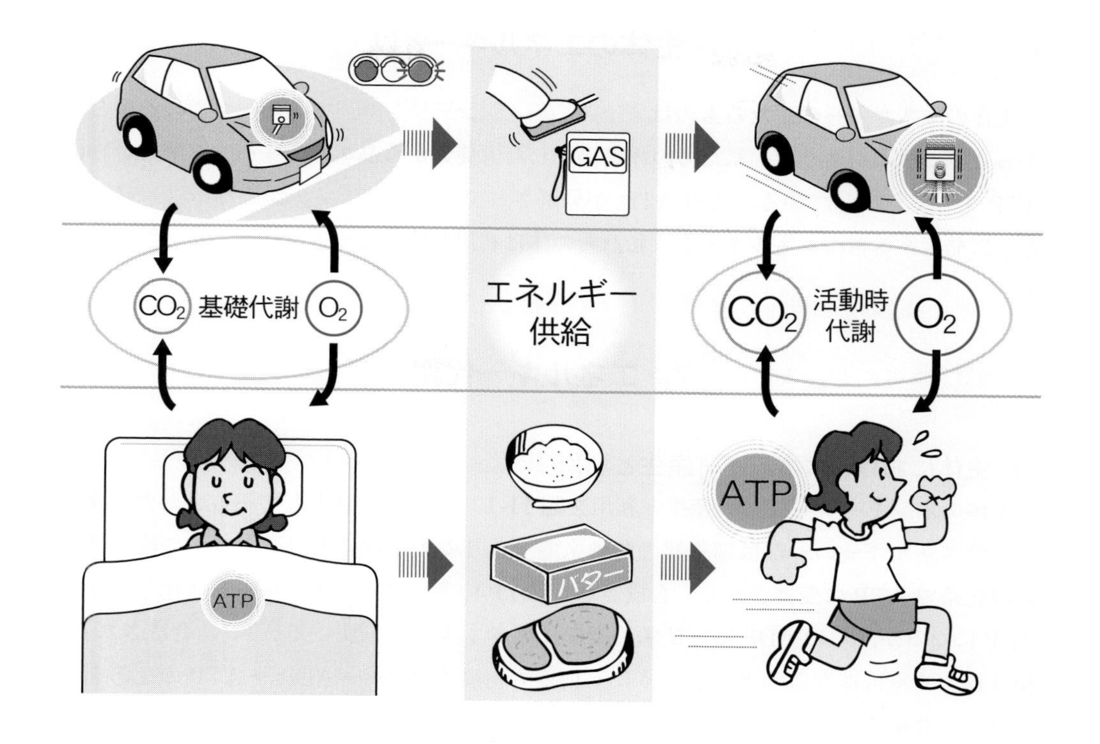

第11章 エネルギーの消費と供給

自動車や多くの機械は，ガソリンや軽油を始めとする石油燃料で動きます．石油ストーブは灯油を燃やして熱を発生し，部屋を暖めます．では，私たちの体はどのような力によって動き，考え，体温を維持しているのでしょうか．逆にいえば，私たちの動きを止めるには，すなわち，少しぶっそうな話ですが，私たちを死に追いやるにはどうしたらよいのでしょうか．それはとても簡単で，酸素の供給を断てばよいことになります．ところで，酸素の供給を絶ってしまうと，自動車は止まってしまいますし，石油ストーブも消えてしまいますね．私たちの体も，車もストーブも酸素の供給を断ってしまうと動かなくなるのは偶然に一致したわけではありません．これらは皆同じ原理で動いているからなのです．私たちの体も摂取した栄養素を，吸い込んだ酸素で燃やすこと（酸化）によりエネルギー（アデノシン三リン酸，ATP）をつくり出しています．あなたが吐き出している二酸化炭素は，摂取した食物の燃えカスということになりますね．

私たちが健康な生活を送るためには，どの程度のエネルギーを供給することが必要だと思いますか．1日中寝ている日はエネルギーが必要ないのでしょうか．そんなことはありませんね．私たちが眠っている間でも，心臓が動き，呼吸をし，皮膚からは熱を発散しています．このような生命維持に欠かすことのできないエネルギー（基礎代謝）もあれば，体の活動（今机に向かってこのテキストを読んでいるとか，あるいは講義終了後のクラブ活動など）に伴って消費するエネルギー（活動時代謝）もあります．このような基礎代謝量や活動代謝量などの消費エネルギー量に見合うエネルギー量を摂取していれば，体重の増減がないことになりますね．

この章では，3大栄養素によって得られるエネルギーと体のはたらきとの結びつきや，消費エネルギーの種類やその計算などを学びます．

では，詳しく説明することにしましょう．

1 ▷ 生体のエネルギーとは

生体のエネルギーの主たるものはATP（アデノシン三リン酸）である．すでに，第2章から4章で学んだように，私たちの体は摂取した栄養素から高エネルギーリン酸化合物のATPをつくり出している．このATPが分解されてADP（アデノシン二リン酸）になるときに発生する自由エネルギーを，私たちの体は利用している．

2 ▷ エネルギー代謝

1 生体におけるエネルギー産生と利用

生体エネルギー（ATP）の産生と利用を**図11-1**に示す．食物として摂取された栄養素の化学エネルギーの一部は細胞質の解糖系で，残りの大半はミトコンドリアの酸化的リン酸化系でATPに変換される．合成されたATPの多くは，エネルギーを放出しながらADPになるが，このADPは再び栄養素の化学エネルギーを使ってATPに合成される．繰り返し充電可能な電池と同じように，何度も何度もATP → ADP → ATPの反応を繰り返し，栄養素の化学エネルギーを自由エネルギーとして私たちの体に与えている．

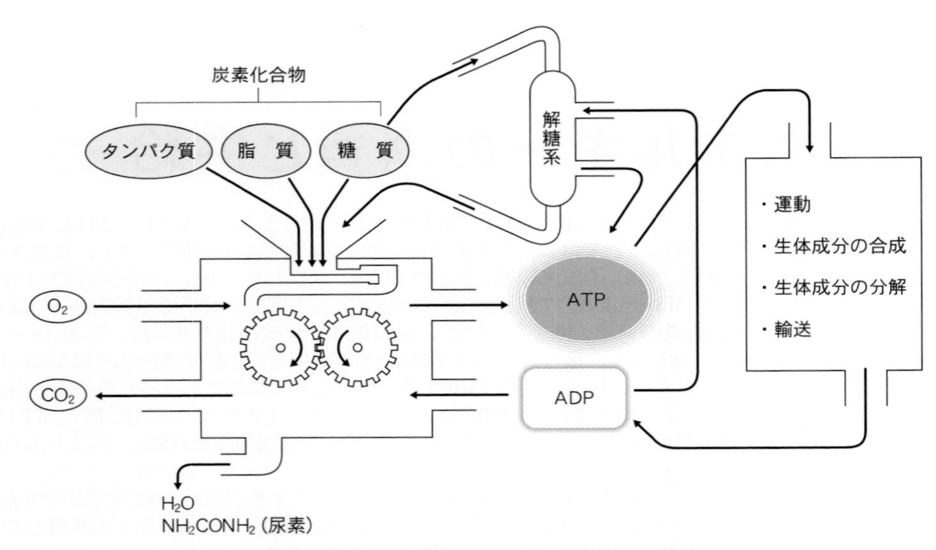

図11-1 生体におけるエネルギー産生と利用

2 体の中でATPはどのようにつくられるか

エネルギーの供給が主なはたらきである糖質は解糖系に入り，ここで少しばかりのATPを産生してピルビン酸となる．このピルビン酸はさらにクエン酸回路に入り，効率よくATPの産生を行なう（第3章3▷参照）．タンパク質はペプチド結合が加水分解されてアミノ酸になり，アミノ基を取り除いた後の炭素骨格は，ピルビン酸またはアセチルCoAを経てクエン酸回路に入るか，あるいはアミノ酸からクエン酸回路のメンバーを生成し，ATPの合成を行なう（第2章5▷参照）．脂肪はグリセロールと脂肪酸に分解され，グリセロールは解糖系に，脂肪酸はβ酸化経路でアセチルCoAに酸化分解され，生じたアセチルCoAはクエン酸回路に入りATPの産生を行なう（第4章3▷参照）．

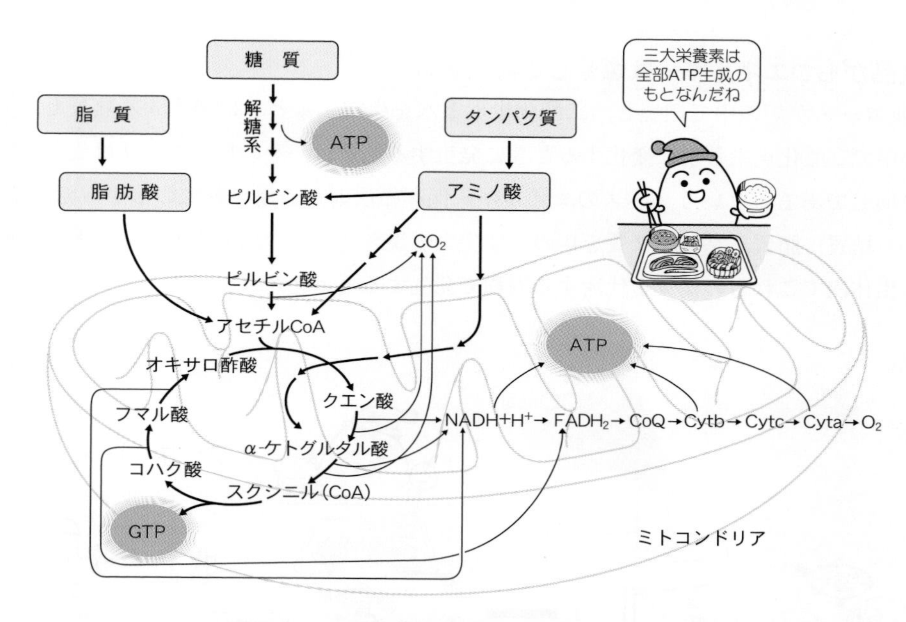

図11-2 クエン酸回路と酸化的リン酸化によるATP産生

3 ATPはどれくらいのエネルギーをもっているか

いくつかの高エネルギーリン酸化合物と普通のリン酸化合物がもつ自由エネルギーを図11-3に示す．ATPのリン酸結合エネルギーは，ATPの合成原料となるグルコース6-リン酸やフルクトース1-リン酸よりも高いが，ホスホエノールピルビン酸や3-ホスホグリセリン酸よりも低い．

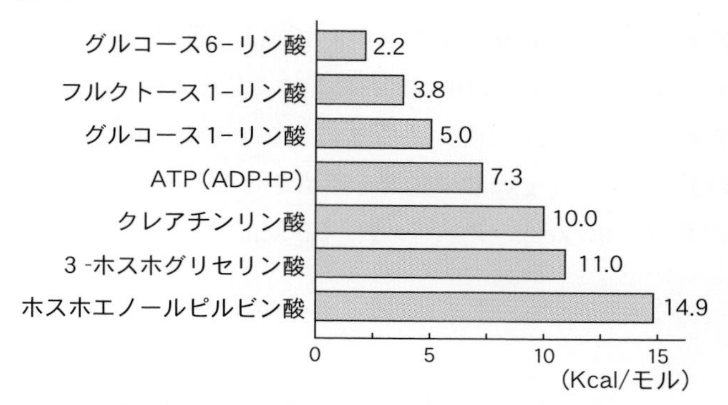

図11-3 いろいろなリン酸化合物がもつエネルギー

4 食品由来の生体エネルギーの表し方

ATPの生成が直接的な意味でのエネルギー産生であるが，これの量的な関係を少し調べてみよう．エネルギーの単位として，栄養学で広く使用されているのはcalである．

(注：国際的には最近 ジュール（J）が用いられている． 1 cal = 4. 18 J)

1 calとは1 gの水の温度を，1 ℃上昇させるのに必要な熱量である．そんな単位がなぜ食品にあてはまるのだろうか？

5 食品がもつエネルギーは燃やして測定する

「グルコースが炉の中で燃焼し，二酸化炭素と水を生成するときに発生する熱量と，人の体の中で二酸化炭素と水に変化するときに発生する熱量は，その反応の方法は異なっても全く同じである」という，ヘスのエネルギー保存の法則が適用されているからである．すなわち糖質，脂質，タンパク質を炉の中で完全燃焼させたときに発生する熱量と同じ熱量が，生体内でこれらの物質を代謝する過程で発生すると考えられている．

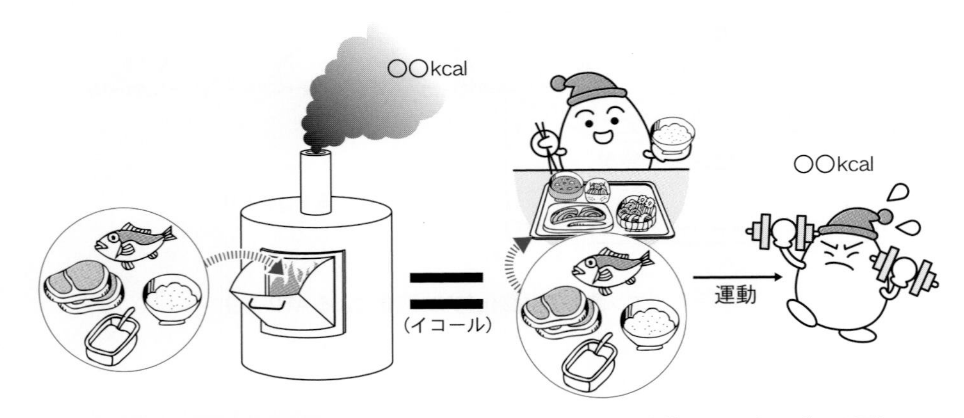

図11-4 ごはんを炉の中で燃やしても体の中で燃やしても発生するエネルギーは同じ

燃焼によって発生するエネルギーが代謝の過程でも発生するならば，栄養素の代謝過程で発生するエネルギーは，化学的に燃焼させたときの発生熱量を測定すればよいことになる．食品を燃焼させたときに発生するエネルギーは，**図11-5**に示すボンベの熱量計で測定される．すなわち①のボンベの中の試料皿②に食品を入れ，高圧の酸素を満たす．そして⑤の点火装置により点火し，発生する熱により③の中に満たされる水の温度上昇を測定する．このようにして1 gの各栄養素を燃焼させたときに発生するエネルギー量は，糖質：4.1 kcal，脂肪：9.3 kcal，タンパク質：5.6 kcalである．

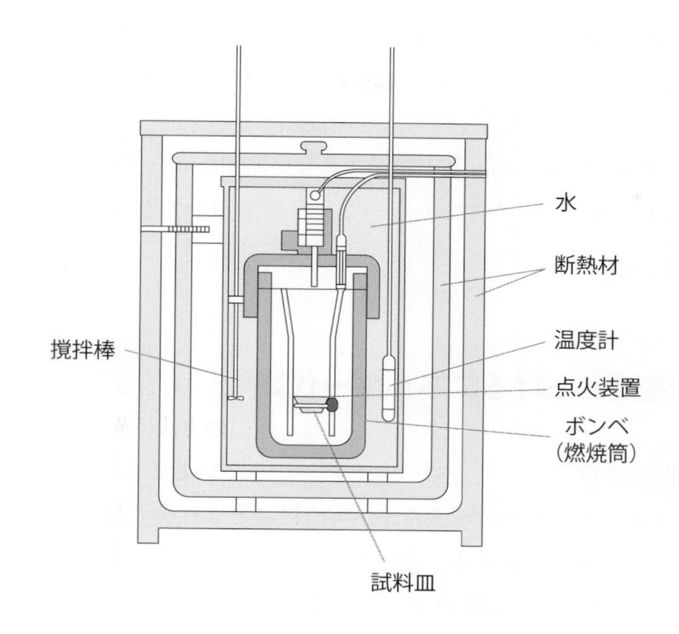

図11-5 ボンベの熱量計

試料皿に乾燥後の食品を乗せて点火する．食品が燃えると熱を発生し，燃焼筒のまわりの水温が上昇する．その上昇の程度から食品が持つエネルギー量を求める．

6 栄養素が体内でつくるエネルギーはおよそどれほどか

栄養素が体内で実際に代謝されたときに発生する熱量を，後述する方法でドイツのルブナーが測定したところ，栄養素 1 g につき糖質は 4.1 kcal，脂肪は 9.1 kcal とボンベ熱量計の測定値とよく一致した．しかし，タンパク質については 4.1 kcal と大幅に減少していた．これは糖質と脂質は体内でも完全燃焼し，発生するものは二酸化炭素と水であったが，タンパク質を完全燃焼させると，これらに加え酸化窒素および窒素ガスが発生した．しかし，

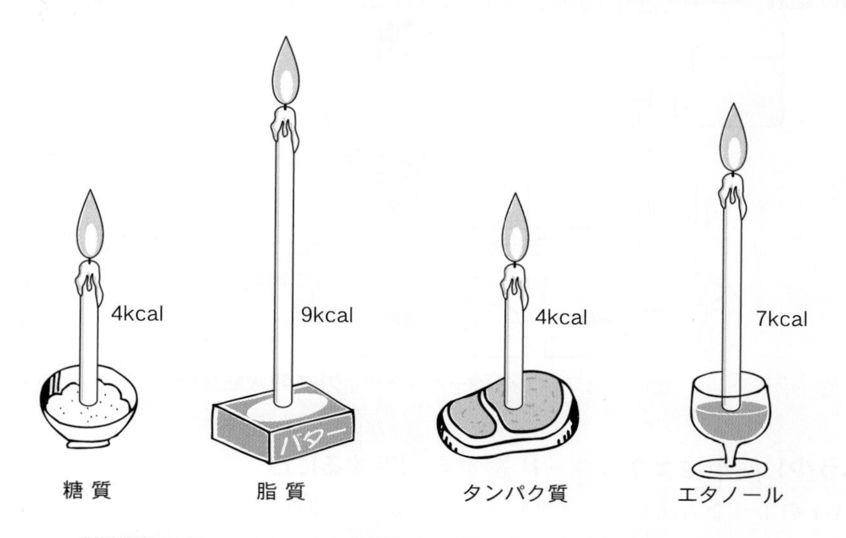

図11-6 糖質，脂質，タンパク質およびエタノールからできるエネルギー

生体内ではアミノ基の窒素は尿素，尿酸，クレアチニンなどにつくりかえられて排泄される．このつくりかえに，1.5 kcal 近くのエネルギーを使うので，直接燃焼させるよりもタンパク質がもつエネルギーは少なくなるといわれている．その後にアトウォーターにより糖質 4 kcal，脂質 9 kcal，タンパク質 4 kcal という値が提唱され長い間使用されていたが，現在では国連食糧農業機構（FAO）が公表したエネルギー換算係数を用いてより正確に食品のエネルギーを求めている．

3 ▷ 日常生活におけるエネルギー代謝

1 1人の人間が放つ全代謝熱の測定

エネルギーがどのように測定されるかはわかってきたが，実際にはどうやって実験されているのだろうか．人間が発生する熱量と排泄する二酸化炭素，水などを測定するための装置として，アトウォーターとベネディクトは図 11-7 のような装置を考案した．発生した熱量は，装置の中に通した水の温度の上昇で，排泄した二酸化炭素と水は化学的に捕捉して定量する．これらの水温のデータを基に，人間の発生した全部の熱量が，そして二酸化炭素と水の量からその基になった栄養素の具体的な消費量を計算することができる．

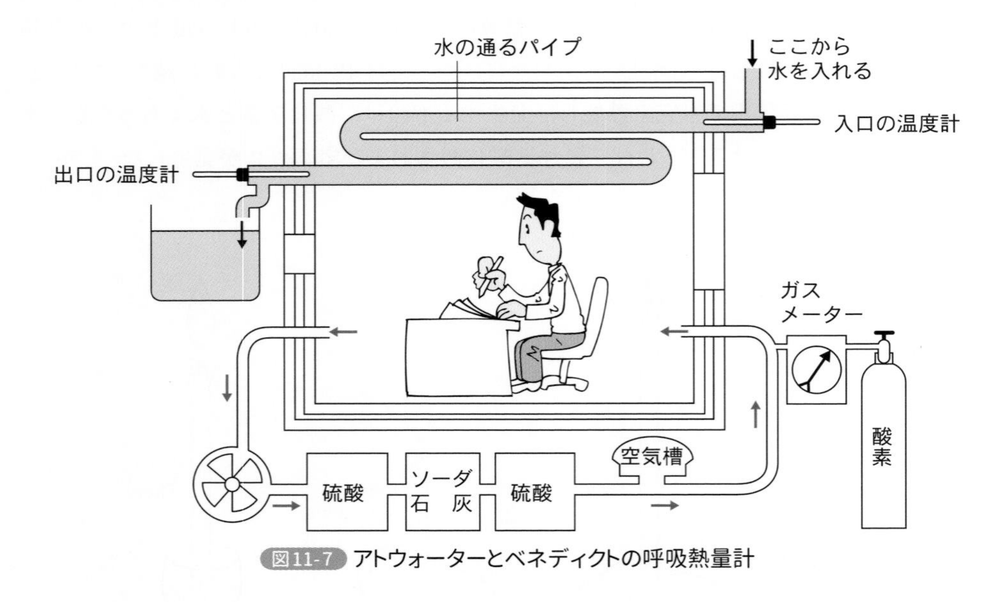

図 11-7 アトウォーターとベネディクトの呼吸熱量計

2 もう少し簡単にエネルギー代謝量を測定するには

図 11-7 のような方法を直接法と呼んでいるが，この装置はあまりにも大がかりなために，実際にはその後工夫された間接的な方法が用いられている．摂取した食物は図 11-1 に示したように全て酸素で酸化され，二酸化炭素と水になって排泄される．そこで，間接

法は食物の酸化のために消費した酸素と排泄した二酸化炭素（実際には呼気量のみ測定），および尿中に排泄された窒素量から，理論的にエネルギー代謝量を求める方式である．測定には**図 11-8** のようなダグラスバッグを用いて呼気をバッグに集め，ガス分析計を用いて呼気中の二酸化炭素を測定する．一方，尿中の窒素量をタンパク質に由来するものとみなして，酸化されたタンパク質量を推定する．現在では間接法で測定しても，直接法で測定した値とほぼ同じ結果が得られることが確かめられており，ほとんどが間接法により測定されている．

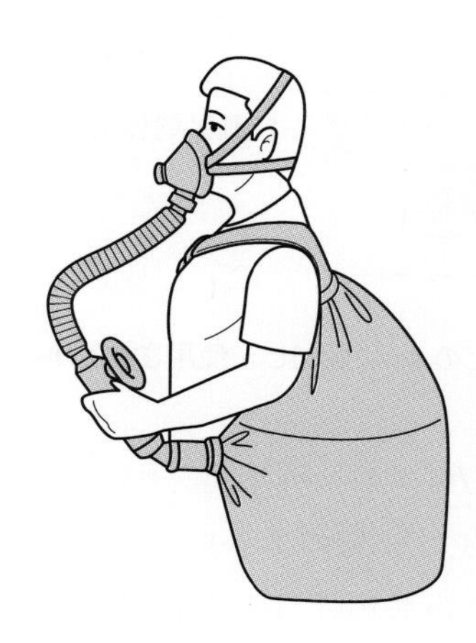

図11-8 ダグラスバックによる呼気の採取方法

栄養素の酸化のために使用した酸素の量と吐き出した二酸化炭素の量から，体内でどの栄養素を燃やしてエネルギーをつくっているかを間接的に知ることができる．二酸化炭素の量を酸素の量で除した値（CO_2/O_2）を呼吸商（RQ）というが，体内で糖質が燃焼しているときには呼吸商は1に近く，脂質の燃焼割合が高くなると呼吸商は0.7に近くなる．

体内で糖質のグルコースが燃焼している場合

$$C_6H_{12}O_6 + 6O_2 \rightarrow 6CO_2 + 6H_2O\ ;\ 6CO_2 / 6O_2 = 1.0,\quad RQ = 1.0$$

体内で脂質のトリパルミチンが燃焼している場合

$$2C_{51}H_{98}O_6 + 145O_2 \rightarrow 102CO_2 + 98H_2O\ ;\ 102CO_2 / 145O_2 = 0.703,\quad RQ = 0.7$$

3 食事のエネルギーの使われ方

毎日の食事で得られるエネルギーの使用配分を**図 11-9** に示す．エネルギーになる栄養素であっても，その一部は利用されることなく糞便として体外へ排泄される．また，栄養素として吸収されても，代謝される過程において完全酸化されることなく，尿中に排泄されてしまうものもある．その残り（代謝可能なエネルギー）が体内で利用されることになるが，消費エネルギーよりも摂取エネルギーがオーバーすると，余剰エネルギーは脂肪となって体重増加を引き起こす．また，消費エネルギーの一部は，摂取した食物の代謝に使用され（特異動的作用と呼び，タンパク質摂取では摂取エネルギーのおよそ30%，糖質では5%，脂質では4%が消費される)，残りがいわゆる生命維持に使用されるエネルギーとなる．生命維持には生きてゆくためになくてはならないエネルギー代謝（基礎代謝）と体を動かす（筋肉活動）ためのエネルギー代謝（活動代謝）がある．

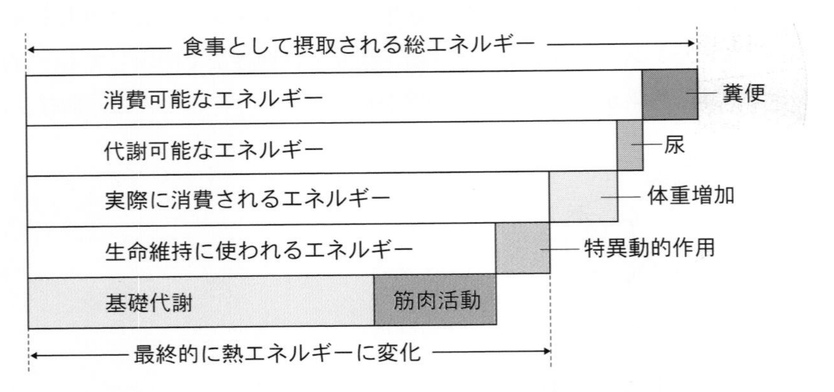

図11-9 食事で摂取したエネルギーはどのように配分し，使用されるか

4 じっとしていても食事が必要なのはなぜか

私たちは全く仕事をせず，じっとしていても必ず一定のエネルギーを消費する．食物の消化吸収が終わっている空腹時に（食後12～15時間経過），静かにベットに横たわった状態で測定したエネルギー代謝量を基礎代謝量（basal metabolic rate，BMR）という．これは私たちが生命活動を行なうための最低限の代謝エネルギー量である（付表4参照）．

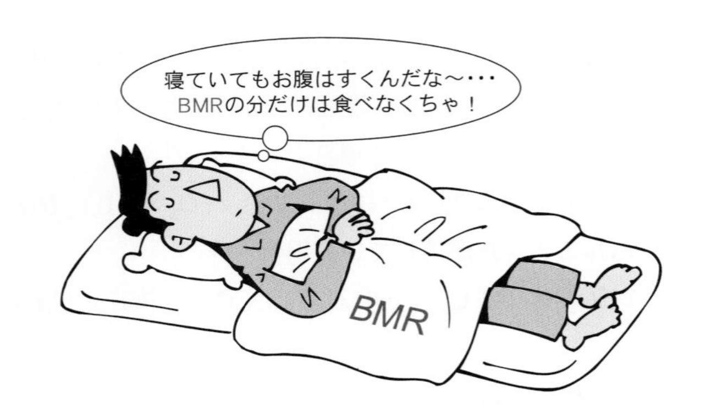
寝ていてもお腹はすくんだな～・・・
BMRの分だけは食べなくちゃ！
BMR

図11-10 生命維持に必要なエネルギー代謝（基礎代謝）

5 静かに寝ているだけでも必要な基礎代謝は何に使われるのか

基礎代謝は，筋肉の緊張や各臓器が働くために必要なエネルギーである．消費内訳を見ると（図11-11），筋肉がもっとも多く，ついで肝臓，脳，腎臓の順となる．特に物理的に活動しない肝臓や脳が，一日中動いている心臓よりもエネルギー消費量がかなり多いのは，これらの臓器が活発に代謝を行なっているからである．

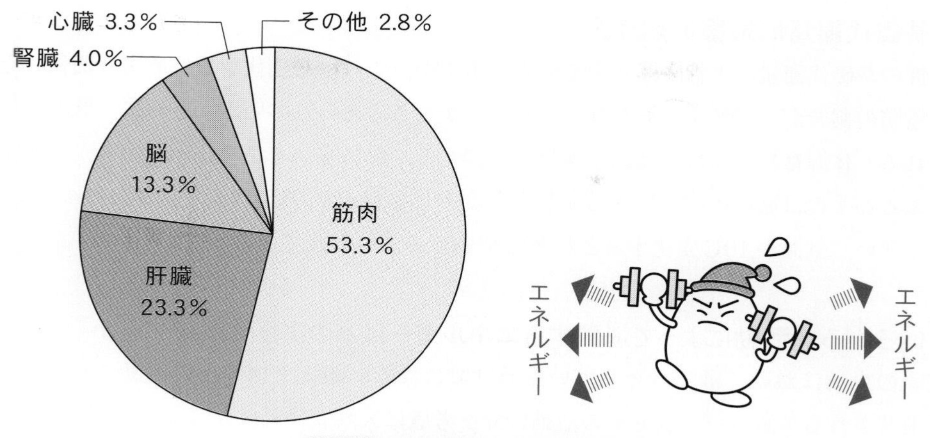

図11-11 基礎代謝はどこで使われるか

安静状態でも筋肉のエネルギー消費量が多いことから，体内の過剰なエネルギー（体脂肪）を減らすウェイトコントロールには，ダンベル体操などによって筋肉量を増やし，エネルギー消費の拡大をはかることが好ましい（香川靖雄「エネルギー」女子栄養大学出版部より）．

6 基礎代謝量は赤ん坊が最も大きい

体から放散される熱の割合は，その人の体表面積に比例する．さらに，体表面積は身長にも比例するので，基礎代謝量はその人の体の大きさと密接な関係にある．一方，代謝の活発な成長期ほど消費エネルギーが大きいので，**図11-12**に示すように体重当たりで基礎代謝基準値を比較すると，一生の間で代謝が最も活発な時期の乳幼児期が最大を示す．

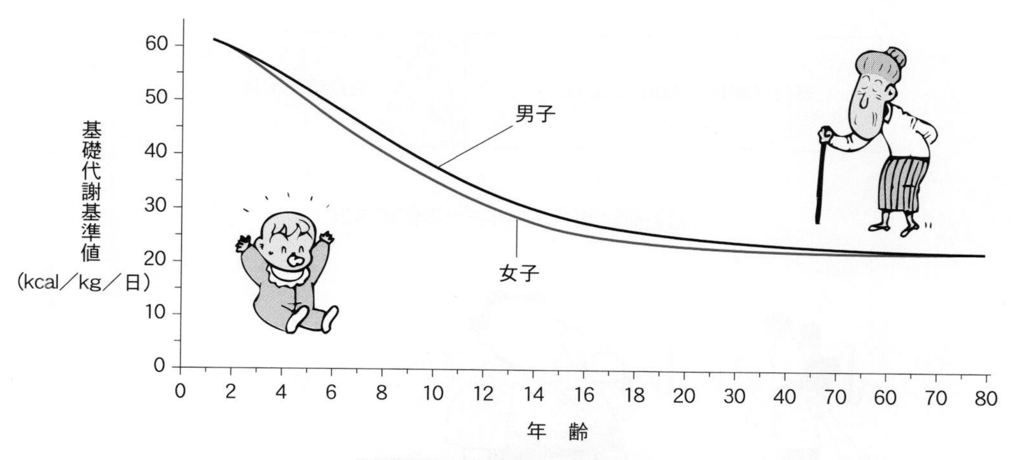

図11-12 年齢と基礎代謝基準値

（基礎代謝基準値の詳細は付表4を参照）

7 基礎代謝量に影響する因子

女性の基礎代謝量は男性よりもやや低値を示すが，これは基礎代謝量にあまり関係しない体脂肪の割合が，男性よりも女性の方が多いからと考えられている．さらに，低温下におかれると体温維持のための基礎代謝量は増加する．急に寒いところに出たとき，思わず身をふるわすのは筋肉の収縮による発熱である．したがって，基礎代謝量は夏には少なく，冬には多い．気温が 10℃変化すると約３％変動するといわれている．

8 いろいろな活動によって消費するエネルギーはどのように比較するか

実際の生活においてはじっとしているわけではなく，絶えず何等かの活動をしているので消費されるエネルギー量もその活動の分を考慮に入れなければならない（図 11-13）．すでに述べたように，基礎代謝量は年齢や身長などによりずいぶん異なることから，同じ活動を行なってもエネルギー消費量は体格によって変動する．たとえば，体重 150 kg の力士と体重 50 kg の女性が急ぎ足で 30 分間歩いたとき，消費エネルギー量は力士の方が圧倒的に多い．しかし，同じ速さで歩いているのであれば運動強度は同じはずである．そこで，それぞれの活動強度を比較するために，活動時に消費するエネルギー量を基礎代謝量で除した値，動作強度（Activity factor，*Af*）が考案された（付表 6）．歩行時の力士の消費エネルギー量は大きいが，力士の基礎代謝量も体重 50 kg の女性よりはるかに大きいはずであり，*Af* 値を用いれば体格の異なる人でも活動強度の比較は可能となる．*Af* 値が大きな活動を行なえば，その活動にともなって消費するエネルギー量は大となる．

基礎代謝量（BMR, kcal/日）	活動時代謝量

図11-13 消費エネルギーの使用内訳

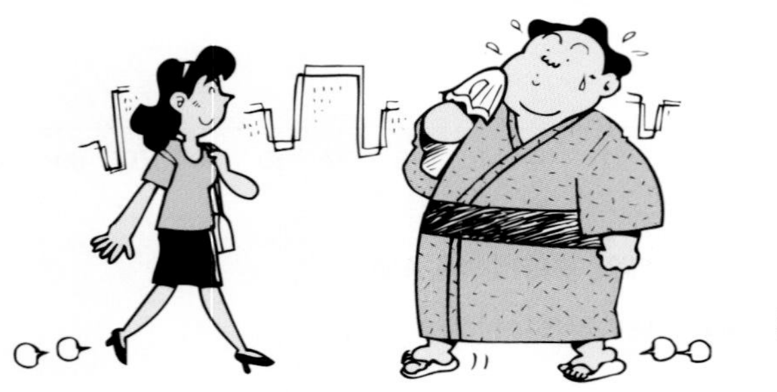

$$\text{動作強度}（Af）= \frac{\text{活動代謝量}}{\text{基礎代謝量}}$$

図11-14 動作強度（*Af*）で表せば，２人の運動強度は同じ

9 身体活動レベルと推定エネルギー必要量

日常生活において過不足なくエネルギーを摂取するには，どれだけのエネルギーを消費しているかがわからなければならない．1日のエネルギー消費量は，基礎代謝量に対する身体活動レベルの倍率で求めることができる．すなわち，1日の生活を振り返り，**表 11-1** に示す動作の種類と時間を目安に，どの区分の身体活動レベルかを求め，その指数に基礎代謝量を乗ずることによって，エネルギー消費量を算出することができる．

より正確にエネルギー消費量を求めるのであれば，1日の行動を分刻みで記録し，次式に示すように各々の動作強度の総和に基礎代謝量を乗じて求められる．

エネルギー消費量（推定エネルギー必要量）＝1日の基礎代謝量×身体活動レベル

ただし，身体活動レベル＝ $\Sigma Af \times T/1440$ 分

Af：動作強度（Activity factor）

T：各種生活動作の時間（分）

表 11-1 身体活動レベル別にみた活動内容と活動時間の代表例

身体活動レベル[1]	低い（Ⅰ）	ふつう（Ⅱ）	高い（Ⅲ）
	1.50 （1.40 ～ 1.60）	1.75 （1.60 ～ 1.90）	2.00 （1.90 ～ 2.20）
日常生活の内容[2]	生活の大部分が座位で，静的な活動が中心の場合	座位中心の仕事だが，職場内での移動や立位での作業・接客等，通勤・買い物での歩行，家事，軽いスポーツ，のいずれかを含む場合	移動や立位の多い仕事への従事者．あるいは，スポーツなど余暇における活発な運動習慣をもっている場合
中程度の強度（3.0 ～ 5.9 メッツ）の身体活動の1日あたりの合計時間（時間／日）[3]	1.65	2.06	2.53
仕事での1日当たりの合計歩行時間（時間／日）[3]	0.25	0.54	1.00

1 代表値．（ ）内はおよその範囲．

2 Black, *et* al., Ishikawa-Takata, *et* al. を参考に，身体活動レベル（PAL）に及ぼす仕事時間中の労作の影響が大きいことを考慮して作成．

3 Ishikawa-Takata, *et* al. による．

（資料：日本人の食事摂取基準（2020 年版））

10 1日に消費するエネルギーがATPとして供給されるとしたら

以上のように，私たちは毎日エネルギーを消費して生活しているが，このエネルギーは最初に説明したようにATPとして供給されている．ところで，**図11-3**に示したようにATP 1モルは約7 kcalのエネルギーを供給する．体重50 kgの女性の1日のエネルギー必要量が2100 kcalであるとすると，ATPの分子数として300モル，ATPの分子量を507とすると，重量にして152 kg必要である．もちろん，ATP → ADP + P → ATPの反応で再合成されているが，なんと体重の約3倍ものATPを1日に消費していることになる．

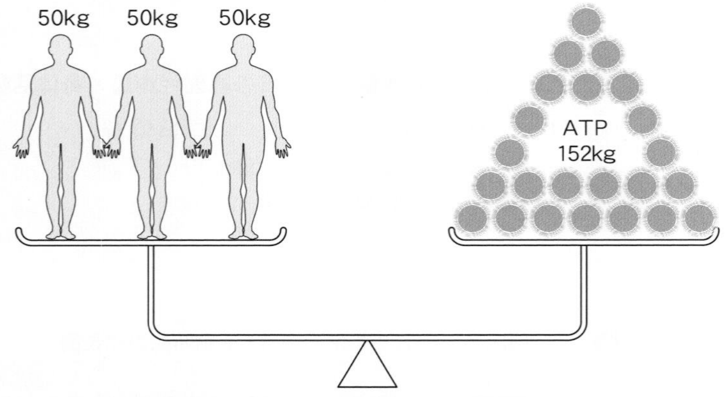

図11-15 1日に使用するATP量は体重の約3倍

4 ▷ 食べすぎた食物の行方

毎日の食事から得られるエネルギーが必要量だけ供給されているときは，ATPとして過不足なく利用されるが，過剰に摂取された食品は全てATPにはならない．過剰に摂取したエネルギーのほとんどは脂肪に変換され，体内に貯蔵される．

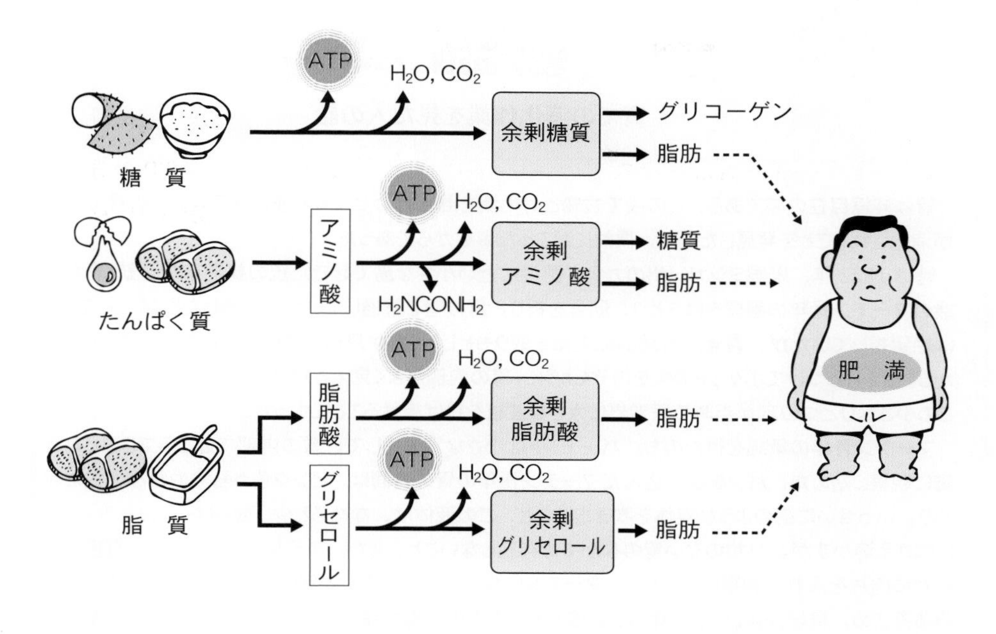

図11-16 食べすぎた食物の行方

練習問題 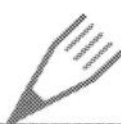

❶ 生体のエネルギーは主としてどんな化学物質として供給されるか．

❷ ヘスのエネルギー保存の法則によると，食品の有するエネルギーに関してどんなことがいえるか．

❸ 糖質，脂質，タンパク質およびエタノールが私たちの体の中で燃焼するとき，発生するエネルギーはどれくらいか．

❹ 各栄養素がもつエネルギーはどのようにして求められるか．

❺ 呼吸商とは何か．また，糖質，脂質の呼吸商はどれほどか．具体例で説明しなさい．

❻ 基礎代謝量とは何か．その内訳も含めて説明しなさい．

❼ 基礎代謝量に影響を与える因子にはどのようなものがあるか．

❽ 普通に生活している人の 1 日の必要エネルギー量はどのようにして算出されるか．身体活動レベルⅡ（ふつう）の生活をしている人の具体例として計算しなさい．

❾ 2100 kcal のエネルギーを消費した人が産生する ATP の量はどれくらいか．その計算の根拠も明確に説明しなさい．

❿ 比較的簡単に肥満になり，減量がなかなか思うようにできない理由を，エネルギー代謝の面から説明しなさい．

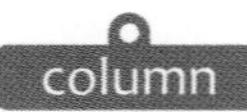

胃での消化作業を見た人の話

胃は伸縮自在の袋である．この袋で食物と消化液を混ぜ合わせてから腸に送るが，この胃で食物が消化されることを発見したのは，偶然に起こった事故からであった．

時は 1822 年．米国ミシガン州のカナダ国境に近い小さな島で起きた銃の暴発事故．銃弾は 19 歳のマーチン青年の腹壁をはぎとり，肋骨を折り，胃の壁を貫通していた．治療した医師バーモントは絶望視していたが，青年は奇跡的に生命を取りもどし，10 か月後には傷はほとんど治癒した．しかし，指を押しつけてポケットの中をのぞくように，胃の内部がよく見える穴（胃瘻）が残ってしまった．この小さなひとつの穴が当時の医学界に大きな波紋を投げ掛けることになった．

マーチン青年の承諾を得たのち，バーモントは小さな穴を通して，胃の内部で起こるできごとを詳細に観察し始めた．パンを飲み込んだマーチン青年の胃の内面は，ピンク色から鮮やかな赤色に変わり，いっせいに露のような液体を吹き出すこと．この液体は，なめると少し酸っぱく，みるみるうちに肉さえ溶かすが，食物のない胃のなかでは存在しないこと．また，ある時，バーモントが直接胃のなかに肉片を入れて観察していると，マーチンは食べた気がしないと怒りだした．すると，胃はみるみる青ざめ，機嫌がよいときに比べ，2 倍も長く胃の中に肉が留まった．ストレスと消化の関係がすでに 170 年も前に明らかにされていたのである．

（参考）驚異の小宇宙・人体「消化吸収の妙」，日本放送出版協会発行（1994）

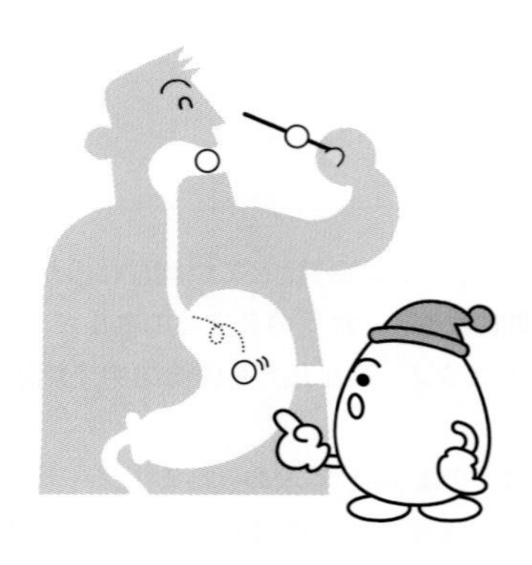

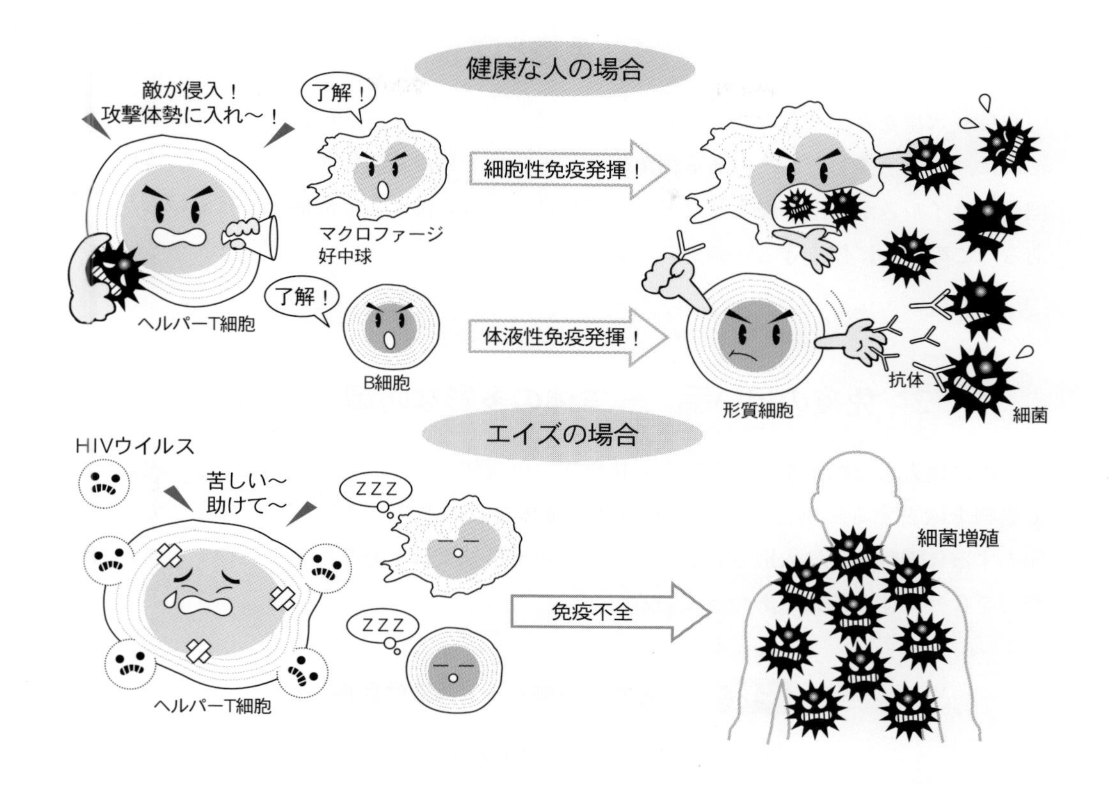

第12章 生体の防御システム―免疫―

私たちの体には，体を守るために開発されたすばらしい防御システム（免疫系）があります．

体内に正体不明の物質が認められると，それが自分の体の一部なのか否かをまず確認し，新たに病原体が侵入したものであると認められると，それから体を守るために2種類の方法で攻撃が開始されます．第1は，食細胞（マクロファージや好中球）が病原体を丸ごと飲み込んで殺すか，あるいは病原体を殺す物質を盛んにつくり出す細胞（リンパ球）を増やして，その殺菌物質で細菌などを殺してしまう方法．第2は，侵入した病原体（抗原）にのみ結合するタンパク質（抗体）を生産し，これと血液中のタンパク質（補体）とが協力して血液中で殺すか，あるいは抗体での目印を目安に，その病原体を細胞（マクロファージ）が丸ごと飲み込んで殺してしまう方法です．うれしいことに，第2の方法でつくられたタンパク質（抗体）は，ずっと私たちの体の中に残り，もう一度同じ病原体が侵入するとただちにそれをやっつけてしまうという性質があります．もし，これらの防御システムがなければ，生まれてから死ぬまで無菌室で生活しなければなりません．残念なことにエイズウイルスはこの防御システムを破壊してしまうので，エイズ感染者は最終的には細菌による感染で死を招くことになってしまいます．

このように生体にとってなくてはならない防御システムですが，ときには過敏にはたらきすぎて，花粉症などのアレルギー反応を起こしたり，あるいは自分の体の一部を侵入者としてまちがって攻撃してしまう困った問題（自己免疫性疾患）を引き起こす場合もあります．

では，詳しく説明することにしましょう．

1▷ 免疫とは

麻疹や水痘などの病気にかかったことがある人は，以後同じ病気にかかりにくくなる．これは，一度感染したことのある細菌やウイルスを，私たちの体が覚えていて，再び同じ細菌やウイルスが体内に侵入したとき，直ちにそれらを排除する機構をもっているからである．このように体を守る防御システムを免疫という．

2▷ 免疫の担い手 —生体の多彩な防御システム—

体内に侵入した細菌などの異物から体を守る免疫作用は，**1** 免疫担当細胞が主役となって異物を除去する細胞性免疫と，**2** 抗体や補体などのタンパク質が主役となって異物を除去する体液性免疫に大別される．しかし，各々単独では十分な能力を発揮できず，両者が力を合せて体の防御にあたっている．

免疫 ＝ **細胞性免疫** ＋ **体液性免疫**

図12-1 免疫系は 2 つの方法で病原体から体を守る

体を守るために活躍する細胞は，リンパ球，マクロファージ，好中球などの白血球であり，これらはすべて骨髄にある多能性幹細胞から生まれる（図 12-2）．

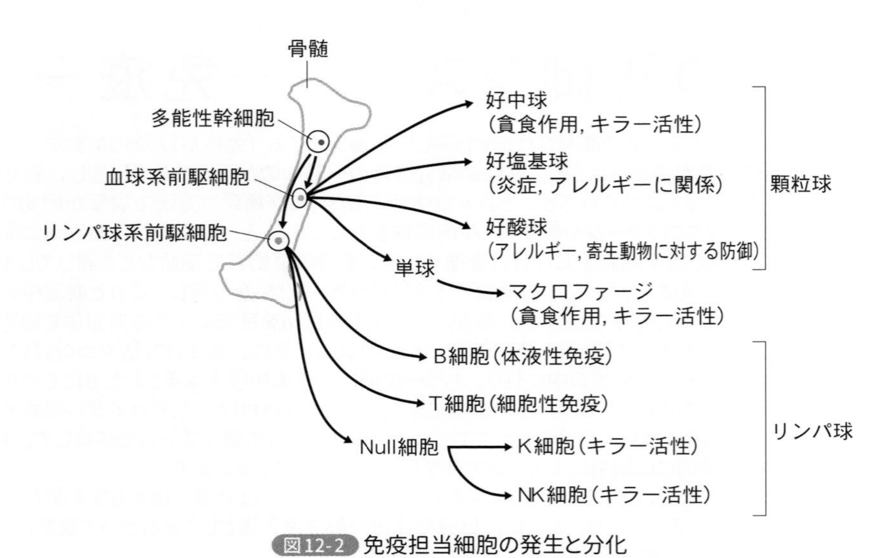

図12-2 免疫担当細胞の発生と分化

多能性幹細胞とは骨髄に存在する特殊な細胞で，この細胞から赤血球やいろいろな種類の白血球がつくられる．多種類の細胞を生み出すもとの細胞であることから，多能性幹細胞と呼ばれる．

1 白血球による体の防御 ―細胞性免疫―

細胞性免疫に関与する細胞ははたらきかたの違いから，①食細胞，②キラー細胞および③リンパ球のT細胞（Tリンパ球）の3種類に分類される．

表12-1 細胞性免疫細胞の種類とはたらき

分類	特徴	細胞の種類
食細胞	異物である細菌やウイルスなどを丸ごとのみこんでしまい（貪食作用），細胞の中で殺菌	好中球 マクロファージ
キラー細胞	細菌やウイルス，がん細胞に直接はたらいて殺してしまう	キラー（K）細胞 ナチュラルキラー（NK）細胞
T細胞	骨髄から生まれたリンパ球が，胸腺（thymus）を通ることによって，いろいろなはたらきをもつように変化した細胞で，体を守る免疫システムの司令官に相当	エフェクターT細胞：リンホカイン（殺菌物質やマクロファージの活性化物質などを含む）の産生 サプレッサーT細胞：抗体産生抑制の指示 ヘルパーT細胞：抗体産生の指示 キラーT細胞：異物に取りついて殺す

2 抗体による体の防御 ―体液性免疫―

体の中に異物（抗原）が侵入すると，その抗原とのみ結合するタンパク質（抗体）が，リンパ球の一種である抗体産生細胞（B細胞）からつくられる．たくさんの種類の鍵があっても，それに対応する鍵穴は1つしかないように，たくさんの種類の抗原があっても，それに対応する抗体はただ1種類しか存在しない．

抗体の中には，一度つくられたら体内から消失しにくいものが多く，再び同じ抗原が体内に侵入すると，それに対応する抗体をB細胞が再度つくりはじめ，抗体は抗原に素早く結合し，補体やリンパ球の助けを受けて，侵入した抗原（異物）を消去する．このように，抗体が活躍する生体防御システムを体液性免疫という．

(a) 抗原

生体内に侵入したのち，体内で抗体がつくられるきっかけとなる物質を抗原という．一般的にはタンパク質などの高分子化合物が抗原となる．たとえば，細菌の細胞膜やウイルスを構成するタンパク質，あるいは春先に多い花粉症の原因である花粉のタンパク質などが抗原となる．

(b) 抗体

体内に侵入した異物に気づいたヘルパーT細胞は，Bリンパ球に抗体をつくるように指示し，このBリンパ球が抗体産生細胞（形質細胞）へと変化（分化）してつくるタンパク質（図12-3）が抗体である．このタンパク質は免疫グロブリンとも呼ばれ，**図12-4**に示すような基本構造をもち，**表12-2**に示すような種類がある．

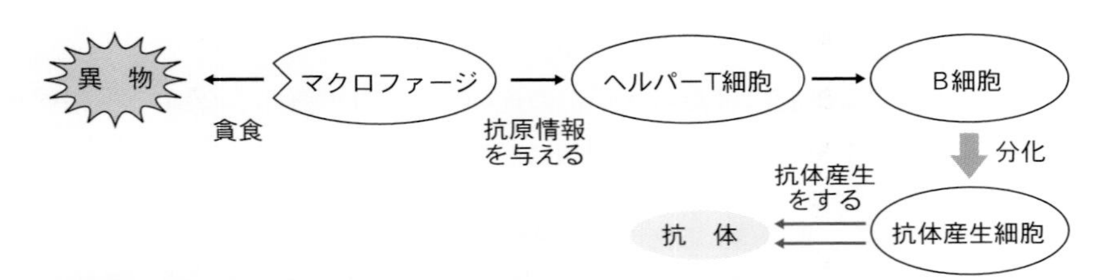

図12-3 異物の侵入から抗体産生まで

表12-2 抗体の種類と性質

免疫グロブリン名	IgG	IgA	IgM	IgD	IgE
分子量（× 10^3）	150	400	900	170	200
半減期（日）	16-23	6-8	5	3	2
全量に占める割合（%）	80	13	1	1	0.002
補体結合性	＋＋	＋	＋＋＋	—	—
免疫後の抗体産生	遅い	—	速い	—	—
胎盤通過性	＋	—	—	—	—
主なはたらき	血管内外で異物と反応	粘膜での異物の侵入阻止	強力な凝集素，早期に形成	リンパ球の表面に存在	I型アレルギー症状の原因

抗体はFc部分の構造の違いにより，抗原性や物理化学的性質が異なる．

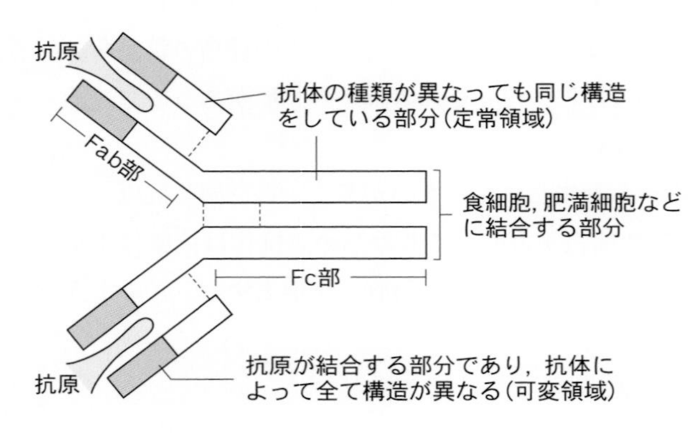

図12-4 抗体の構造

抗体は長いペプチド鎖と，短いペプチド鎖の各2本よりつくられY字型の構造をしている．抗体の一方の端は白血球と結合し，他の端（▭部分）は抗原と結合する．

▭部分の構造は，アミノ酸の一次構造を変化させることにより，膨大な種類の抗原に対応している．

(c) 補体（complement，Cと略して表すことがある）

血液中に常時存在するタンパク質で，C1～C9の9種類あり，次のようなはたらきをする．

(1) 抗体が結合した抗原（細菌の細胞膜を構成するタンパク質など）に補体が次々に結合して，細胞膜を破壊する．

(2) 免疫担当細胞（マクロファージ）を活性化する．

(3) 細菌などに直接結合し，殺菌作用を発揮する．

3▷ 体内に侵入した異物の消滅までの仕組み

体内に侵入した異物は，これまで述べてきた細胞性免疫と体液性免疫の両者によって消去される．各々のはたらきかたを，図 12-5 に示す．

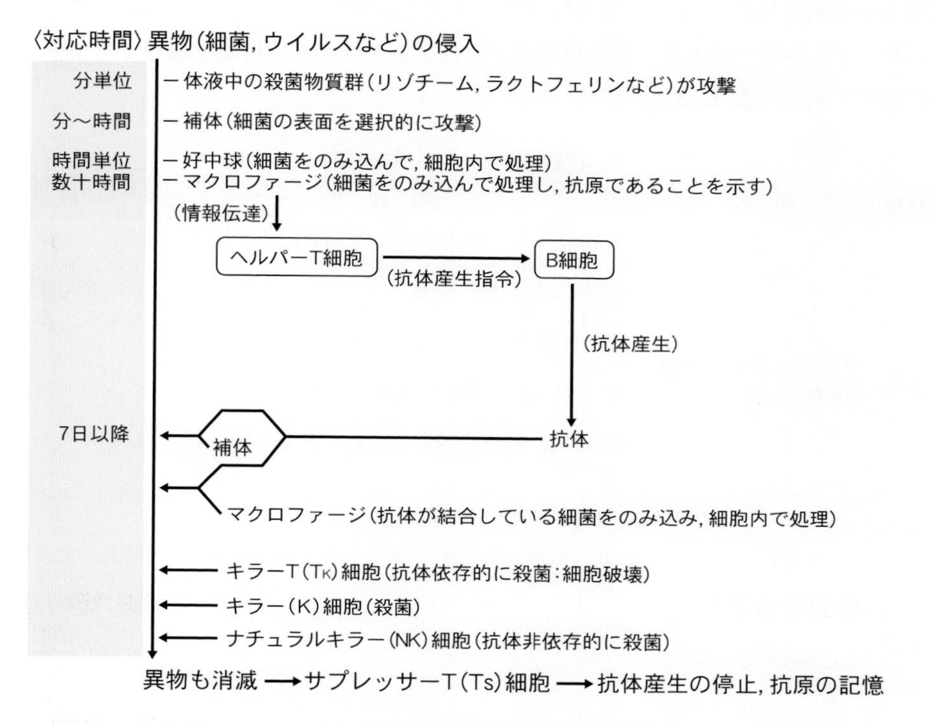

図12-5 免疫の仕組み（細胞性免疫と体液性免疫の共同作業）

私たちの身のまわりには，さまざまな病原微生物が存在し，絶えず生体内に侵略する機会をうかがっている．皮膚や粘膜によってほとんど侵入は阻止されるが，それらを突破して体内に侵入した細菌やウイルスなどは，ただちに体液中の殺菌物質や補体による非特異的な（特定の相手を選ばない）攻撃を受ける．さらにこの攻撃をも突破した異物は，食細胞である好中球とマクロファージにより飲み込まれ，殺菌や溶菌を受ける．さらに異物を取り込んだマクロファージは，異物の抗原としての情報を示し，それによりヘルパー T（T_H）細胞が活性化される．一方，抗原の情報を得た B 細胞は抗体産生細胞（形質細胞）に性質を変化させ，ヘルパー T 細胞からの指令に応じて抗体を大量につくりだす．抗体は侵入した異物の抗原と特異的に結合し，補体の助けを借りて異物を破壊する．一群のキラー細胞も異物の攻撃に参加する．こうした体制が整うまでに通常約 1 週間を要する*．異物が消滅し，抗体の産生が過剰になるとサプレッサー T 細胞が抗体産生を抑制し，一連の攻撃作用は終了する．

＊ 急性の感染症に対する有効な手段がなかった時代，病気にかかった子供を何とか 1 週間生存させておくことが，その子を救うほとんど唯一の方法（免疫による自然治癒）であった．

4 ▷ 免疫が関係する病気

1 アレルギー

免疫は，体を守るためにはたらく防御システムである．しかし，本来無害な抗原に対し，免疫系が過剰に反応し，生体に害を与えてしまうことがある．このような状態をアレルギーといい，アレルギーのもととなる抗原をアレルゲンと呼ぶ．花粉症や食物アレルギーはその代表例である（表 12-3）．

表 12-3 アレルギーの分類

	種類	特徴	反応様式	症例
即時性	I 型	アナフィラキシー型 IgE 依存型	アレルゲン*1（アレルギーを引き起こす抗原 ↓ B 細胞による IgE 産生 ↓ IgE が肥満細胞*2，好塩基球と結合 ↓ IgE と結合した細胞にさらにアレルゲンが結合 ↓ 肥満細胞，好塩基球より，ヒスタミン，セロトニン放出 ↓ 全身性の血管，神経に過敏反応	アナフィラキシーショック，気管支喘息，じんましん，くしゃみ，鼻水
即時性	II 型	細胞障害型*3 自己免疫疾患の多くがこの型	自分の血球，血小板や細胞表面を抗原とみなして抗体形成 ↓ 細胞膜に結合 ↓ キラー T 細胞，マクロファージによる攻撃 ↓ 細胞融解，溶血	SLE（全身性エリテマトーデス）橋本病，突発性血小板減少症，溶血性貧血，糸球体腎炎の一部，重症筋無力症
即時性	III 型	免疫複合体型	免疫複合体（抗原と抗体の結合物）形成 ↓ 血管壁などの組織に沈着 ↓ 補体の活性化，多形核白血球による組織の攻撃 ↓ 組織障害	慢性関節リウマチ，SLE による腎症，薬物アレルギーの一部
遅延性	IV 型	遅延型 抗体の関与なし	抗　原 ↓ 感作リンパ球（T 細胞）に結合 ↓ リンフォカイン*4 産生 ↓ マクロファージ活性化，炎症反応 ↓ 組織障害	ツベルクリン反応，移植片拒絶反応，接触性皮膚炎

*1 アレルゲン…I 型アレルギーを引き起こす抗原．例として花粉，だに，かび，ペットの毛，そばがら，絹，卵，たけのこ，ほうれん草，牛乳，大豆，豚肉，牛肉，食品添加物，薬物（サリチル酸，アスピリンなど）

*2 肥満細胞（mast cell）…I 型アレルギー反応に関与する骨髄由来細胞，ヒスタミン，セロトニンなどの化学伝達物質を含む顆粒をもつ．

*3 細胞膜に結合した抗体が細胞の機能を常に亢進させてしまうアレルギー（たとえば，甲状腺機能亢進症やインスリン抵抗性糖尿病など）もあり，V 型に分類することがある．

*4 リンフォカイン…リンパ球が産生する生理活性物質の総称．免疫担当細胞の多くに作用し，分化，増殖，炎症反応の誘導に関与する．代表的なものとしてマクロファージ活性因子，走化因子，遊走阻止因子などがある．

2 自己免疫疾患

体内に侵入した異物から身を守るはずの免疫システムが，体の成分を抗原とみなして抗体をつくってしまい，自らを攻撃して組織障害を起こすことがある．このような状態を自己免疫疾患と呼ぶ．これはアレルギーの一種で，特にⅡ型およびⅢ型アレルギー（表 12-3）が代表例である．甲状腺，副腎，胃，膵臓，皮膚，関節，筋肉などに発現することが多い．

3 免疫不全

体液性免疫，細胞性免疫のいずれか，あるいはその両方に異常や欠損があって，免疫系が正常に機能しない状態．遺伝子の欠陥による先天性のものと，ウイルス，放射線，薬剤，悪性腫瘍などの後天的な原因によって起こるものとがある．AIDS（後天性免疫不全症候群：acquired immunodeficiency syndrome）は後者の代表例である（図 12-6）．司令官にあたる T 細胞が AIDS ウイルスによって障害され，免疫による生体防御がはたらかないため，細菌，ウイルス，真菌（かび）類などの感染に対し，体を守ることができなくなる．

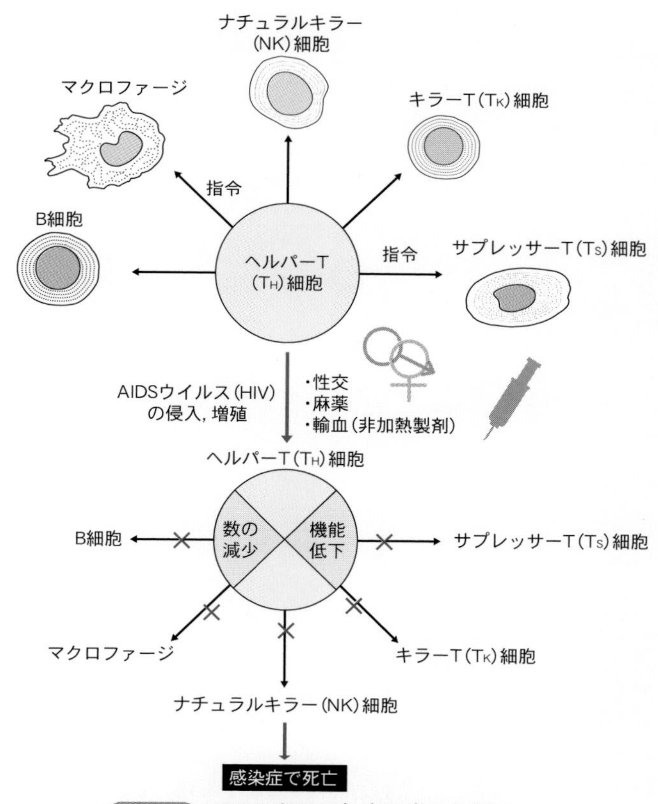

図12-6 AIDS における免疫不全の仕組み

健康な人の生体防御はこれまで述べてきたように，抗体と協力しながら細胞性免疫を中心に行なわれている．その中でも中心的な役割を演じているのがヘルパー T 細胞であり，B 細胞やマクロファージを始め各種キラー細胞を活性化し，体内に侵入した細菌などを殺している．AIDS（後天性免疫不全症候群）ウイルスは，こともあろうに免疫のかなめであるこのヘルパー T 細胞に侵入し，この細胞の中で増殖し，ヘルパー T 細胞の数を減少させるとともに，その機能を低下させる．その結果，マクロファージやキラー細胞に殺菌の指令がおよばず，AIDS 患者は一般感染症および通常ならばほとんど発症しない日和見感染症で死亡することが多い．

練習問題

❶ 免疫担当細胞はどのようにつくられるか．説明しなさい．
❷ 細胞性免疫とは何か．
❸ 体液性免疫とは何か．
❹ T 細胞の役割について説明しなさい．
❺ 抗体の構造とはたらきについて説明しなさい．
❻ 補体とは何か．
❼ 体内に侵入した異物に対する一連の防御反応について説明せよ．
❽ アレルギーの生じる仕組みについて説明しなさい．
❾ 自己免疫疾患の生じる仕組みについて説明しなさい．
❿ 後天性免疫不全（AIDS）について説明しなさい．

付図・付表

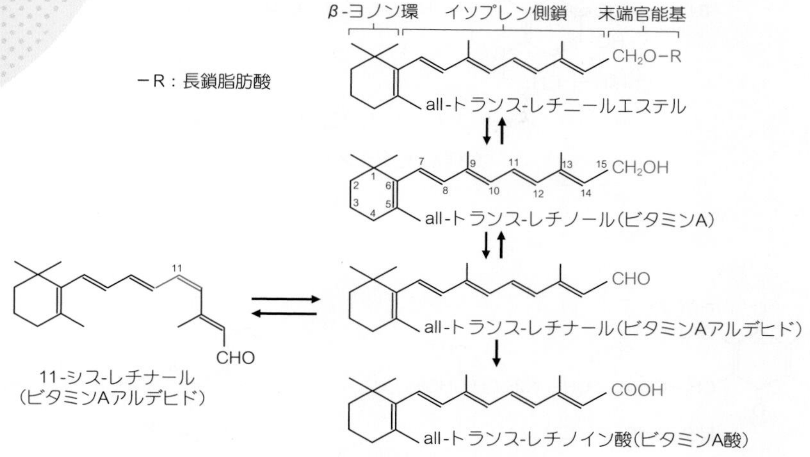

β-ヨノン環　イソプレン側鎖　末端官能基

－R：長鎖脂肪酸

CH_2O－R

all-トランス-レチニールエステル

CH_2OH

all-トランス-レチノール（ビタミンA）

CHO

all-トランス-レチナール（ビタミンAアルデヒド）

CHO

11-シス-レチナール
（ビタミンAアルデヒド）

COOH

all-トランス-レチノイン酸（ビタミンA酸）

主要なビタミンA化合物とその代謝経路

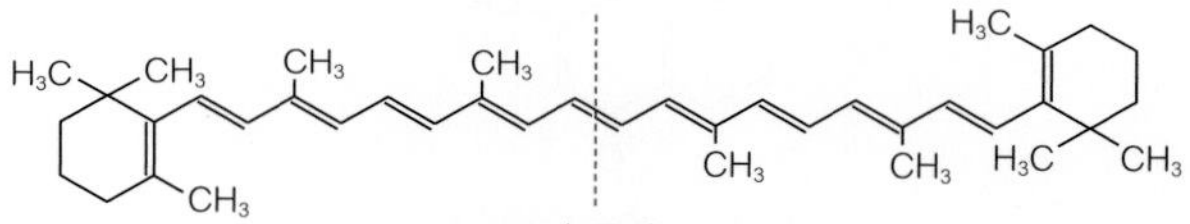

β-カロチン

付図1　ビタミン A とその関連物質

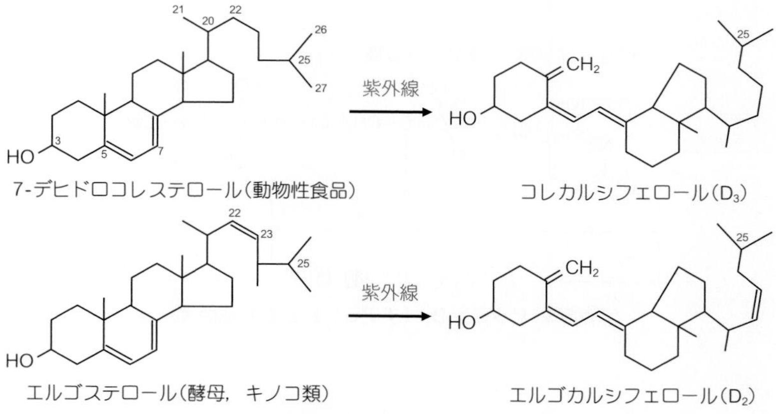

紫外線

7-デヒドロコレステロール（動物性食品）

コレカルシフェロール（D_3）

紫外線

エルゴステロール（酵母，キノコ類）

エルゴカルシフェロール（D_2）

紫外線によるビタミンDの形成

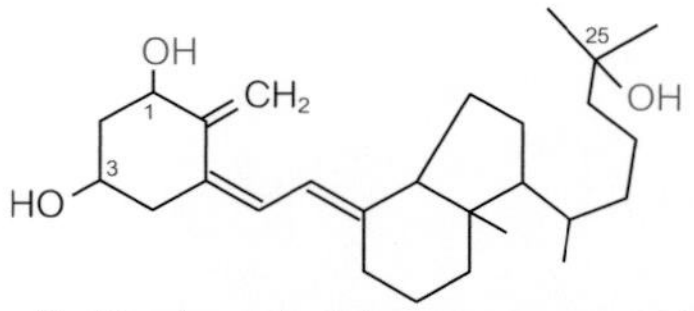

1，25-ジヒドロキシコレカルシフェロール（活性型ビタミンD）

付図2　ビタミン D

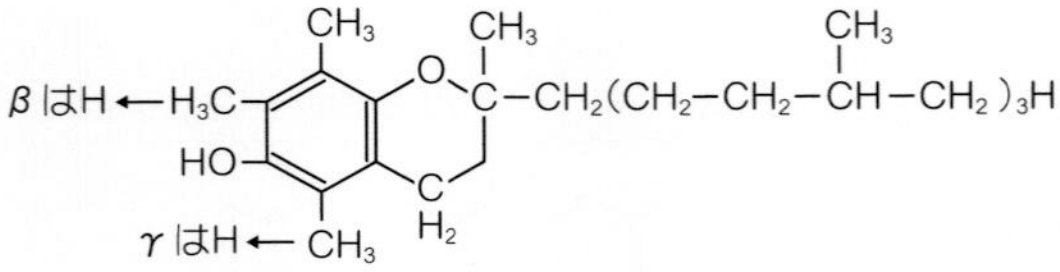

α-トコフェロール（5,7,8-トリメチルトコール）

付図3 ビタミン E

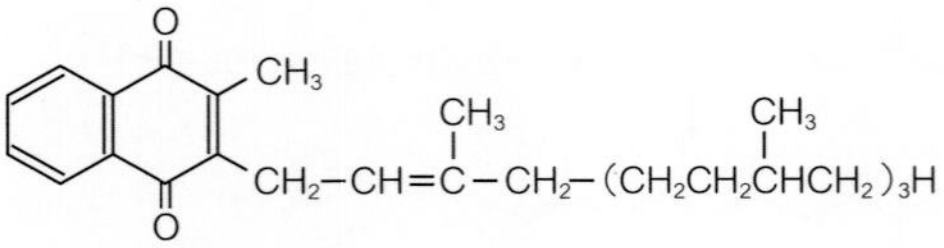

ビタミンK_1（フィロキノン）

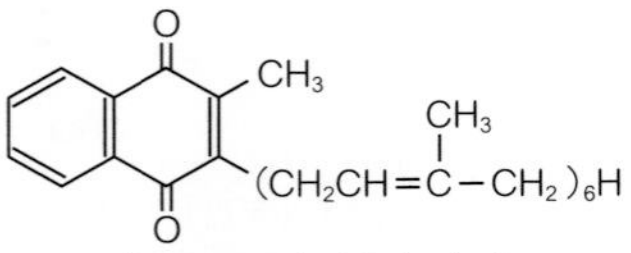

ビタミンK_2（メナキノン）

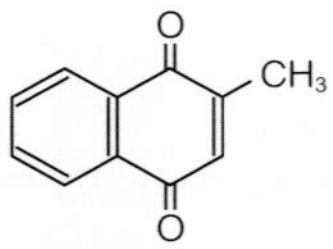

ビタミンK_3（メナジオン）

付図4 ビタミン K

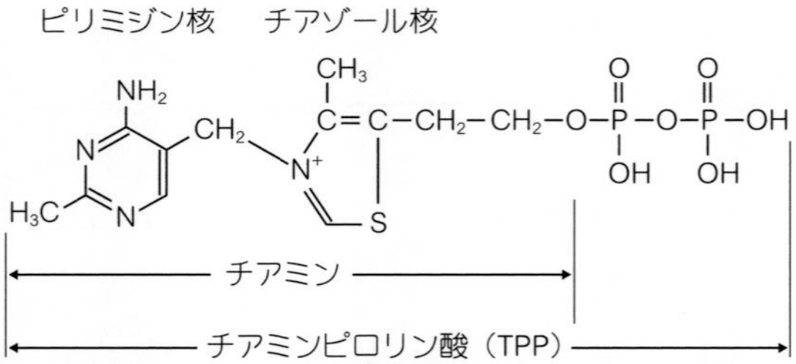

付図5 ビタミン B_1（チアミン）とその補酵素

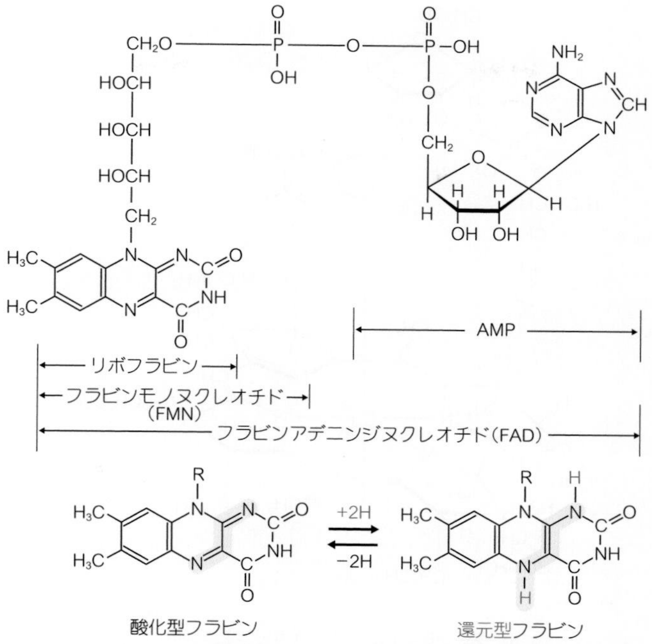

O
CH₂O — P — O — P — OH
OH　O
HOCH　NH_2
HOCH　N　N　CH
HOCH　N　N
CH_2　CH_2　O
H_3C　N　N　C=O　H　H　H　H
H_3C　N　C　NH　OH　OH
O

AMP

リボフラビン

フラビンモノヌクレオチド（FMN）

フラビンアデニンジヌクレオチド（FAD）

R　R　H
H_3C　N　N　C=O　+2H　H_3C　N　N　C=O
H_3C　N　C　NH　−2H　H_3C　N　C　NH
O　H　O

酸化型フラビン　還元型フラビン

付図6 ビタミン B_2（リボフラビン）とその補酵素

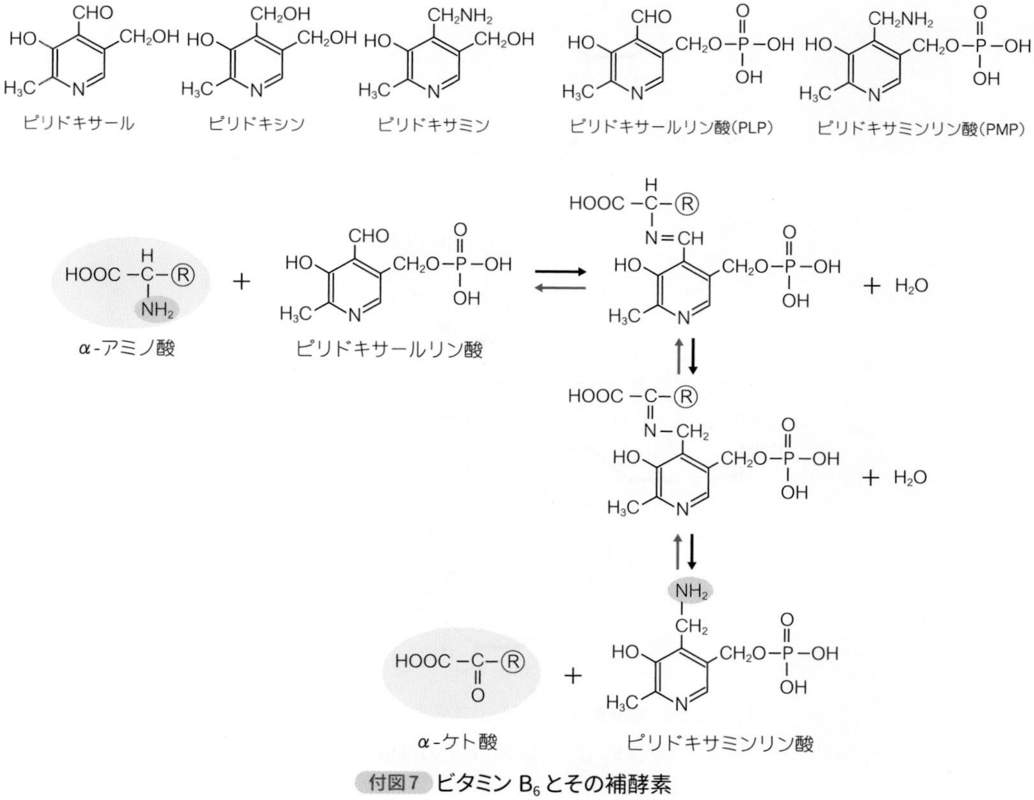

CHO　CH_2OH　CH_2NH_2　CHO　O　CH_2NH_2　O
HO　CH_2OH　HO　CH_2OH　HO　CH_2OH　HO　$CH_2O-P-OH$　HO　$CH_2O-P-OH$
H_3C　N　H_3C　N　H_3C　N　H_3C　N　OH　H_3C　N　OH

ピリドキサール　ピリドキシン　ピリドキサミン　ピリドキサールリン酸（PLP）　ピリドキサミンリン酸（PMP）

H
HOOC − C − Ⓡ
H　CHO　O　N＝CH　O
HOOC − C − Ⓡ　+　HO　$CH_2O-P-OH$　⇄　HO　$CH_2O-P-OH$　+ H_2O
NH_2　H_3C　N　OH　H_3C　N　OH

α-アミノ酸　ピリドキサールリン酸

⇅

HOOC − C − Ⓡ
N − CH_2　O
HO　$CH_2O-P-OH$　+ H_2O
H_3C　N　OH

⇅

NH_2
CH_2　O
HOOC − C − Ⓡ　+　HO　$CH_2O-P-OH$
O　H_3C　N　OH

α-ケト酸　ピリドキサミンリン酸

付図7 ビタミン B_6 とその補酵素

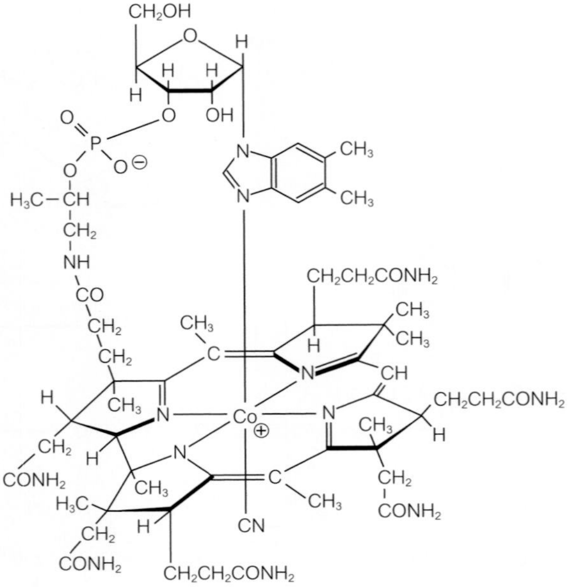

ビタミンB_{12}（シアノコバラミン）

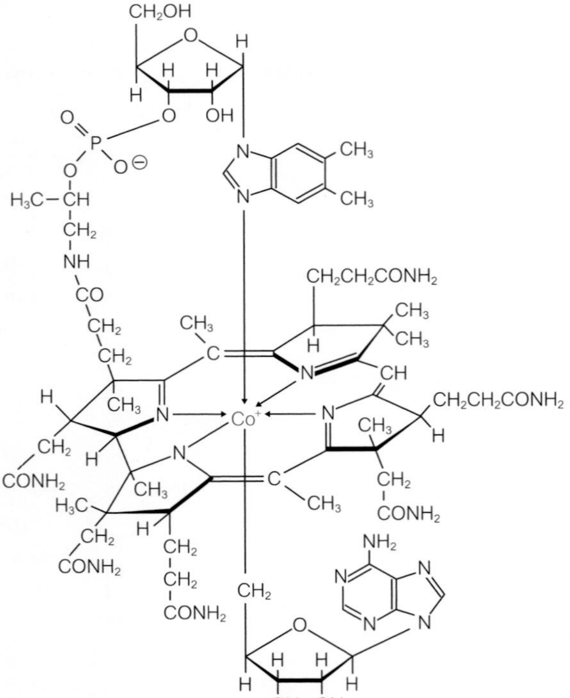

ビタミンB_{12}補酵素（アデノシルコバラミン）

付図8 ビタミン B_{12} とその補酵素

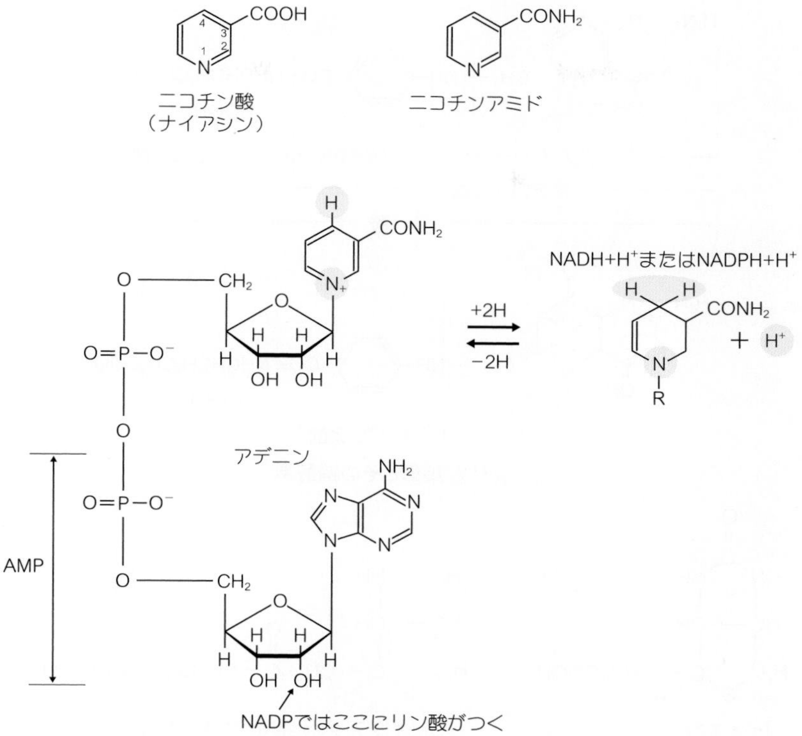

COOH

ニコチン酸
（ナイアシン）

$CONH_2$

ニコチンアミド

H

$CONH_2$

N^+

O — CH_2

O=P—O^-

H H

H OH OH H

+2H

−2H

NADH+H^+またはNADPH+H^+

H H

$CONH_2$

＋ H^+

N

R

O

アデニン

NH_2

O=P—O^-

AMP

O — CH_2

H H

H OH OH H

NADPではここにリン酸がつく

ニコチンアミドアデニンジヌクレオチド（NAD^+）と
ニコチンアミドアデニンジヌクレオチドリン酸（$NADP^+$）

付図9 ナイアシン（ニコチン酸）とその補酵素

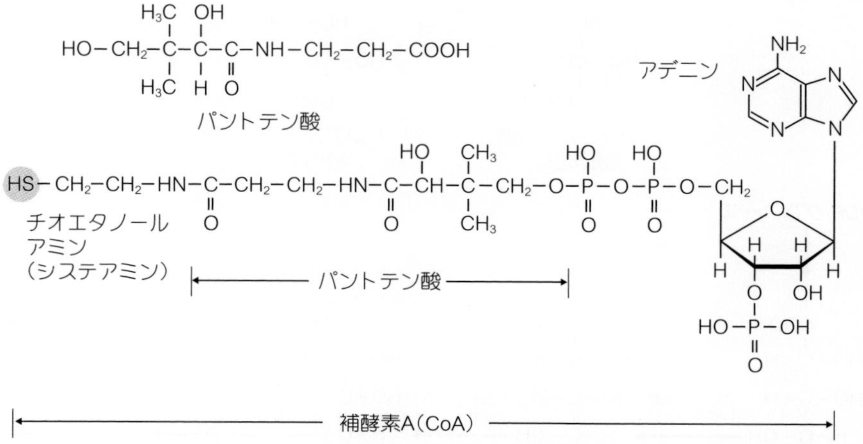

HO−CH_2−C(H_3C)(H_3C)−C(OH)(H)−C(=O)−NH−CH_2−CH_2−COOH

パントテン酸

アデニン

NH_2

HS−CH_2−CH_2−HN−C(=O)−CH_2−CH_2−HN−C(=O)−CH(HO)−C(CH_3)(CH_3)−CH_2−O−P(HO)(=O)−O−P(HO)(=O)−O−CH_2

チオエタノールアミン
（システアミン）

← パントテン酸 →

H H

H O OH H

HO−P(=O)−OH

← 補酵素A（CoA） →

付図10 パントテン酸とその補酵素

巻末資料

付図・付表

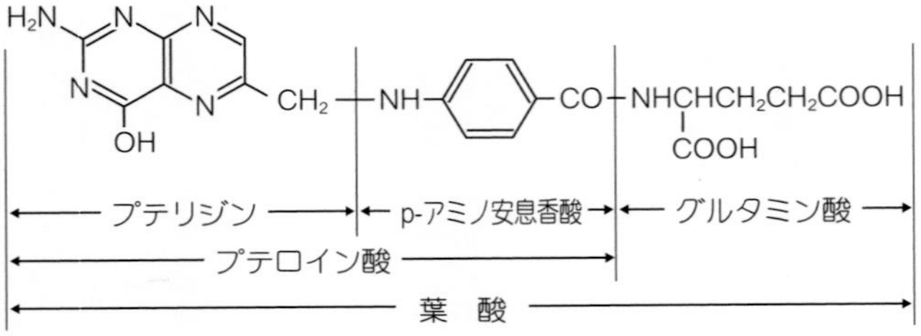

プテリジン
p-アミノ安息香酸
グルタミン酸
プテロイン酸
葉　酸

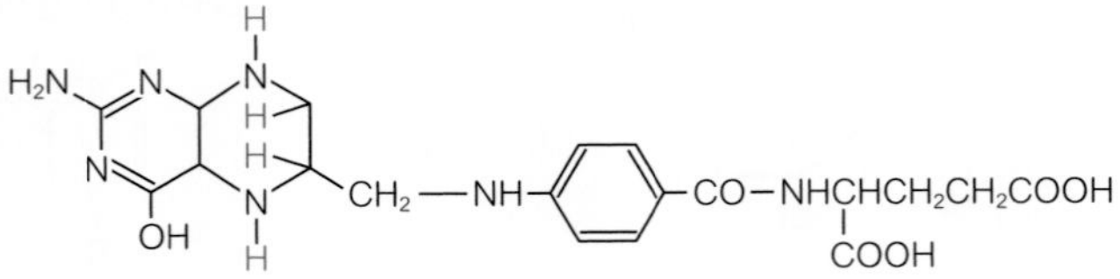

テトラヒドロ葉酸

付図11 葉酸とその補酵素

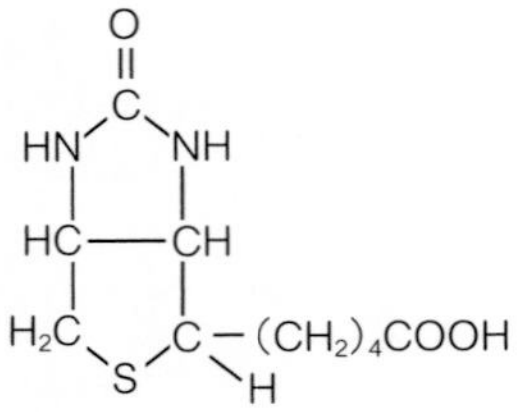

ビオチン
ビオシチン（ε-N-ビオチニル-L-リシン） 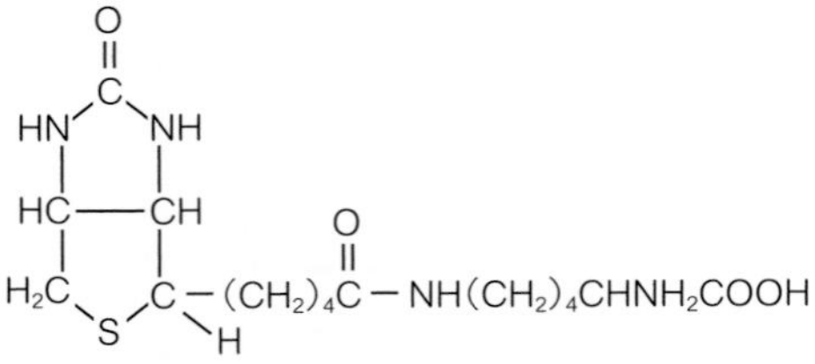

付図12 ビオチンとビオシチン

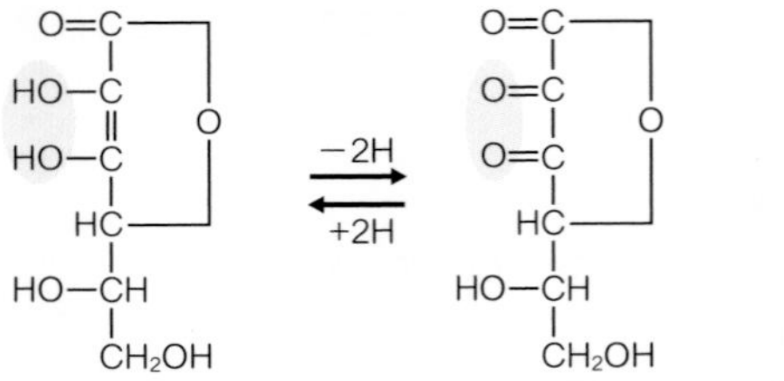

L-アスコルビン酸
（還元型）
デヒドロアスコルビン酸
（酸化型）

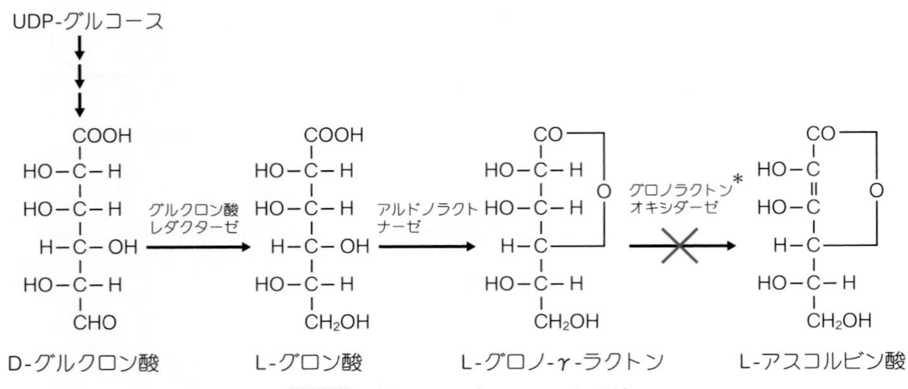

付図13 ビタミンC（アスコルビン酸）

*ヒト，チンパンジー，モルモットなどはこの酵素をもっていないのでビタミンCは体内でつくられない．

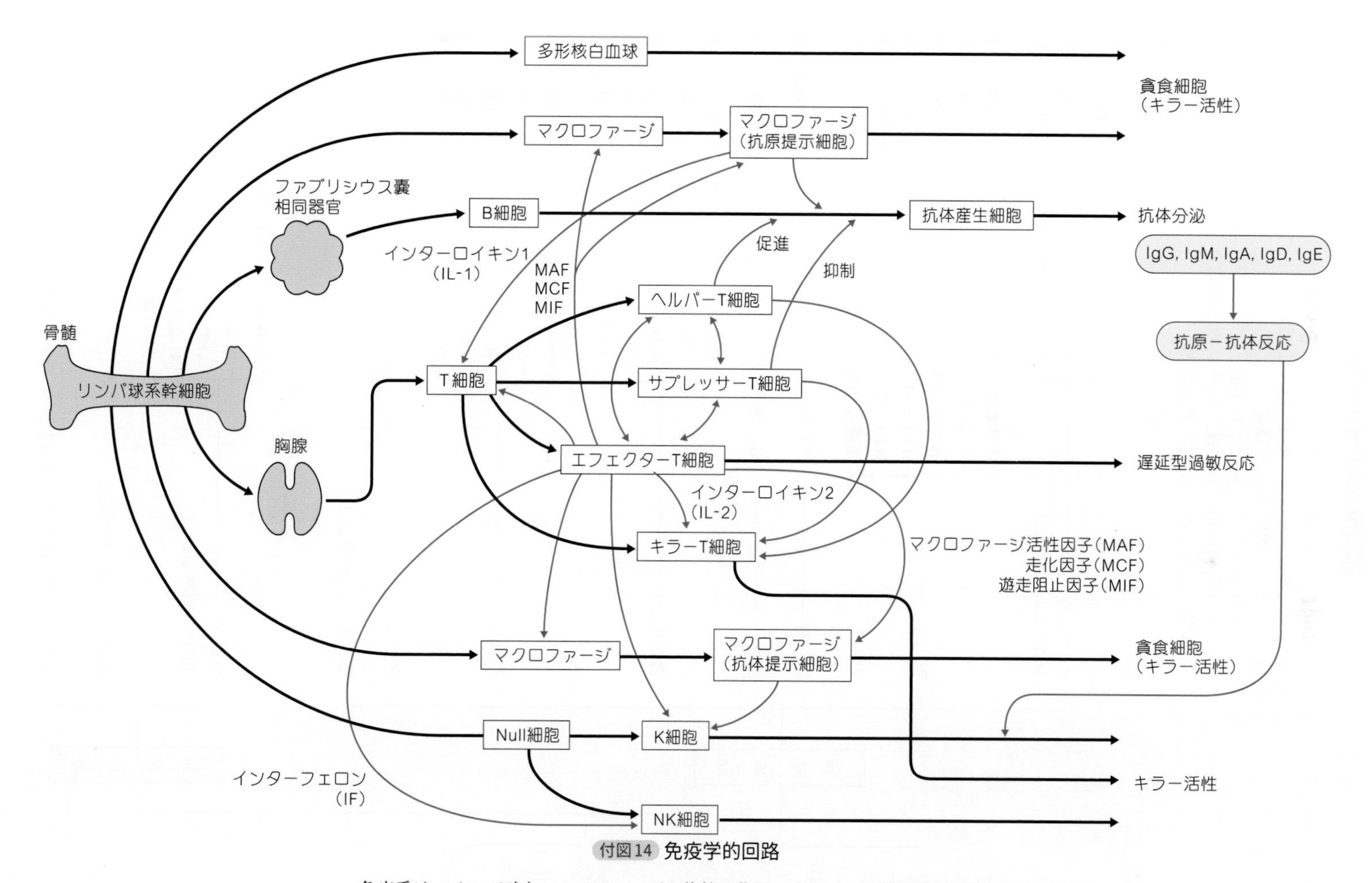

付図14 免疫学的回路

免疫系は，リンパ球とマクロファージが複雑に作用し合って，脳神経系に匹敵するような精妙な生体防衛反応系を構成している．これら一連の機構を免疫学的回路と呼ぶ．

付表1 血液の性状と成分

(1) 性状

① 量 ：体重の約８％（1/13）
② 比 重 ：男 1.055 ～ 1.063　女 1.052 ～ 1.060
③ 機 能 ：酸素と二酸化炭素の運搬
栄養素やホルモンなどの運搬
生体防御作用（白血球，抗体，血液凝固）
酸・塩基平衡と体温，水分調節

(2) 成分

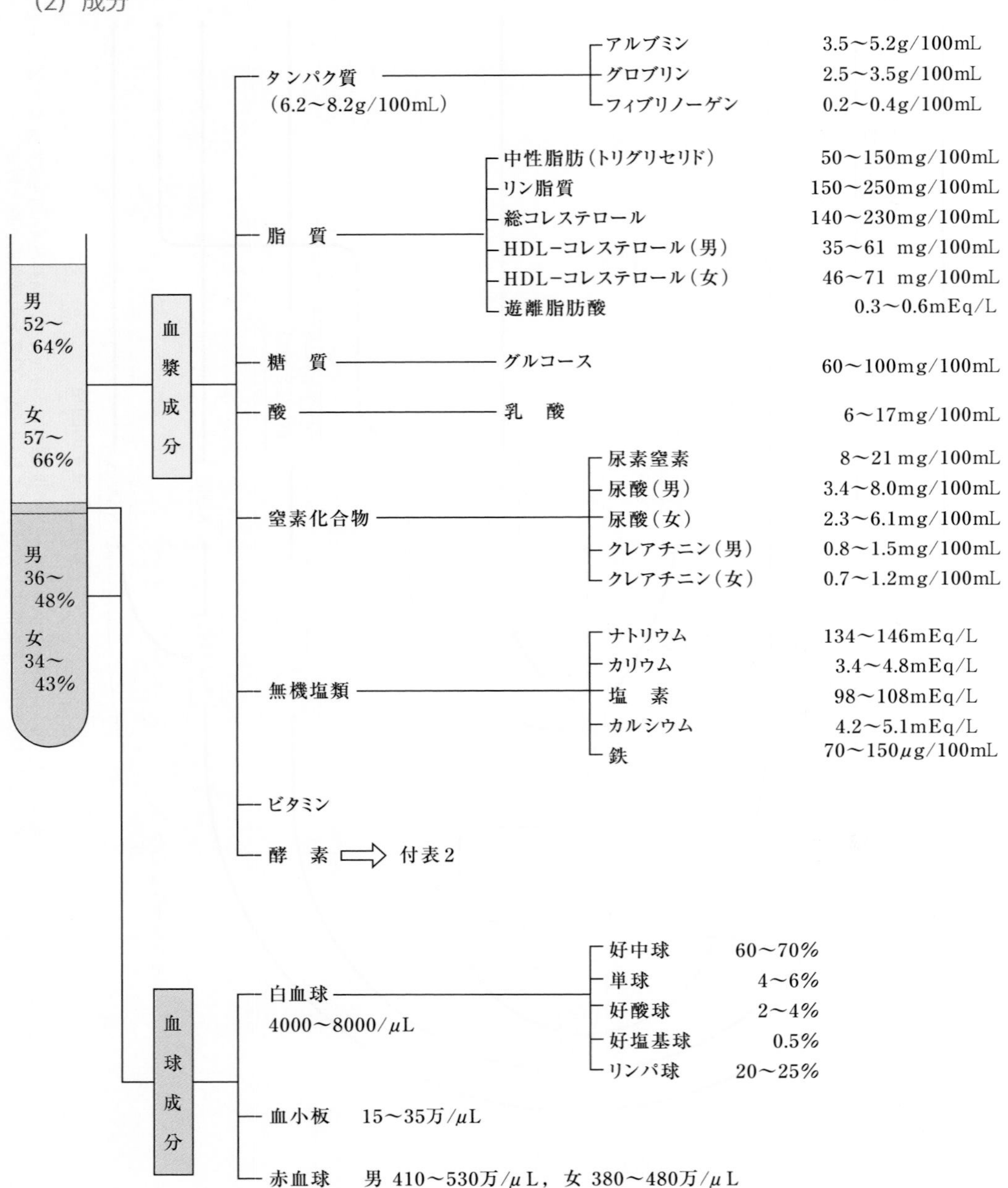

付表2 血液中の酵素

血液中には種々の酵素が存在し，いくつかの酵素は疾病によりその活性が増減する．その原因として ① 病巣組織からの酵素の逸脱，② 酵素の血中からの排泄障害，③ 組織で合成分泌される酵素の疾病による増減などが考えられている．組織で酵素に違いがあるので血中の酵素活性を測定することにより障害臓器およびその障害のレベルを推定することに役立つ．

血液中の酵素	酵素活性が変化する主な疾患
アスパラギン酸アミノトランスフェラーゼ（AST または GOT）	急性肝炎，心筋梗塞で上昇
アラニンアミノトランスフェラーゼ（ALT または GPT）	急性肝炎，胆道閉塞で上昇
乳酸脱水素酵素（LDH）	心筋梗塞，肝炎，悪性腫瘍で上昇
クレアチンキナーゼ（CK）	筋肉疾患，心筋梗塞，激しい運動で上昇
アルカリ性ホスファターゼ（ALP）	骨，肝・胆道疾患で上昇，腎炎で低下
酸性ホスファターゼ（ACP）	前立腺がんで上昇
コリンエステラーゼ（CHE）	慢性肝炎で低下，腎疾患で上昇
α-アミラーゼ	急性膵炎で上昇

付表3 尿の性状と成分

性状
① 量：1日平均 男 1500 mL 女 1200 mL
② 比重：1.002 ～ 1.030
③ 色：清澄で淡黄色
④ pH：4.5 ～ 8.0

成分
① 主な正常成分（1日尿中）

尿素	15 ～ 30 g	塩素	10 ～ 15 g
クレアチニン	1 ～ 2 g	ナトリウム	4 ～ 6 g
尿酸	0.4 ～ 1.2 g	カリウム	1.5 ～ 2.5 g
アンモニア	0.3 ～ 1.2 g	カルシウム	0.1 ～ 0.3 g
アミノ酸	0.2 ～ 0.4 g	鉄	0.1 ～ 0.3 mg

② 異常成分（1日尿中）：健康体であれば，ほとんど尿中に存在しない成分であるが，体の異常により尿中含量が増加することがある成分．

成分	原因	正常値
グルコース	高血糖，腎障害	40 ～ 90 mg/ 日
タンパク質	腎糸球体障害，腎尿細管障害	ほとんどなし
ケトン体	糖尿病や飢餓など糖質代謝障害	40 ～ 50 mg/ 日
胆汁酸	閉塞性黄疸	0.4 mg/ 日以下
ウロビリノーゲン	肝機能障害，胆管閉塞	0.5 ～ 2.0 mg/ 日
血液（赤血球）	腎臓，膀胱，尿道の炎症	存在せず

付表4 基礎代謝基準値および参照体重における基礎代謝量

性別	男性			女性		
年齢（歳）	基礎代謝基準値（kcal/kg 体重／日）	参照体重（kg）	基礎代謝量（kcal/日）	基礎代謝基準値（kcal/kg 体重／日）	参照体重（kg）	基礎代謝量（kcal/日）
1 ～ 2	61.0	11.5	700	59.7	11.0	660
3 ～ 5	54.8	16.5	900	52.2	16.1	840
6 ～ 7	44.3	22.2	980	41.9	21.9	920
8 ～ 9	40.8	28.0	1,140	38.3	27.4	1,050
10 ～ 11	37.4	35.6	1,330	34.8	36.3	1,260
12 ～ 14	31.0	49.0	1,520	29.6	47.5	1,410
15 ～ 17	27.0	59.7	1,610	25.3	51.9	1,310
18 ～ 29	23.7	64.5	1,530	22.1	50.3	1,110
30 ～ 49	22.5	68.1	1,530	21.9	53.0	1,160
50 ～ 64	21.8	68.0	1,480	20.7	53.8	1,110
65 ～ 74	21.6	65.0	1,400	20.7	52.1	1,080
75 以上	21.5	59.6	1,280	20.7	48.8	1,010

付表5 参照体位（参照身長，参照体重）[1]

性別	男性		女性[2]	
年齢等	参照身長（cm）	参照体重（kg）	参照身長（cm）	参照体重（kg）
0 ～ 5（月）	61.5	6.3	60.1	5.9
6 ～ 11（月）	71.6	8.8	70.2	8.1
6 ～ 8（月）	69.8	8.4	68.3	7.8
9 ～ 11（月）	73.2	9.1	71.9	8.4
1 ～ 2（歳）	85.8	11.5	84.6	11.0
3 ～ 5（歳）	103.6	16.5	103.2	16.1
6 ～ 7（歳）	119.5	22.2	118.3	21.9
8 ～ 9（歳）	130.4	28.0	130.4	27.4
10 ～ 11（歳）	142.0	35.6	144.0	36.3
12 ～ 14（歳）	160.5	49.0	155.1	47.5
15 ～ 17（歳）	170.1	59.7	157.7	51.9
18 ～ 29（歳）	171.0	64.5	158.0	50.3
30 ～ 49（歳）	171.0	68.1	158.0	53.0
50 ～ 64（歳）	169.0	68.0	155.8	53.8
65 ～ 74（歳）	165.2	65.0	152.0	52.1
75 以上（歳）	160.8	59.6	148.0	48.8

[1] 0 ～ 17 歳は，日本小児内分泌学会・日本成長学会合同標準値委員会による小児の体格評価に用いる身長，体重の標準値をもとに，年齢区分に応じて，当該月齢および年齢区分の中央時点における中央値を引用した．ただし，公表数値が年齢区分と合致しない場合は，同様の方法で算出した値を用いた．18 歳以上は，平成 28 年国民健康・栄養調査における当該の性及び年齢区分における身長・体重の中央値を用いた．

[2] 妊婦，授乳婦を除く．

（日本人の食事摂取基準（2020 年版））

付表6 日常生活の動作強度の目安

生活動作	動作強度の範囲	日常生活活動の種類	動作強度（Af）
安静	1.0	睡眠，横になる，ゆったり座る（本などを読む，書く，テレビなどを見る）	1.0
立つ	1.1～2.0未満	談話（立位）	1.3
		料理，食事	1.4
		身の回り（身支度，洗面，便所）	1.5
		縫製（縫い，ミシンかけ）	1.5
		趣味，娯楽，（生花，茶の湯，麻雀，楽器演奏など）	1.5
		車の運転	1.5
		机上事務（記帳，算盤，ワープロ，OA機器などの使用）	1.6
歩く	2.0～3.0未満	電車やバス等の乗物の中で立つ	2.0
		買物や散歩等でゆっくり歩く	2.2
		洗濯（電気洗濯機）	2.2
		掃除（電気掃除機）	2.7
速歩	3.0～6.0未満	家庭菜園，草むしり	3.0
		バレーボール（9人制）	3.0
		ボーリング	3.0
		ソフトボール（平均）	3.5
		投手	4.0
		野手	3.5
		野球（平均）	3.5
		投手	5.0
		野手	3.5
		自転車（普通の速さ）	3.6
		階段をおりる	4.0
		掃除，雑巾かけ	4.5
		急ぎ足（通勤，買物）	4.5
		布団あげおろし	4.5
		おろし・とり込む	5.9
		階段昇降	5.8
		キャッチボール	4.0

生活動作	動作強度の範囲	日常生活活動の種類	動作強度（Af）
筋運動	6.0以上	ゴルフ（平地）	4.0
		ダンス（軽い）	4.0
		サイクリング（時速10 km）	4.4
		ラジオ・テレビ体操	4.5
		日本舞踊の踊り（秋田音頭など）	4.5
		エアロビクス	5.0
		ハイキング（平地）	4.0
		（山地）	5.5
		ダンス（活発な）	6.0
		卓球	6.0
		ゴルフ（丘陵）	6.0
		ボート，カヌー	6.0
		階段をのぼる	7.5
		テニス	7.0
		雪上スキー（滑降）	7.0
		雪上クロスカントリー	10.0
		水上スキー	7.0
		バレーボール	7.0
		バトミントン	7.0
		ジョギング（120 m/分）	7.0
		登山（平均）	7.0
		のぼり	9.0
		くだり	6.0
		サッカー，ラグビー，バスケットボールなど	8.0
		スケート（アイス，ローラースケート）	8.0
		水泳（遠泳）	9.0
		（軽い横泳ぎ）50 m	9.0
		（流す平泳ぎ）50 m	11.0
		（クロール）50 m	21.0
		縄跳び（60～70回/分）	9.0
		ジョギング（160 m/分）	9.5
		筋力トレーニング（平均）	10.6
		腹筋運動	8.6
		ダンベル運動	12.5
		バーベル運動	9.7
		日本民謡踊り（阿波踊りなど）	13.0
		ランニング（200 m/分）	13.0

注）動作強度はそれぞれ平均的な動作における値である．
Af＝エネルギー代謝率（RMR）＋1.2

付表7 主な代謝調節酵素

代謝調節酵素	位置*	代表的な阻害物質	体表的な促進物質
(a) ヘキソキナーゼ	K-2	グルコース 6-リン酸，ADP	
(b) ホスホフルクトキナーゼ	K-3	クエン酸，ATP，長鎖脂肪酸	AMP，ADP
(c) ピルビン酸キナーゼ	J-5	ATP，アラニン，NADH	フルクトース 1,6-ビスリン酸
(d) ピルビン酸デヒドロゲナーゼコンプレックス	J-6	ATP，NADH，アセチル CoA	Ca^{2+}
(e) クエン酸シンターゼ	J-7	ATP，スクシニル CoA	
(f) イソクエン酸デヒドロゲナーゼ	K-8	ATP，NADH	ADP
(g) コハク酸デヒドロゲナーゼ	I-8	オキサロ酢酸	ATP
(h) ホスホエノールピルビン酸カルボキシキナーゼ	G-6	AMP	コハク酸，cAMP，グルカゴン
(i) アセチル CoA カルボキシラーゼ	K-6	アシル CoA	クエン酸
(j) ヒドロキシメチルグルタリル CoA レダクターゼ	P-7	コレステロール	
(k) グルタミン酸デヒドロゲナーゼ	J-9	ATP，GTP，NADH，エストラジオール	ADP,GDP，コルチゾン
(l) リボースホスフェートピロホスホキナーゼ	E-3	ADP，GDP	
(m) アデニロコハク酸シンターゼ	D-2	AMP，GMP，GDP	
(n) イノシンモノホスフェートデヒドロゲナーゼ	D-2	GMP	ATP
(o) アスパラギン酸カルバモイルトランスフェラーゼ	E-5	UTP，CTP，UMP，CMP	ATP
(p) シチジントリホスフェートシンターゼ	C-4	CTP	

*巻末の代謝マップに記載の位置を示す．

索引

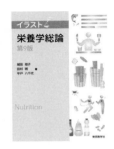

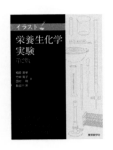

イラスト 生化学入門 ― 第4版 ―
－栄養素の旅－

ISBN 978-4-8082-3060-9

1993年 10月 20日 初版発行
1996年 9月 1日 2版発行
2000年 4月 10日 3版発行
2022年 2月 1日 4版発行
2024年 4月 1日 3刷発行

著者代表 © 田村 明
発行者 鳥飼正樹
印刷 製本 株式会社 三秀舎

発行所 株式会社 東京教学社

郵便番号 112-0002
住所 東京都文京区小石川 3-10-5
電話 03（3868）2405
FAX 03（3868）0673
http://www.tokyokyogakusha.com